道少斋中医讲稿

步入中医之门 4

火神派热潮之冷思考

修订版

毛以林◎著

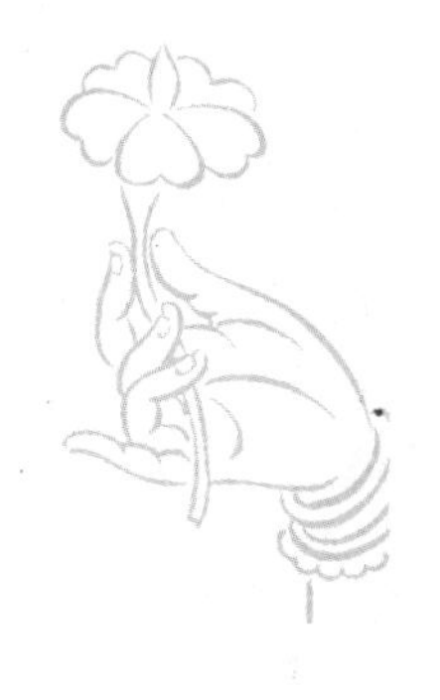

全国百佳图书出版单位
中国中医药出版社
·北 京·

图书在版编目（CIP）数据

火神派热潮之冷思考 / 毛以林著．—修订版．—北京：中国中医药出版社，2023.12

（步入中医之门；4）

ISBN 978-7-5132-8405-9

Ⅰ.①火… Ⅱ.①毛… Ⅲ.①中医流派—学术思想—研究—中国
Ⅳ.① R-092

中国国家版本馆 CIP 数据核字（2023）第 178209 号

中国中医药出版社出版

北京经济技术开发区科创十三街 31 号院二区 8 号楼

邮政编码　100176

传真　010-64405721

山东华立印务有限公司印刷

各地新华书店经销

开本 710×1000　1/16　印张 14.75　字数 202 千字

2023 年 12 月第 1 版　2023 年 12 月第 1 次印刷

书号　ISBN 978－7－5132－8405－9

定价　58.00 元

网址　www.cptcm.com

服务热线　010-64405510

购书热线　010-89535836

维权打假　010-64405753

微信服务号　zgzyycbs

微商城网址　https://kdt.im/LIdUGr

官方微博　http://e.weibo.com/cptcm

天猫旗舰店网址　https://zgzyycbs.tmall.com

如有印装质量问题请与本社出版部联系（010-64405510）

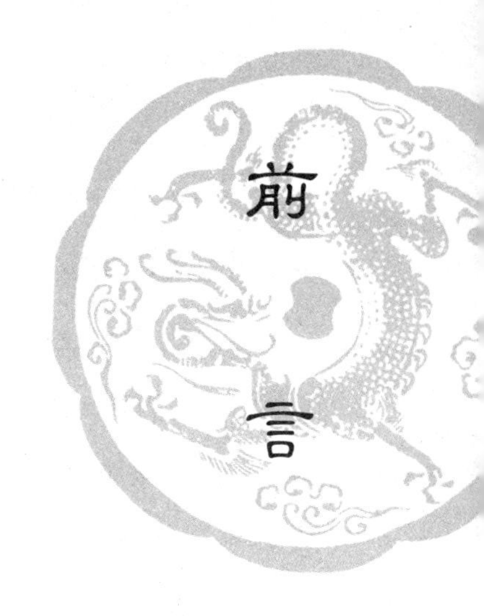

本书首版于2011年，那之前，我在与“爱爱医”网站的中医朋友交流的时候，有人问我对火神派的学术观点有何看法，实话说我当时对“火神派”并没什么印象。后来，又有人问我对李可先生的《李可老中医急危重症疑难病经验专辑》大剂量用附子的看法，我才明白，“火神派”大概是指善用附子温扶阳气的学术派别吧。由此，我想到以前读过的祝味菊、吴佩衡的一些著作，但我不敢胡乱评说，毕竟学术浅陋，岂可胡言而误导后学者。

由于临床工作繁忙，一直没静下心来重温上述医家的学术著作，也未认真拜读现代“火神派”的新作。但有一件事大大地触动了我，认为有必要认真研究一下“火神派”的主要学术观点和用药特色。一个刚跟我上临床的研究生，看见我几乎每天都会用到附片，问我：“老师，您是火神派的吗？”当时我非常惊奇，我从没有意识到自己的学术观点是以温阳为主，我在临床特别注重“辨证施治”四字，该扶阳就扶阳，该益阴就益阴，对各家学术主张取长以补短。接下来，学生和我的交谈更让我感到惊讶。学生说：“老师，您用附片治心衰多是以小剂量开始，要是能像李可老先生一样一开始就大剂量使用，那临床疗效就会更好，会有更大的提高！”我问我的学生：“你是从哪儿学来的用附片一定要大剂量？”学生的回答很有味儿：“老师，火神派啊，您连这也不明白？”由此，我意识到“火神派”影响之大，也从我的研究生盲目追捧“火神派”大量使用附片意识到“火神派”之热可能出现了一些不可忽视的误导效应。我开始关注有关“火神派”的一些评论，发现“火神派”的粉丝们大部分是问道中医不久的大学生，或者是从业不久对中医很多理论缺乏深度理解的医师。

当年，“火神派”著作的出版也非常火爆。“火神派”及其传人或倡导者所著“扶阳”书籍层出不穷，市面有张存悌所著的《中医火神派探讨》《中医火神派医案全解》，卢崇汉所著的《扶阳讲记》，祝味菊、陈苏生所著的《伤寒质难：火神师门问答录》，唐步祺所著的《郑钦安医书阐释》，庄严所著的《姜附剂临证经验谈》，李可所著的《李可老中医急危重症疑难病经验专辑》，邢斌所著的《危症难病倚附子》，傅文录所著的《火神派学习与临证实践》……可谓蔚为大观，足见当今“火神派”之火，“扶阳”理论影响之大。作为非常专业的中医“火神”专著，销量之大、市场之好也令人振奋，似乎中医发展的又一个春天就将来临。

然而，“火神派”热潮在对中医的继承、发展、重新认识带来巨大积极推动作用的同时，也带来了一些不可忽视的负面效应。一些对中医理论还缺乏深度理解、临床经验还不足的年轻学子、年轻医师们盲目追捧“火神派”，将临床水平的高低、疗效的好坏与附子的用量直接画上等号，少则三五十克附子信手拈来，多则四五百克放手用去，更有甚者，有人认为“说附片有毒是胡言”，甚至把附子的用量作为判断医生医疗水平高低的“标准”，已经演变到以使用附片剂量大小“论英雄”的境地。这种长期、大量滥用附子的反常现象，远离了“火神”鼻祖郑钦安学术思想的原意。长此以往，对中医的传承、对患者的生命安全都必将遗祸无穷。

如何正确地把握“火神派”的主要学术观点，客观地评价“火神派”学术的临床价值，即通过学习“火神派”的著作我们应该掌握什么、接受什么，这点对于中医初学者、年轻中医师来说至关重要。

由此，我购买了市面当时能够买到的“火神派”著作，可以说书高盈尺，逐一认真拜读，加以思考，结合我在临床用附子的实践经验写了一系列有关“火神派”的“冷思考”，也就是读书心得吧，发表在网络上与同道交流，希望能借此对广大医患理性看待“火神”热潮，科学看待大剂量运用附子类温热中药的现象有所帮助，也希望在交流中能和大家一起进步，更好地掌握温阳药物的使用技巧。后应原人民军医出版社王显刚主任之建议，将这些文章汇集成册，经恩师马继松亲笔修改后出版。

本书2011年出版后曾多次加印，皆销售一空，得到广大读者一致好评。因特殊原因，原出版社未再加印，使得市面难觅，盗版颇多。目前，尽管“火神”之热不及当年，然就我在临床所阅前医之案，动则附、桂、姜百余克、七八十克者仍不鲜见，服药出现中毒和肝功能损害者亦常有。因此，对于如何正确看待“扶阳”，合理使用附、桂、姜，仍不是一个过时的话题，故将原著加以修订，增加部分个人临床诊疗案例，交由中国中医药出版社出版，希望对后学者正确把握中医临证辨证论治之真谛，掌握和学习“温法”的要领有所启迪。

本书之付梓，仅为学术交流。由于自身学识有限，书中有些学术观点可能存在争议，恳请明哲正之。

毛以林
2023年春

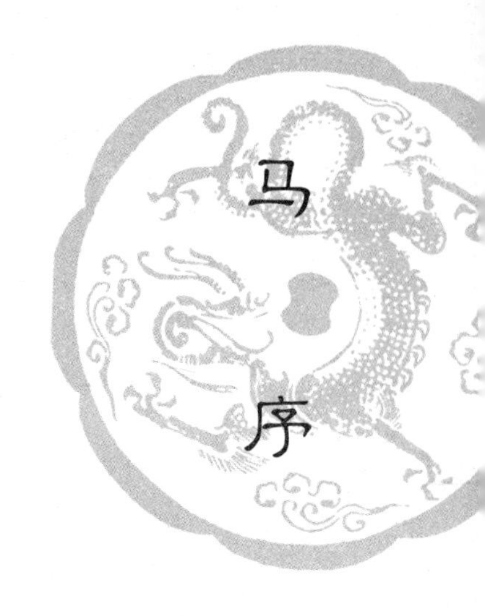

马序

火神派热潮的兴起，在对中医学术发展起到推动作用的同时，在客观上也给中医学术的正常发展带来了诸多负面效应。出于对中医的热爱，我对此亦颇感忧虑。令人欣慰的是，众多中医有识之士，对火神派值得商榷之处进行了颇多论述。2008年3月初，我由桂林返皖，路经长沙，与我的学生以林教授长谈中，对当今火神派的某些偏执之论形成共识，遂商定合著《火神派热潮之冷思考》一书，以冀对初学中医的人士如何正确看待火神派的学术价值提供一些帮助。

由于忙于《名家教你读医案》《国医大师学术经验研读录》两个系列著作的主编工作，一直未能着笔完成应由我撰写的“近现代名医如何应用附子类温热药”书稿，然而却如期地收到以林写的那部分书稿。展读之后，对其基本理论之深厚扎实、临床辨证之灵动机巧及坚忍不拔之毅力（因他当时还在撰写《步入中医之门3——分部经络辨证理论与实践》）所叹服。该书在内容宏富的基础上，本着百花齐放、百家争鸣的治学态度，彰显摆事实、讲道理的大家风范，以生动细腻、和风细雨的笔触，对当今某些“火神大家”的偏颇观点进行了商榷点评，使读者在披阅该书的同时，能更加全面深刻地领悟中医辨证论治博大精深之内涵。尽管成书时间仓促，白璧难免瑕疵，但我仍坚信该书定会成为促进中医学术发展的一朵奇葩。因无暇纸笔于原定该我写的部分，只好在以林教授完成的书稿付梓之时，谈谈我对火神派的一些看法，权且代序吧。

在披阅火神派的部分代表著作后，我认为当今火神派的部分学术观点颇值得商榷，仅述如下几点。

一、“阳主阴从论”违背了阴阳学说的基本观点

阴阳平衡调和乃系保持生命健康的前提，亦是中医诊治疾病的核心理论。正如清代石寿棠所言，“阳不能自主，必得阴而后主，故阳以阴为基，而阴为阳之母；阴不能自见，必得阳而后见，故阴以阳为统，而阳为阴之父”（《医原》），而火神派却片面地提出“阳主阴从论”，从而忽视了“阴阳互为其根”“孤阴不生，孤阳不长”这一著名论点数千年来对临床诊治疾病的重要指导意义。多用、常用温热性药物必使机体阳气过亢，阴精日虚，终会导致“偏阴偏阳谓之疾”，亦违背“一阴一阳谓之道”（《医学启源》）。

二、背离仲景创立六经辨证之初衷

通览《伤寒杂病论》可以发现，张仲景对阴阳两大类病同等重视，绝无厚此薄彼之嫌。他不仅创立了很多温阳消阴之名方（如四逆汤类方），也创立了白虎汤、三承气汤等一批救阴削阳之方，且在少阴病热化证治中，还创黄连阿胶汤、四逆散等以寒凉药为主的代表方剂，甚至强调少阴病诸多急症可用大承气汤急下以存阴的救逆之治法。而当今火神派却说：“仲景学说的特征……可以归结到扶阳这样的理论上来……”可以明显看出已经偏离仲景学说之宗旨。

再从用药来看，《伤寒杂病论》252方，入方5次以上的药物共44味，其中温热药有桂枝（76方）、生姜（68方）、大枣（65方）、半夏（42方）、干姜（39方）、人参（35方）、附子（34方）、白术（29方）、麻黄（28方）、细辛（16方）、厚朴（14方）、蜀椒（5方）共12味，而寒凉药却有大黄（31

方）、黄芩（25方）、枳实（17方）、石膏（16方）、黄连（14方）、栀子（10方）、芒硝（8方）、泽泻（8方）、知母（7方）、滑石（6方）、葶苈子（6方）、黄柏（5方）、麦冬（5方）、甘遂（5方）、天花粉（5方）共15味。由此可见，温热药与寒凉药在《伤寒杂病论》中的应用大体相当。但自诩为最景仰仲景学说的火神大家们却将仲师对寒凉药的应用视而不见，罔视辨证，大剂量使用姜、附、桂温热之品，更无视仲景有"观其脉证，知犯何逆，随证治之"之警示。可见，他们其实早已背离了仲景创立六经学说之初衷，"随证治之"这一《伤寒杂病论》最重要的治则也被他们以"习惯性用药"替代了。

三、对中医各家学说任意取舍

治病有八法，岂可以一温法代之？为医者，当勤求古训，博采众方，古代医家之宝贵经验是其走向成功之路的重要基石。如蒲辅周妙用滋阴法挽救垂危肺炎患儿；李聪甫巧用蒿芩清胆汤治湿温重证、用犀角地黄汤治多种血证；郭士魁重用龙胆泻肝汤配活血化瘀药治多例真性红细胞增多症；安庆名医殷子正（人称殷大黄）将张子和下法揉合清代名医"知梅学究"刘鸿恩应用乌梅的经验创拟暑季热新方，解决夏季热之疑难杂病；孔伯华将徐灵胎的《同病人异论》与张锡纯妙用金、石、贝、介类药的技巧结合后，广泛用治多种内伤杂症；邹良材运用吴有性的《温疫论》中用下法经验，挽救患慢性乙肝发展为肝昏迷之危症；周仲瑛将叶天士卫气营血辨证法用治于流行性出血热获得成功……无不是应用寒凉药（或清法）以推动中医学术发展的典范。

某些火神派大家漠视各家学说，独尊"以火消阴"，对很多古人的重要学术观点，不是只字未提，就是肆意曲解，使中医后学者误认为掌握中医理论不过是一蹴而就？！似乎只要学会开附子、干姜、肉桂，天下就无病不可治了，对中医初学者实是贻误不浅。

四、所提阳虚病因多系主观臆想

《扶阳讲记》中言："举目望去，现在有几个是阳实的？"并指出"先天不足""嗜食生冷寒凉""误用苦寒药""滥用抗生素""工作压力过大""房劳""心性因素"等均构成火神派可长期用大剂温热药的理由。诚然，上述情况是形成虚寒证的一些客观因素，但缺少临床循证依据，仅仅停留在主观臆测和推理上，对临床诊治并没有多少实际指导意义。如今，诸多新发传染性疾病如"非典""甲流""甲肝"等，临床仍以实热证为主。中医治疗的精髓在于"辨证施治"，不可以偏执一隅而概全，执一法而废八法。我赞同骞王潮文章中指出的"如果我们不好好学习辨证，那一切阳证或阴证的'普遍性'或'概率'，根本就没有任何意义"！

五、对过用乌附的危害少有提及

读当今火神派之著作，不仅为其剂量之大而感叹，更为其广泛应用无中毒之记载而疑惑。火神派之中有人云"一生用附片数吨，未发现一例中毒者"，这当然可能与该医家善用乌、附，注重炮制、煎煮方法有关。然古今医籍中有大量使用辛温之品而遗祸之实录，实应引起中医初学者警惕，如清代名医魏玉璜在《柳州医话》中曰："阴虚证，初投桂、附有小效，久服则阴竭而死，余目击数十矣。"梁朝名医陶弘景《名医别录》亦云"附子堕胎为百药长"。芜湖老中医承忠委告我其年轻时喜用大剂附子，后见一老中医用附子治一患儿因麻疹感风寒内伏不透，致其口鼻出血而死，后则少用或仅投小量了。1978年，我在某县医院亦亲见数例饮用乌头酒抢救无效而殒命者（见《闻过喜医辑》），更有诸多网络报道因盲目大剂量使用乌附而导致医疗事故者。

古今众多擅用姜、附、桂的医家并非都是应用大剂量，而是善于配伍，如《辽宁中医杂志》1982年第5期即刊载过安徽名老中医胡翘武以附子妙配寒凉药的《附子十配》一文。火神派倡导运用姜、附、桂之品当以大剂量取效，其用药法当慎重对待，更不可盲目效法之。孟子有言“尽信书不如无书”，故为医者定当博览古今众多擅用附、桂医家之经验，不可随意追求火神派之大剂量连续使用法，把擅用“温阳法”的内涵固定在有胆量使用“大剂量”辛热药层面上。否则，与祸不远矣。

阅完以林之书稿，我认为该书绝非一般的学术性专著，是书为初涉医海的青年学子正确认识火神派学术思想树起一座引路导航之灯塔，为滥用温热药的中医发出一声振聩启聋之鸣响，更为众多的患者拂去蒙在火神派之上的神秘面纱。

我有幸为以林所著的《步入中医之门》系列著作作序，我与他的师生之谊远胜父子之情，目睹了他从14岁研习岐黄的懵懂少年，成长为远胜自己的中医栋梁之材，这是我一生最大的幸福。以林以“光照临川之笔”，书写了自己的“不坠青云之志”，不仅为年轻的中医学子树立起了学习的标杆，也迫使我无法再“感吾生之行休”，故吾将随着以林向岐黄之堂奥继续求索！

马继松

2011年5月于芜湖

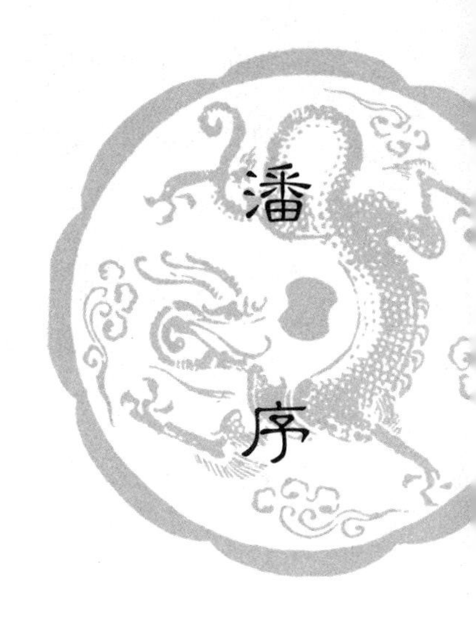

潘序

在我的朋友中，以林是一个思维活跃，很有主见，肯钻研，勤思考，读书范围广，临床上很有成就的中医教授。之前已面世的《道少斋中医讲稿》和《被淡忘的经络辨证》两书就已经引起了很大反响，得到广大读者的充分认可。这种在中医学术上认真下功夫，又在中医临床上有扎实功底的人，是这个时代中医人的骄傲，是振奋中医不可多得的人才。一气读完了以林这本针砭时弊的《火神派热潮之冷思考》书稿，不由得从心底产生了很多感慨。

学术流派的出现营造了一种有利学术发展的氛围。一个医学流派之所以能成为一“派”，常常都需提出新的理论和观点，多从某个方面，或者某个角度去阐发、认识问题，对学术上一些通常被人忽略，或不太重视，或未曾深入的地方进行独到发挥，使得整个学科的学术得到发展。刘完素对《黄帝内经》病机的发挥，张子和对汗、吐、下三法的专注，李东垣对温补脾胃的重视，朱丹溪对养阴学术的阐发，无不是从一个方面对中医的学术进行深入研究，使中医的学术理论获得升华。

但是，各流派的影响所及，有时却会演化出一些始料不及的问题。寒凉学派本是对宋以前温燥习弊的纠偏，但若经信仰者一改用药风气，过分信奉寒凉泻热，就可能引起损伤阳气的弊病；针对寒凉容易伤阳的问题，温补脾胃并无可非之处，若迳以温补为法形成习气，伤阴的问题就未必不会形成流弊。

近几年“火神派”的再度兴旺，就有过度演化火神派学术的嫌疑。善用大剂量姜、附、桂的医家不乏其人，除晚清时期蜀中名医郑钦安先生外，尚有云南名医吴佩衡一门三代及李继昌先生，上海祝味菊及弟子陈苏生、王兆基、徐伯达、徐仲才、胡觉人等，四川名医唐步祺、范中林、补晓岚、刘民叔、龚志贤、戴云波及卢氏之三代卢铸之、卢永定、卢崇汉，以及无锡张剑秋、湘潭朱卓夫、西昌张紫衣等。然如何正确看待大剂量使用姜、附、桂温阳之品，则需对火神派开山祖师郑钦安先生学术思想有正确认识。郑氏著有《医理真传》《医法圆通》《伤寒恒论》等书，系对当时医界习用寒凉之品而做的补偏救弊之举，其临证主张“认证只分阴阳”“功夫全在阴阳上打算”，强调治病以明辨阴阳为前提，对阳虚者扶阳抑阴、阴虚者益阴以破阳，其立论并无偏颇。我在给研究生们讲授中医文献学时，也曾就郑钦安先生的学术特色和用药特点做过介绍，意在强调中医学问的广博，应广泛阅及各类医学文献，认为能用如许剂量的附子、干姜以扶危起困，能为人所景仰，成为一代名医，自然有其独到的学术和经验。那些被誉为“姜附先生”、某“火神”、某“附子”的名家，也肯定是能用那些姜、附救人于危笃之际，不是随便就能浪得虚名。而且，我也曾用过100克的附子为人解难于万般无奈之际。阳气本为人体生命的根本，“有气则生，无气则死”，在临床治病时重点关注这个气、这个阳，本无可厚非。但问题是，如今部分火神派的弘扬者，过分强调温阳一法，忽视辨证施治，甚至有人提出“天下无一例真正之阴虚”，又带来一些不可忽视的负面效应。特别是一些人非理性地追捧，甚至将临床水平的高低、疗效的好坏与附子的用量画上等号，三五十克，乃至数百克附子放手使用，抑或把附子的用量作为判断医生医疗水平高低的“标准”，演变到以使用附片剂量大小来“论英雄”，演化出一些专横。这就扰乱了中医的脉络，走向了一个极端，到了过火的地步。这个“火”，自然不能让它燃下去，得降降温。

以林的书也并非否定这个学派，而是在提醒人们，如何正确地把握“火神派”的主要学术观点，客观认识“火神派”学术的临床价值，对这个学派的学术思想应该掌握什么、接受什么，盲从会引起什么恶果。这就是以林近来对火神派冷思考的主要关注点和着力点，要功夫，要精神，要主见，要有中医学上的深厚基础，才能有这样的思考，也相当于开出了一剂退热的良药。实际上，对于任何一个中医人来说，这些都是需要思考的问题。其实，附、姜、桂本来是好药，运用得合拍时疗效非常好，以林自己就有用这些药的良好心得。但怕就怕走极端，把它们当作临证“必用”的良药，那就会辜负了这些好药。

这本《火神派热潮之冷思考》面世的最大期望就是希望火神派的拥趸者们能“冷”一点，合理地认识火神派的学术理论和使用热性中药。

如此，则患者幸甚，附子、干姜幸甚。

潘远根

2011年孟春于水乡私邸

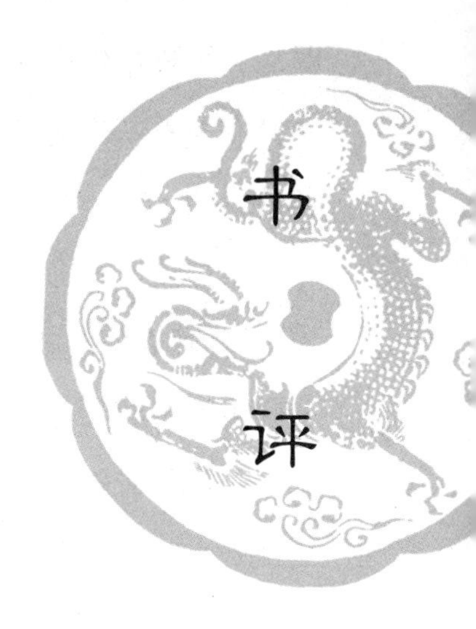

不久前，我在长沙参加“第六届国学国医岳麓论坛”，与很多新老朋友相聚，探索中医学术问题，颇受启发，获益良多。会议期间，我与《我是铁杆中医》的作者彭坚教授、《中医以时为本》的作者郑陶先生、退休中医陈勇先生、民间中医传承者晓航先生一起座谈。大家一致推崇毛以林的《步入中医之门》系列著作，认为其第4部《火神派热潮之冷思考》针砭时弊，是一部有真知灼见的好书，希望我阅读之后写一篇书评，以便让更多的同道共享。

接过毛先生赠送的4部系列著作，感到非常震撼，这些著作前后历时不过4年，厚重博学，是由一个人完成的丛书，足见其思考之深、著书之勤。这些著作得到很多中医名家的推荐与好评，国医大师邓铁涛先生挥毫泼墨，热情鼓励；朱良春先生两次题写书名，褒奖有加；著名西医专家孙明教授，中医教授袁肇凯先生、刘新祥先生、马继松先生、旷惠桃先生、彭坚先生、熊继柏先生、陶夏平先生、潘远根先生等先后作序，或者题词鼓励，大家一致认同这套讲稿，形式活泼，富有学术内涵，是名副其实的传道、解惑之作。

毛以林教授出于一个中医临床学家的历史责任感，以临床实践为检验标准，以有利于中医学术发展为目标，对于“火神派”热，以及过用附子、干姜、肉桂等温热药的现象，直批其谬，发人深省。

首先，毛以林指出，“火神派”混淆了“扶阳”与“回阳救逆”的界限，把张仲景治疗外感三阴死证的救逆法，泛化为普通方法；把丰富的扶阳方法，简单化为单一的吃附子、干姜，并且把能用、敢用大剂量附子作为高水平来标榜。

扶阳是一个宽泛的概念，是对阴阳学说的充分利用。只要有阳气不足的病证，就可以扶助阳气。扶阳的方法有很多种，绝不等同于吃大量的附子、干姜。

扁鹊抢救虢太子尸厥，取三阳五会，以熨法温两胁下，使虢太子复苏的方法，就是回阳救逆。《黄帝内经》治疗虚寒性心痛病、痹症，主张使用针刺疗法；长沙马王堆汉墓出土的《导引图》，其中有“以杖通阴阳”；《足臂十一脉灸经》《阴阳十一脉灸经》都提出，“凡病此者，皆灸某某脉”；华佗所说的外感伤寒表证，可以用膏摩、导引、针刺等方法治疗，都是扶助阳气的好方法；窦材的《扁鹊心书》中运用大灸治病也是扶阳理论指导下的有效治疗方法。即使是针对阴寒内盛、心肾阳气衰微等危重症，也可以在使用附子的时候，由小量开始，逐渐增加剂量，达到治疗效果。

临床上使用附子，绝对不是用量越大效果越好，而是用量越大危险越大，这样的例子很多。而“火神派”往往先入为主，把临床复杂的病情简单化，甚至说“我从未见过一个真正的阴虚患者”“真正的阴虚百不一见”，把治病诸法变成“百病一法”，造成普遍滥用大量附子、干姜的弊端。长此以往，不仅误导中医后学者，而且为日后的医患纠纷埋下伏笔，必然不利于中医事业的发展。

毛以林告诫初入医门之人，附子有毒，不要轻易跟风，更不要攀比一生用附子多少吨，一剂药用附子多少克。他认为，“火神派”主张的所谓“排病反应”，也大有误导的嫌疑。很多所谓“排病反应”，就是药物的不良反应，一定要区别对待，不可大意，更不可随意追求“排病反应”。

初入中医之门，假如刻意模仿，大量使用附子、乌头，然后去追求“排病反应”，就背离了辨证论治的原则，站在医疗纠纷的“火线”上，很可能会出现难以收拾的局面。

张仲景善于应用附子、干姜治疗外感热病三阴阶段的危重症，但是张仲景不说自己是扶阳派，更不说自己是火神，或者是火神的传人。他的学术主张，后人总结为辨证论治，治病有“三百九十七法”，有八法，绝不是只有扶阳一法，更不是以能用附子、用大剂量附子为衡量标准，来评价一个人临床水平的高低。

应该看到，在张仲景所处的时代，解表都是以温热药为主，对于辛凉解表还没有实践经验的积累，也没有理论上的创新。张仲景对于麻黄汤、桂枝汤解表，严立忌宜，“常须识此，勿令误也”，提出来很多服用的限制条件，并且要人注意煎服法，尤其要一服知，停后服，出汗不可过多，因汗多有很多弊病，并详细告诫后人“慎汗取效”的道理和方法。可见温热法可以治病祛邪，但要适可而止，不可随意过用。

我们应该深明此义，假如把“扶阳”与“回阳”混淆了，把常法与变法混淆了，把扶阳等同于吃附子，并且把是否敢用附子作为评价医生水平高低的标准，就误导了后学中医。

曹东义

（原文发表于《中国中医药报》2012年8月13日）

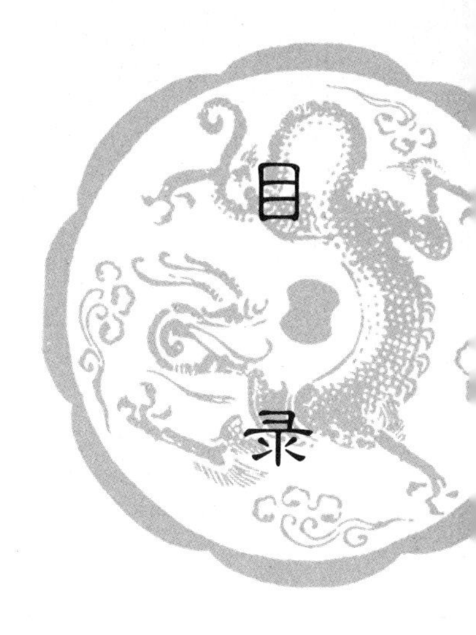
目
录

第1讲　值得商榷的《扶阳讲记》

卢崇汉（1947—　），出身中医世家，成都中医药大学基础医学院教授，为国内中医界“扶阳学派”的领军人物。著有《扶阳讲记》《郑钦安先生学术思想研究》《著名医家卢铸之先生学术思想研究》《论〈周易〉的恒动观对中医学重阳思想的影响》《论卢氏运用附子的指导思想》等，另有讲座稿被收入《扶阳论坛1》《扶阳论坛2》中。

《扶阳讲记》一书，颇为畅销，对“火神派”热潮的兴起有很大推动作用。卢氏在该书中倡导“人身立命在于以火立极，治病立法在于以火消阴”及“阳主阴从”学术观点，临床主张“病在阴者，扶阳抑阴；病在阳者，从阳化阴”法则。其学术观点与火神之鼻祖郑钦安相比，已发生了本质变化。近年来，中医界对《扶阳讲记》褒贬不一，争议颇大。

按一般的原则，对一学术流派的评论首先应该从源头说起，也就是说谈论“火神派”应当从郑钦安的主要学术观点入手，逐步向下探索，进一步分析其传人的发扬和拓展，这样会显得脉络清晰，也易于把握“火神派”的传承实质。

然而，我想用另一种形式谈谈我读“火神派”书籍的一点体会，即从末端逐渐向上溯源的方法，把现代“火神派”的主要思想和郑钦安的一些学术观点进行对比分析，这样可能有助于大家正确看待现代热销的“火神派”著作的内涵是什么，后世“火神”医家传承的到底是什么。必须声明的是，我的有些观点可能和目前“火神派”追随者相去甚远，写此系列文章非为沽名钓誉，而是为了和大家学术交流，能更好地掌握姜、附、桂等温阳药的适应证，提高临床疗效和用药安全，达到有效、安全使用温阳药

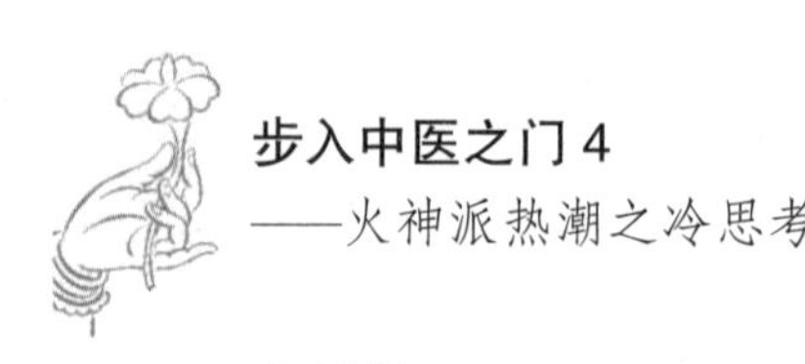

之目的。

“火神派”热潮的兴起，卢崇汉、刘力红可谓功不可没。卢氏的《扶阳讲记》借着《思考中医》给中医学子带来的学习中医热潮，销售得极为火爆。从 2006 年 7 月第 1 次印刷到 2008 年 8 月，就印了 5 次，总印数达 31 000 册，在当今原创中医专著的销售中实属罕见。然而，在一片赞歌声中，也开始出现“不和谐”的音调，一些中医有识之士，开始以冷静的思考去看待分析《扶阳讲记》真正的学术价值，客观地评价《扶阳讲记》给学习中医带来积极影响的同时所带来的争论。

首先，我想和学习中医的朋友们谈谈自己读《扶阳讲记》的感想，所有观点仅从学术上进行交流，其中可能出现部分读者不认同的观点，欢迎争鸣。

一、对卢氏诊疗统计数据的分析

在《扶阳讲记》第 2 页，卢氏说他一年共诊治了 2745 人，20 013 人次，开出了 20 076 张处方，在这 20 076 张处方里，用姜的有 20 016 张处方，包括生姜、干姜、筠姜、煨姜、黑炮姜等占 99.7%；用桂的，包括桂枝、官桂、肉桂等有 19 825 张处方，占 98.8%；而附片之类的药物包括天雄片、黄附片、黑顺片、熟附片、制川乌等占 96.8%，一共有 19 423 张处方。

从以上数据，我们可以做一下推测，卢氏所看的疾病，按中医证治的理论来分析，至少有 95%以上的患者是阳气不足，而其他证型的患者则寥寥无几。由于每个医生临床接触的患者群不同，阴虚、阳虚所占比率会有所差异，但卢氏所诊阳虚患者的比率如此之高，确实使人难以置信。这也可能是读者感到疑惑的原因之一。而在该书第 134 页，刘力红教授说其跟随卢氏抄方一下午，几十个患者没有一张处方用了附片，其提出的理由是“确确实实发现现在的附子有问题”，而卢氏前面统计的数据又是何年的

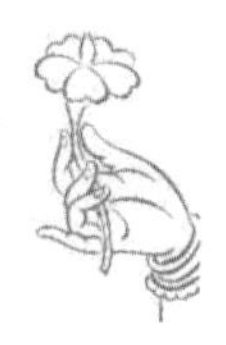

未做交代，有人怀疑其可信度也在情理之中了。但卢氏治病强调“病在阴者，扶阳抑阴；病在阳者，用阳化阴”，也就是说卢氏治病不仅阳虚用桂、附、姜，而且阴虚火旺也这么用，这可能是其姜、附、桂使用频率高的原因。“病在阳者，用阳化阴”的科学合理性，我将在后面和大家进行交流和探讨。

卢氏统计数据令人生疑的第二点是，卢氏在其书中第4页说，他十余年前一个半天就要看40～50号患者，出过门诊的人都知道，其工作量之大可想而知，在这种情况下，想把全年一个人所有开出去的处方都完整地抄下保留的可能性很小，卢氏未能清楚地交代原始数据的收集方法，其数据原始资料的可信度让人怀疑也就难免了。

卢氏治疗的有效率在98%以上，统计了一年的处方，“所涉及的病种共有83种”，而全年所用的药物只有42种。对卢氏的有效率我们姑且不妄加讨论，但这种高效率肯定是“上上之工”。卢氏在其书的后面着重阐述扶阳对临床疗效的重要性，可以将此看作是为后面讨论所做的垫笔。但83个病种，只用到42种药物，和卢氏在其书第4页说的一个跟他抄方的博士统计了他的700张处方，涉及47个病种，仅用了27味药物，根据中医“有是证用是药”的基本原则，涉及病种如此之多，而用药如此之少，确实是令人惊叹，也就不能怪网友置疑了。我初读《中医火神派探讨》时怀疑是张存悌教授摘录错误，后来读到《扶阳讲记》才确定是卢氏原说。实话说，当时第一印象也是对卢氏用药之精少感到意外。

当今中医学术界确实存在一些学风浮躁、急于名扬天下之人，也不乏沽名钓誉之辈，但卢氏为知名大学的教授，火神派的嫡传弟子，从学术的严谨性上分析，应该说他的统计数据不会掺杂水分。如果卢氏统计数据有问题，那么他在书中竭力主张的“人的生命以火立极”学术观点就缺乏临床实践的基石了。况且卢崇汉教授所主张的很多扶阳理论已经很大程度上不同于郑钦安的原意，有了很大的个人发挥。这一点，通读《扶阳讲记》

的我们不难明白。在下文，我会谈谈关于卢、郑学术观点异同比较之我见。

关于卢氏的临床统计数据，我的看法是没必要妄加猜疑和纠缠，重要的是理解和把握卢氏合理的学术思想，有理、有据地进行扬弃，取其精粹，用于临床，服务患者。

二、卢氏的扶阳理论与郑钦安学术观点的比较

香港大学中医学院寨王潮在网上发文“浅谈对火神派的认识”一文（参见 www.qihuang99.com/html/84/27/27559/1.htm 2010-8-3），文中说道“火神派传人把郑氏的‘阴阳当分清论’，变成了‘有阳无阴论’，甚至有卢崇汉‘天下没有阴虚’以及李可‘从未见过一例纯阴虚患者’等类似的言论在流传着”。认为现今的“‘火神’并非郑钦安原意”“随意演绎、以偏概全”，当今的“火神”已经错解了“阴阳”二字的内涵。

寨王潮的文章比较全面地讨论了火神派的主要学术观点，并提出了个人的不同看法和见解，尽管与当今“火神热”不相适宜，不合追捧“火神派”热潮的主流，但其说有理有据，实是一篇难得之佳作。

寨氏的文章点名指出卢崇汉“天下没有阴虚”有违郑氏学术理念，其说是否能成立，有必要把《扶阳讲记》的扶阳观点和郑钦安的主要学术观点加以对比分析。

（一）郑钦安的“阴阳至理”浅说

作为被称作“火神派”鼻祖的郑钦安，著有《医理真传》《医法圆通》《伤寒恒论》三书，已故中医名家何绍奇对其有一段十分中肯的评价：“追溯郑钦安的学术渊源，其理论实以《内经》为宗，其临床则‘用仲景之法’，宗《内经》则在‘洞明阴阳之理’，宗仲景则‘功夫全在阴阳上打算’，因此他的真传就是‘认证只分阴阳’‘病情变化，非一端能尽，万变万化，

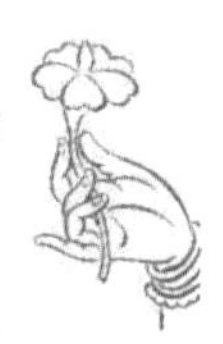

不越阴阳两法’。阳证自有阳证治法，阴证则宜益火之源，或甘温扶阳，或破阴返阳，如此，则仲景之四逆、白通、理中诸方，自然顺理成章地成为他的习用之方了。‘予非专用姜附者也，只因病当服此’，这便是他的夫子自道。”又说郑氏的代表作《医法圆通》**“是为补偏救弊而设，他强调阴证，是因为人们往往忽视阴证的缘故。但综观全书，他之持论并不偏颇，这是其可贵之处，也是他区别于明清贵阳贱阴论医家的地方”**。

火神鼻祖郑钦安最为强调阴阳两纲，他主张临证应以阴阳为实据，明辨内外，判明阴阳，认为“医学一途，不难于用药，而难于识症，亦不难于识症，而难于识阴阳”，倡导学者务必在阴阳二气上求之。他在《医法圆通·用药弊端》中说：“用药一道，关系生死，原不可执方，亦不可以执药，贵在认证之有实据耳。实据者何？阴、阳、虚、实而已。”他在《医法圆通·胃病不食》中不仅强调胃病阴阳辨证，还着重指出：“以上内外诸法俱备，学者务要仔细理会……至于变化圆通，存乎其人，又安可执一说而谓尽括无遗。”郑钦安并不只是囿于温热药物的使用，其用药的思路遵循阴阳辨证的规律，这在郑氏《医理真传》一书中明朗可见。

郑钦安对姜、桂、附等品的运用是从阳虚证的根本病机出发的，有明确的适应证，并非毫无原则地一味滥用。他在“辨认一切阳虚证法”中明确指出阳虚证的辨证要素及立方治疗原则：**“阳虚病，其人必面色唇口青白无神，目瞑倦卧，声低息短，少气懒言，身重畏寒，口吐清水，饮食无味，舌青滑，或黑润青白色，淡黄润滑色，满口津液，不思水饮，即饮亦喜热汤，二便自利，脉浮空，细微无力，自汗肢冷，爪甲青，腹痛囊缩，种种病形，皆是阳虚的真面目，用药即当扶阳抑阴。”**

郑氏强调辨病治病“工夫全在阴阳上打算”，认为“病情变化非一端能尽，万变万化，不越阴阳两法。”“认证只分阴阳”，以阴阳统分万病，他说“万病不出阴阳两字”“凡遇一症，务将阴阳虚实辨清，用药方不错误”。在“辨认一切阳虚证法”后接着就写有“辨认一切阴虚证法”“凡

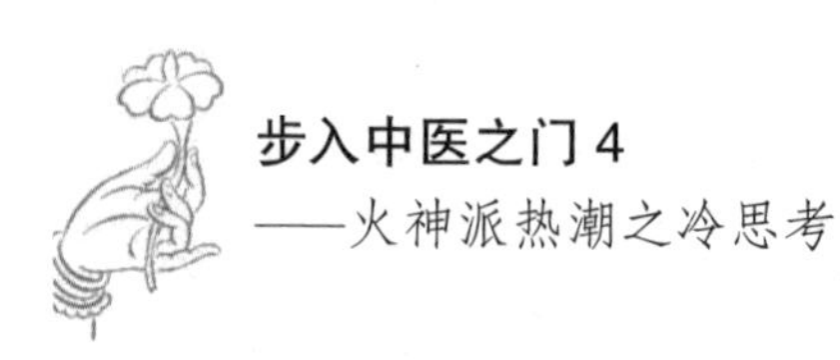

阴虚之人，阳气自然必盛（阳气二字，指火旺，郑说的阴虚病实包括阳热火盛证）……阴虚病，其人必面目唇口红色，精神不倦，张目不眠，声音响亮，口臭气粗，身轻恶热，二便不利，口渴饮冷，舌苔干黄或黑黄，全无津液，芒刺满口，烦躁谵语，或潮热盗汗，干咳无痰，饮水不休，六脉长大有力，种种病形，皆是阴虚的真面目，用药即当益阴以破阳”。

对于阳虚之人，郑氏崇尚仲景之治法，他说：“在上者，仲景用桂枝以扶心阳；在中者，仲景用建中、理中以扶脾阳；在下者，仲景用四逆、白通以救肾阳。”除善用桂、附治阳虚证外，郑氏同样亦精于阳热证辨治，在其《医理真传·阴虚证问答》中共设二十九症进行探讨，病机多为元阴不足、脏腑火旺，治法多为养阴清热降火、峻补真阴，方药多用导赤散、人参白虎汤、小柴胡汤、大承气汤、葛根芩连汤、六味地黄丸、大黄黄连泻心汤等泻火清热养阴之剂。可见火神鼻祖治病并不是仅仅局限于“姜附”之间。在《医法圆通》中，郑氏认为**“阴虚一切病症忌温补也……若扶其阳，则阳愈旺而阴愈消，每每酿出亢龙有悔之候，不可不知”**。在《医理真传·卷三》中说：“大承气汤乃起死回生之方，也泻火救阴之方也……仲景立法，就是这元阴元阳上探盛衰。阳盛极者阴必亡，救阴不可不急，故药之分两（指大承气汤），不得不重……阴盛极者阳必亡，回阳不可不急，故四逆汤之分两亦不得不重。二方皆有起死回生之功，仲景一生学问，阴阳攸分，即在此二方见之。”已经完全告诉了我们，他绝非重附、桂而不用寒凉。这与目前某些“火神派”一味强调桂附治法有霄壤之别。

可见，郑氏强调阳气在人体生命活动中的重要性，一个重要的出发点是针对当时医家喜寒凉、恶辛热，“病家甘死于参、芪、归、地之流，怕亡于姜、附、硝、黄之辈”之世之通病的境况，所做的救偏补弊之举。其立论不偏，用方阴阳指征明确，虽强调桂附温阳药物的起死回功之效，但并不否认寒凉攻下之品的力挽狂澜之功，只要通读过郑氏著作的读者当无异议。

“一病有一病之阴阳”“万病总是在阴阳之中”“认证只分阴阳”“功

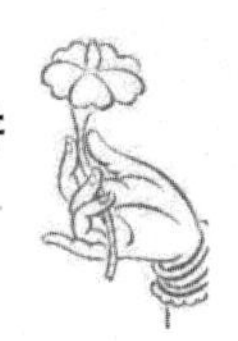

夫全在阴阳上打算”，突出阴阳作为辨证总纲的地位和作用，是郑氏临床辨证最基本的学术思想，以阴阳为纲统分万病这一观点，他称之为“阴阳至理”。他认为“学者苟能于阴阳上探求至理，便可入仲景之门也”，这一学术思想始终贯穿在他的著作中。

要真正做到对郑氏的学术思想全面了解就必须阅读其原著，只有这样才能理清“火神派”鼻祖真正的学术思想，避免盲目追随现代“火神派”，错误地把姜、附、桂当作万病之良药。

我们再来看看郑氏的再传弟子卢崇汉教授《扶阳讲记》中的主要学术观点，很容易发现卢氏扶阳理念和郑氏学说有着极大的差别。

（二）卢氏的“阳主阴从”理论

通读《扶阳讲记》，我们不难发现，卢氏强调“阳主阴从”。他说：“在上个世纪 70 年代，我提出了一个看法，在中医阴阳学说里面，它存在‘阳主阴从’的关系。”并且这一点一直贯穿于他的著作中。我们先看看他的“阳主阴从”的立论理论依据。

《周易》说：“大哉乾元，万物资始，能统天。”坤元呢？在论述坤元的时候，它提出了“乃顺承天”，并且在《乾凿度》里面提到“气者，生之充也”“夫有形者生于无形”。

《素问·生气通天论》说：“阳气者，若天与日，失其所则折寿而不彰”“阳气者，精则养神，柔则养筋”“凡阴阳之要，阳密乃固。”

在判定卢氏立论的依据是否合乎《黄帝内经》《伤寒论》的原旨之前，有必要看看卢氏是如何理解上述引文并得出“阳主阴从”理论的。

卢氏说：“在先秦的时候，先秦诸子百家在他们的一些著述里面，也明确地谈到了这些问题，都可以找到很多重要的思想。比如在《周易》，它的论述，在这个著述里面，它明确谈道：‘大哉乾元，万物资始，能统天。’坤元呢？在论述坤元的时候，它提出了‘乃顺承天’。它强调了什么呢？在这个著述里，它强调了‘阳’在万物的生命活动当中，它应该居主导地位。‘阴’应属于从属地位。并且在《乾凿度》里面提到了‘气者生之充也’，‘夫有形者生于无形’，这说明阳气是构成我们机体化生四肢百骸的原动力。如果没有阳气，也就不能够温煦化育，如果没有阳气的温煦化育，阴也就不能够独立存在，更不能够发展壮大。在《内经》里面，实际上重阳的思想也是很突出的。在《素问 · 上古天真论》里，它指出了我们人生的目的，就是为了保存真阳之气，才能够达到‘恬淡虚无，真气从之’。”

“钦安的弟子卢铸之，也就是我祖父，他在他的著述里面就谈到了人之生存，纯在天地之中，阴阳之内，五行之间，一切动静都随阴阳之机而转。业医者，须识得《内经》所论‘凡阴阳之要，阳密乃固’‘阳气者，若天与日，失其所，则折寿而不彰，故天运当以日光明’等奥义，说明了阴阳之虚实、变化之盈缩，刻刻都随五行变化之中，上、下、内、外，息息相通，一刻都不停息，昼作夜息，为养生治病之一大纲领。他说的这个纲领，实质上是提示我们应该认识到阳气的极端重要性。”

由此卢氏认为，“我们人体生命的活动，它始终存在着阳主阴从的关系。就是在正常的生理状态下，都是存在着阳主阴从的关系。也就是在阴阳的动态平衡、阴平阳秘的状态也是以阳为主导的阴阳的动态平衡，以阳为主导的阴平阳秘”。我们可以看出，卢氏强调“阳”在万物的生命活动当中应该居主导地位，“阴”应属于从属地位，论病识病力主“阳主阴从”的学术观点，崇尚“阳气宜通”。

在疾病的病因、病理方面，卢氏认为，很多疾病的病因病理，都是因为机体阳气的虚损、郁结，或者邪气伤阳，导致发病。从治疗的角度来看，卢氏强调扶持和温通阳气是一个极其重要的治疗原则。在这种理论思想的指导下，卢氏提出了“人身立命，在于以火立极；治病立法，在于以火消阴”的学术见解。也就是说，治病立法应当以扶阳为核心。

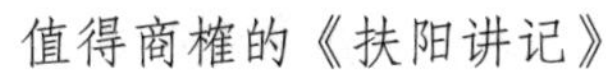
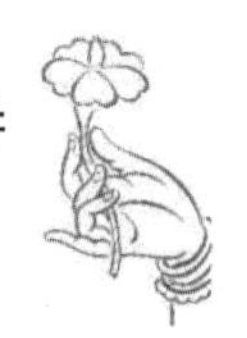

在这种指导思想下，他在《扶阳讲记》的第 67 页写下了这么一段话："我认为《内经》的作者和仲景也都受了重阳思想的影响。郑钦安也好，卢铸之也好，都始终强调的是以阳为根本，甚至提出了**'天下没有阴虚'**的观点。"卢铸之的著作我没有读过，但说郑钦安认为"天下没有阴虚"值得怀疑，不仅在郑氏的著作中没有看到这句话，而且郑氏在他的著作中始终以阴阳为纲，讨论温阳的时候并没忽视对益阴治疗的论述！是否我的阅读有疏漏、看法不正确，请诸位明哲指点迷津。

"病在阴者，扶阳抑阴"来自郑氏的观点，符合经旨，对临床有很大指导作用。

对于卢氏提出的"病在阳者，用阳化阴，所用的药都是以姜、桂、附为主的药"则令人难以理解。卢氏的自我解释是："在临证上，阴虚的本质仍然是阳气不足，这是由于阳气化生阴精的功能受到影响，才会出现阴阳两者关系的失调。所以……姜、附、桂不但不会伤阴液，反而能够促进津液回生，从而起到阳生阴长的作用。"但这一理论的具体运用，卢氏并未举例加以说明。按常理来说阴虚证予以大剂辛温之品无疑是火上浇油，"病在阴者，用阳化阴"实难使人理解。此与郑氏的"阴虚真面目，治当益阴以破阳"的治法是完全背道而驰的，已完全违反了郑钦安的告诫："阴虚一切病症忌温补也……若扶其阳，则阳愈旺而阴愈消，每每酿出亢龙有悔之候，不可不知。"

（三）朋友的"阴主阳从"论

最近，有朋友给我看了一篇他写的文章。这篇文章的作者对《扶阳讲记》的主要观点持相左意见，也对目前"火神"过"火"深感担忧，于是针对《扶阳讲记》的"阳主阴从"写了一篇"阴主阳从"论。我问他为什么写这样一篇文章？我说我不看，他说你看了我们再讨论。呵呵，看完了我们就此文争论了一场，我们来一起看看他的立论依据。

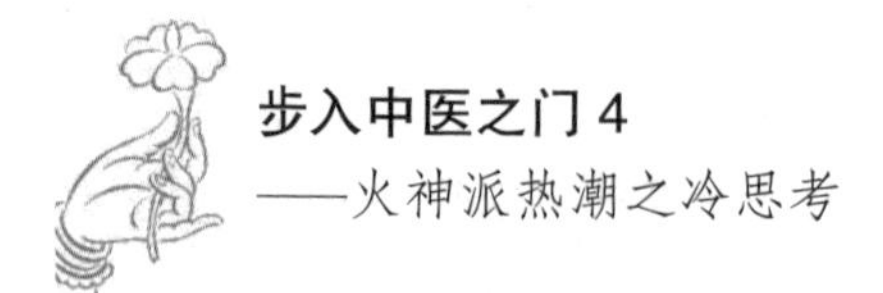

1. 《素问·阴阳离合论》言：“阳予之正，阴为之主。”

2. 《灵枢·本神》言：“故生之来谓之精，两精相搏谓之神。”人体生命起源于精，精是与生俱来的，禀受于先天，精是构成人体的基本物质。《素问·阴阳应象大论》言：“精化为气。”没有饮食精微物质，气无生化之源；营卫皆出中焦，营属阴，卫属阳，所以阴比阳重要。

3. 张景岳说：“阳不可无阴，非形无以载气也。”

4. 张景岳阐发《灵枢·本神》“五脏主藏精者也，不可伤，伤则失守而阴虚，阴虚则无气，无气则死矣”之说，强调指出“阴为阳之根”“阳以阴为基”“而人生于阳而根于阴，根本衰则人必病，根本败则必危”。其“所谓根本者，即真阴也”，充分说明真阴具有决生死的重要意义。景岳熟悟经旨，所以在治疗上大倡“凡欲治病者必以形体为主，欲治形体者必以精血为先”的重要治则。

5. 《素问·生气通天论》言：“阴者，藏精而起极也，阴不胜其阳，则脉流薄疾，并乃狂。”

由以上几点他得出的结论是凡治病当先巩固人身之根基，大补真阴，阴足则阳有所化，并引《素问·阴阳应象大论》说“壮火食气，气食少火；壮火散气，少火生气”之言，及马莳《黄帝内经素问注证发微》注解所说“气味太厚者，火之壮也。用壮火之品，则吾人之气不能当之而反衰也。如用乌附之类，而吾人之气不能胜之，故发热。气味之温者，火之少也，用少火之品，则吾人之气渐尔生旺，而益壮矣，如用参归之类，而气血渐旺者是也”，得出过用辛热之品助阳必伤人体之正气，大剂量、长期使用附、桂、姜必害人不浅。

看完这篇文章，我是哭笑不能，为什么？如果对《黄帝内经》没进行过系统学习，可以说他的立论依据很充足，原文又都是出自经典或古代大家。不仅如此，他还搬出张景岳的原话来了，卢氏的“阳主阴从”论好像也是引用张景岳《类经附翼·大宝论》的论述：“天之大宝，只此一丸红

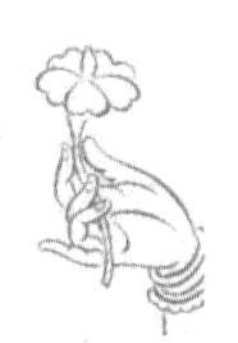

日；人之大宝，只此一息真阳……人是小乾坤，得阳则生，失阳则死。”以张氏之矛攻张氏之盾的手法，去批评卢氏“以阳立极”的悖理。

其实，我这位朋友充分利用了“阴阳互根”的原则，把阴阳破离开来、只执一端的手法，来批判某些“火神”唯阳为重的思想。换言之，他认为卢氏过分强调“以火立极”为“阴阳至理”的论述也是采用的这种手法。

我问他为什么要写这样的文章，他说：“我这是纠偏，火神学术之太偏，也能毁中医。”

可以说，我这朋友很有水平，他采用了断章取义的手法来反驳扶阳学说。其实，阴阳二者不可偏废，对于人体的生命活动来说都是同等重要的。

阴与阳只是分指事物相互对立的两个方面，这两个方面既互有差异，乃至对立、斗争、冲突，又不可分离，离开对方均不能单独存在。虽然古人未能形成现代意义上的对立、统一的哲学概念，但纵观历代对阴阳之论述，意似近之，仅有一步之遥，如“阴阳上下交争，虚实更作”“阳生阴长，阳杀阴藏”“正气存内，邪不可干”。无疑，这是揭示阴与阳的斗争。“阳气根于阴，阴气根于阳；无阴则阳无以生，无阳则阴无以化；全阴则阳气不极，全阳则阴气不穷”“阴不可无阳，非气无以生形也；阳不可无阴，非形无以载气也”“阳为阴之用，阴为阳之基”“阴阳互为其根，阳中无阴，谓之孤阳；阴中无阳，便是死期。”此类不胜枚举的阴阳互根、互依之论，明显、深刻地揭示了阴阳之间不可分割的内在统一的关系。

阴阳相互为根、互相转化是维系人体生命功能的重要方面。经云：“阴在内，阳之守也；阳在外，阴之使也。”如二者关系被破坏，必致“孤阳不长，独阴不生”，人体的生命健康必会受到损害。

所以，古今医家都接受和运用阴阳调和原则，并进一步强调指出：“阴平阳秘，精神乃治；阴阳离决，精气乃绝，因而和之，是谓圣度。”也就是说，阴阳两方面相对平衡、协调，人体就健康，任何一方的偏盛偏衰乃至离决，人的生命就有危险，甚至死亡。因而，一切医疗措施和养生方法，都应当着眼于调和阴阳。

《素问·阴阳应象大论》说：“阴阳者，天地之道也，万物之纲纪，变化之父母，生杀之本始，神明之府也。故治病必求于本。”治病必求于本，“本”在《黄帝内经》中指阴阳而言，为什么？因为阴阳是“天地之道也，万物之纲纪，变化之父母”，说明疾病的发生、发展变化的根本原因是阴阳失衡。“求本”求什么？就是弄清“阴阳失衡”，诊察阴阳的失调状态。弄清了，怎么治疗？《素问·至真要大论》说得很明白：“谨察阴阳所在而调之，以平为期。”也就是说，治疗的要点在于纠正阴阳的盛衰偏颇，恢复和促进其平衡协调。

三、郑钦安说的“阴阳至理”是什么

（一）值得商榷的扶阳新说

卢崇汉在他的《扶阳讲记》第 45 页有这么一段话：“郑钦安的‘立极之要’‘阴阳至理’，谈的是什么？它实际上包含了从自然界到人体，都是以阳为主、以阴为从的道理。正如我们对自然界的天文、气象、历法的认识，以及万物生长存亡的变化，都决定和依赖于阳光，我认为中医阴阳学说的实质，应该包括在这一道理里面。”

通过这段话我们可以这样理解，**卢氏说了两个方面的内容**：

一是**郑钦安的“阴阳至理”是什么**？就是“立极之要”。“立极之要”是什么？是“阳主阴从”。**最后的结论就是卢氏的“以火立极”。**

二是万物生长，只要有阳就行，其他的都是次要的。阴阳双方不存在相互平衡，而是以阳为主的不平衡的对立和统一的双方。

我们一起来分析一下卢氏所说是否合理，第一点我们暂不加讨论，在后面我会联系郑钦安的原文进行分析，看看卢氏所说的“阴阳至要”的含义，与郑钦安的“阴阳至要”实质所指有何不同。

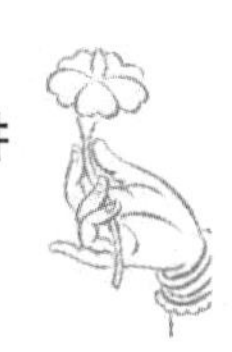

我们来看看第二点。卢氏说："正如我们对自然界的天文、气象、历法的认识，以及万物的生长存亡的变化，都决定和依赖于阳光。"抛开天文、气象、历法（只指公历，农历要排除）不说，就万物的生长来说，按卢氏的说法太阳是阳，水属阴，说万物的生长只依靠阳光肯定是不对的，为什么？简单地说吧，每年的四季都阳光明媚，但就是不下雨，来个大旱灾，田野干裂，没水，你看什么生物能生长？！"孤阳不长"，《黄帝内经》早就说过了。更有一句话"水是生命之源"，可以引用深海生物加以佐证，在几千米深的海底没阳光的地方，同样有生命存在。也许啊，火神派只说阳重要，但没说不要阴，但《扶阳讲记》第47页说"阴虚者也以姜附桂为主进行治疗"，并说这是以卢氏提出的"人身立命，在于以火立极，治病立法，在于以火消阴"的学术见解作为指导思想的。中医论医理、论治法，极重形象思维，也就是《黄帝内经》所说的"援物比类"的思维方法。一个盆，里面的水很少，想把水加满，通过火烤的办法只能使盆里的水越来越少，永远也不可能满起来，这是基本常识。姜、附、桂便同烈火，盆中少水便同阴虚，想使盆中的水满起来却用火烧的办法岂不荒唐！"人身立命，在于以火立极，治病立法，在于以火消阴"这句话，根据《扶阳讲记》的整体理论来理解，应该是阳虚也好、阴虚也好，都要温阳。我想郑老先生要是尚在的话，他一定也会向卢崇汉教授请教，为什么？郑氏在他的讲稿里说："阴虚一切病症忌温补也……若扶其阳，则阳愈旺而阴愈消，每每酿出亢龙有悔之候，不可不知。"

《扶阳讲记》里面还有更值得商榷的一些说法。我们来看该书第99页的一段话："我们再看这个'草'，神农尝百草……我们看看'草'这个造字，上面是'两个十'，中间是个"日"，下面又是个'十'，实际上就是'三十日为草'。这意味着什么呢？……中医讲的'四气'寒热温凉，实际上就是各个草含的'日'是多少，所以神农尝的，无外乎就是尝这东西。"卢崇汉教授可谓太有想象力了，敢于创立新说。《神农本草经》中

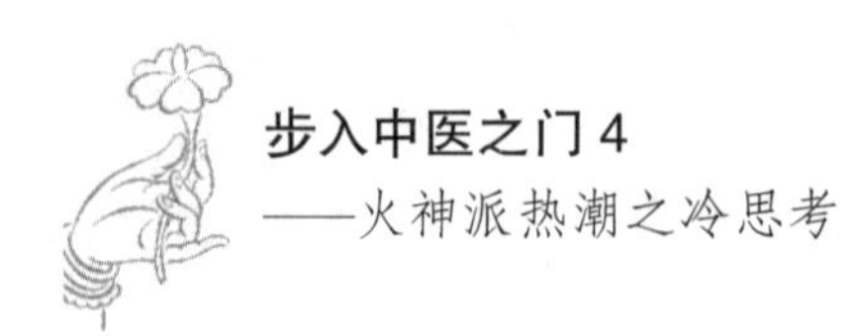

明明有记载“神农尝百草，日遇七十二毒，得荼乃解”。神农尝的什么？辨别药性啊，药物有毒无毒啊。怎么变成了尝“日”了呢？真尝“日”了，这神农就真的笨了，他的东西就不可学。万物都有生存期，算一算不就知道活了多少天，估计一下不就知道有多少有太阳的“日”了。当然了，卢氏的真实含义是神农尝百草是为了判断药物的温凉如何，但要为“以火立极”找依据也不能这样解字。“草”字就是一个形声字，上面的字头形符表意，下面的“早”是声符为读音。类似的还有为了说明疼痛与阳虚寒凝有关，说“疼”字里面是个“冬”字，冬主寒主水，所以“疼”字就与寒与水有关了。学中医的都要学“六书”，这“疼”其实就是一个形声字，病字头为形符表意，“冬”字为声符，古今读音有差异，并没其他更多的含义，卢教授却硬是要来个强求新解。但遗憾的是，他们大多数的解释违背了文字学的规律。陕西中医药大学邢玉瑞教授曾发表“咬文嚼字——关于《思考中医》的思考之五”的文章，对刘力红教授违背“六书”解字的做法进行了尖锐的批评（见附录）。

卢氏违背汉字的发展规律，违背文化的发展规律去这样解字的目的，无非是为他的“阴阳至理”——“以火立极”寻找更多的依据。

（二）郑钦安“阴阳至理”到底指什么

那么郑钦安说的“阴阳至理”到底说的是什么？这就要我们一起来复习下郑氏的《医理真传》《医法圆通》《伤寒恒论》三本书了。

“阴阳至理”始终贯穿在这三本书中，郑氏直接使用“**阴阳至理**”四字的地方仅有数处。现举其提到“阴阳至理”四字的几处加以说明，从中我们可以明白郑氏所说的“阴阳至理”的实质内涵是什么。

一是《医法圆通·卷三·伤寒溯源解》说：“最可鄙者，今人云仲景之方，是为冬月伤寒立法，并非为内伤与杂证立法。试问内伤失血肺痿，有服甘草干姜汤而愈者否？……肾脏不温，水泛为痰，有服真武汤而愈者

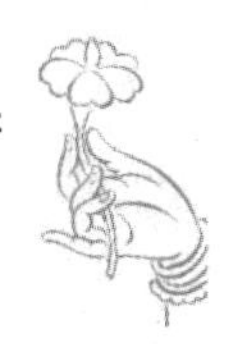

否？寒湿腰痛，有服麻黄附子细辛汤而愈者否？少气懒言，困倦嗜卧，咳嗽潮热，有服建中汤而愈者否？温病初起，有服麻杏石甘汤、鸡子黄连汤、四逆汤而愈者否？……痘证初起，有服桂枝汤、升麻葛根汤而愈者否？老人便艰涩，有服麻仁丸而愈者否？阳虚大便下血，有服四逆汤而愈者否？阴虚大便脓血，有服鸡子黄连汤而愈者否中？今人不体贴，只记时行几个通套方子，某病用某方，倍其味，某病用某方，减某味，如此而已。**究其阴阳至理，全然莫晓**，六经变化，罕有得知，愈趋愈下，不堪问矣。”

这是郑氏批评当时医家不明仲景立法之要，只知仲景之法可用于伤寒，不知其亦可用于内伤杂病，批评医界时弊，不讲阴阳辨证，只知套方套药，与仲景立法背道而驰的错误。他通过多年对《伤寒论》的研究得出“仲景一生学问就在这阴阳两字……**学者苟能于阴阳上探求至理，便可人仲景之门也**”的结论，认为把握阴阳是学好《伤寒论》的关键。

二是《医法圆通·午后身热》中批评时医“全不在阴阳至理处探取盈缩消息，一见午后、夜间发热，便云阴虚，便云滋水”，指出“阴盛隔阳于外，阳气不得潜藏、阳浮于外”也可见到午后、夜间发热，仍是强调“一病有一病之阴阳”，不可执一端以偏概全，否则治必有误。

三是《医法圆通·虚劳脉动》中批评时医不讲阴阳辨证，使病家不死于病而死于药的时况。“近阅市习，一见此等病情，每称为阴虚，所用药品，多半甘寒养阴，并未见几个胆大用辛温者，故一成虚劳，十个九死。非死于病，实死于药，非死于药，实死于医。皆由**医家不明阴阳至理**，病家深畏辛温，故罕有几个得生，真大憾也”。书中指出“学者切切不可一味见病治病，务要将内外病形、阴阳实据熟悉胸中，方不致误人性命”

四是《医理真传·卷四》中方解桂枝龙骨牡蛎汤时提及，“此方本意，非专为太阳而设，实为阴阳不调而设，要知阴阳调和之人，六邪不侵，七情不损。阳不调之人，必有阳不调之实据，以辨阳虚法辨之；阴不调之人，必有阴不调之实据，以辨阴虚法辨之。阳不调之人，用此方，桂、甘、姜、

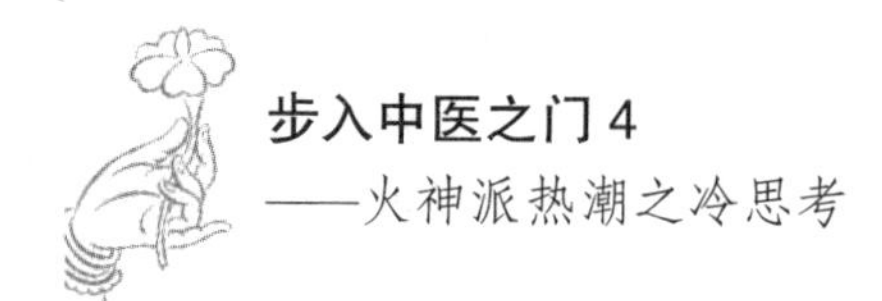

枣宜重，稍加白芍以敛阴；阴不调之人，芍药、甘、枣宜重以调阴，少加桂以宣阳。阴阳两不足之人，分两平用，彼此不偏，此立法之苦心，亦变通之道。如大、小建中与此方，皆桂枝汤之变局也。**识得阴阳至理者，始信余非妄说也**”，指出把握阴阳平衡之理，明辨阴阳，是立法组方的重要依据。

从以上论述可以明确看出，郑氏所说“阴阳至要”的内涵就是治病当首先从阴阳辨证入手，立法、处方也当以明辨阴阳为基础。

“认证只分阴阳”“万病不出阴阳两字”“病有千端，漫云易为窥测，苟能识得阴阳两字，而万变万化之机，亦可由此而推也”，便是郑氏所说的“阴阳至理”。以阴阳为纲统分万病，可以使医者提纲挈领，不在脏腑五行上追求，不被复杂的症状迷惑，不至陷入“见病医病”的粗浅地步。郑氏在书中屡次批评时医头痛医头、脚痛医脚的流俗和一见什么病就用什么方，袭用“套方套药”的市习。他们不问阴阳，“不求至理”，一味在“五行生克上追求”，“逐经、逐脏、逐腑论之”，“是知其末而未知其本也”。

由此，我们可以看出**卢氏将“以火立极”作为“阴阳至理”的学术思想，与郑钦安将“明辨阴阳”作为“阴阳至理”的学术思想是大相径庭的**。

四、郑钦安并不贵阳贱阴

前面我们说过，郑钦安学术思想的最基本观点是以阴阳为纲去认识人体生理病理、辨证识病、选方用药。由此出发，郑氏所论乾坤坎离、脏腑生克、五行六气、三焦六经、气血水火、外感内伤等均以阴阳为纲，形成非常鲜明而独特的学术体系和理论特色。他在《医理真传》自序中说：“医学一途，不难于用药，而难于识症，亦不难于识症，而难于识阴阳。”在《医法圆通》自序中说：“以病参究，一病有一病之虚实，一病有一病之阴阳，知此始明仲景之六经还是一经，人身五气还是一气，三焦还是一焦，

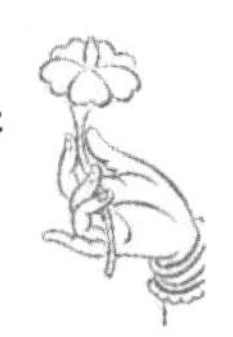

万病总是在阴阳之中。”从这两篇自序中我们可以看出，郑氏抓住仲景以阴阳为总纲的核心思想，并将此贯穿在书中而大加发挥。书中辨认一切阳虚证法与一切阴虚证法，尤为切要。

与现代火神派所不同的是，他认为元阴元阳为赖以生存的根本，认为阴阳平衡是人体得以健康的前提。他以《周易》丰富的辩证法和天地整体运动为指导，用八卦原理阐发人体病理生理的阴阳法则。在其中坎卦解、离卦解中，他说“坎为水，属阴，血也，而真阳寓焉。中一爻，即天也。天一生水，在人身为肾，一点真阳，含于二阴之中，居于至阴之地，乃人立命之根，真种子也”“离为火，属阳，气也，而真阴寄焉。中二爻，即地也。地二生火，在人为心，一点真阴，藏于二阳之中……人身之主也”。以此论点出发，则心肾为人身立命之本，人身赖以生存的元阴元阳彼此互为根基，相互依存转化，体现出分则为二、合则为一的对立统一观。他说：“坎中真阳，肇自乾元，一也；离中真阴，肇自坤元，二也。一而二，二而一，彼此互为其根。”这也是对《素问·生气通天论》“阴平阳秘，精神乃治；阴阳离决，精神乃绝”的阐发。以此立论，联系人体病理则认为“此阴阳二气原本均平，自然百病不生”，如果不能使之均平，故有盛衰之别，水盛则火衰，火旺则水弱，此阴证阳证所由来也。在辨证施治中，也始终突出阴阳这个总纲，阴盛者阳必衰，阳盛者阴必弱，不易之理也。

然而，郑钦安为什么又特别强调阳气在人体中的重要作用呢？这就需要我们对郑氏学说所产生的时代背景有所了解。清初，温病学说逐渐兴起，受叶天士学术之影响，医家多推崇用药以寒凉轻灵，相延日久，形成一种倾向，不求经旨，拘于成法，远离辨证，出现崇尚阴柔、恣用寒凉的流弊大流于世，加上长期以来形成的喜补畏攻、喜轻避重的世风，更加助长了这种恣用寒凉、不考虑寒凉药物损伤人体之阳的弊端的时风。

为了扭转时弊，郑氏著书立说，批判当时喜寒凉惧温热的错误倾向，由于时医不知顾护人体阳气，滥用寒凉，以致阳损虚寒证由生。因此，他

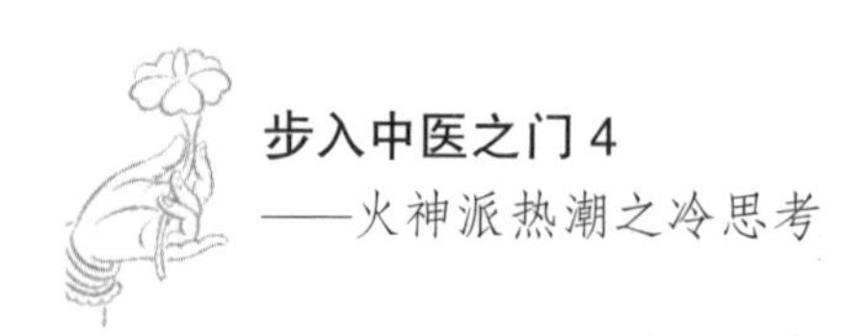

在其书中反复强调“阳气”的重要性，详细阐述仲景伤寒三阴证的方药，但亦指出“阴虚一切病证忌温补也”。郑钦安虽善用姜附，影响了几代人，但他并不偏爱和专用姜附，也不是偏爱干姜、附子，恶当归、地黄，而是当用则用。他说：“**余非爱姜附，恶归地，功夫在阴阳上打算耳**。”在《医理真传》卷二、卷三中，他列举31条阳虚病症、29条阴虚病症，采用问答的形式，详加论证。在《医法圆通》卷一、卷二中，他对心病不安、肺病咳嗽等51种病证，逐条分析阴阳辨证要点，充分体现了仲景辨证论治以阴阳为纲的学术思想。已故名家何绍奇先生评价说：“他的代表作《医法圆通》，是为补偏救弊而设，他强调阴证，是因为人们往往忽视阴证的缘故。但综观全书，他之持论并不偏颇，这是其可贵之处，也是他区别于明清贵阳贱阴论医家的地方。”实属中肯的评价。

通览郑氏著作，我们可以确定郑氏为纠时弊，反复强调阳气的重要性，但依旧强调阴阳平衡，并不贵阳贱阴。与当今火神派过分强调“以火立极”，贵阳贱阴，似乎万病由阳虚而生，“世上无一例真正的阴虚”之极端说法，不论阴虚、阳虚，均以姜、附、桂为主进行治疗的极端做法绝非一回事。可以说，当今火神派的有些学术观点已经大大偏离了郑氏的学术思想。

五、郑氏的温阳不夹阴药与张氏的阴中求阳

研究过火神派的人可能都知道，郑钦安和张景岳都注重阳气。张景岳认为“天之大宝，只此一丸红日，人之大宝只此一息真阳”“得阳者生，失阳者死”；郑钦安认为“夫人之所以奉生而不死者，惟赖先天一点真气耳”“人之所恃以立命者，其惟此阳气乎”“有阳则生，无阳则死”。

然而，他们在扶阳的方法上有着明显的不同。张氏强调“阴中求阳”，他说：“善补阳者，必于阴中求阳，则阳得阴助而生化无穷。”其组方以大剂熟地黄、山茱萸、山药、枸杞子、鹿胶等补益肾精，以小量附片、肉

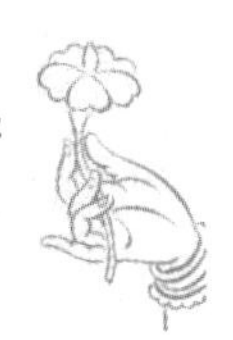

桂等微生“少火之气”，认为“附子性悍，独任为难，必得大甘之品，如人参、熟地、炙甘草之类，皆足以制其刚而济其勇，以补倍之”（《景岳全书·热略》）。代表方如右归饮、右归丸等。

郑氏补阳，则不主张使用阴柔之药，也就是说不主张在温阳的方中加入滋阴之品，用药专注附子，推崇以附子“补坎中之阳”，主张纯用辛甘，重用附子，方以仲景四逆辈为主。

郑氏赞同张氏强调阳气为人之根本的学术思想，但对张氏补阳讲究阴阳相济、阴中求阳的方法持反对态度。他在《医法圆通·反胃》中说：“既曰命门无火，理宜专用桂、附以补火，何得用地、枣以滋阴，丹皮以泻火乎？此皆景岳不读仲景之书，而未明阴阳之道也。”他在《医法圆通·阳虚一切病证忌滋阴也》中说：“凡阳虚之人，多属气衰血盛，无论发何疾病，多缘阴邪为殃，切不可再滋其阴。若更滋其阴，则阴愈盛而阳愈消，每每酿出真阳外越之候，不可不知。”其认为张景岳补阳远离仲景温阳之旨，他批评张氏说：“独不思仲景为立法之祖，于纯阴无阳之证，只用姜、附、草三味，即能起死回生，并不杂一养阴之品，未必仲景不知阴中求阳乎？仲景求阳，在人身坎宫中说法，景岳求阳，在药味养阴里注解。相隔天渊，无人窥破，蒙蔽有年，不忍坐视，故特申言之。”

郑氏这种主张纯用刚药的观点，为后世大多“火神”所接受，如吴佩衡、范中林等。

那么，我们又该如何区别看待张、郑温阳的不同观点呢？到底谁是谁非？我们该接受谁的？

我们还是先来看看郑氏著作中的一段话，《医法圆通·申明阴盛扶阳阳盛扶阴的确宗旨》说：“万病一阴阳耳，阴盛者扶阳为急，阳盛者扶阴为先。此二语实治病金针……所谓偏盛者何？偏于阴者宜扶阳，**是言阴邪之盛，不是言肾中之真阴偏盛也**。偏于阳者，宜扶阴，是言邪火之盛，不是言肾中之真阳偏盛也。”从这段话中我们可以看出，郑氏所指的“病

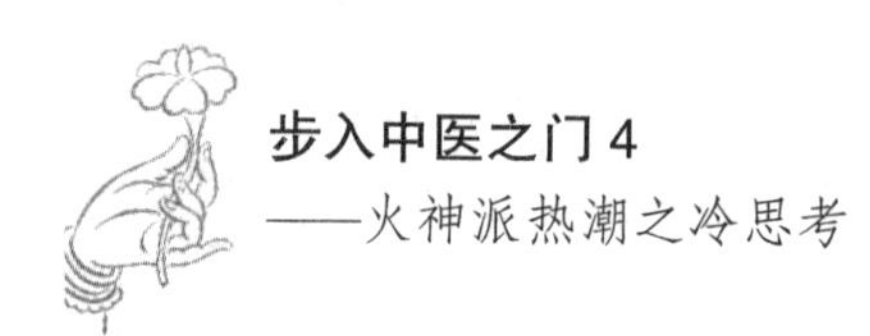

在阴者，宜扶阳以抑阴”，这里的“阴”便是阴寒之邪，也就是说郑氏的温阳法从仲景的少阴病治法来，在强调少阴阳气不足的同时，正合景岳所说“阳虚阴盛，言寒邪有余”，**着眼于“阴盛”**二字。所以，以四逆辈之姜、附、桂大辛温之品，大补肾火，驱阴以散寒，正充分体现了《黄帝内经》**“寒者温之”**之大法。

张景岳在《景岳全书·阳不足再辨》中说：“又若精在人身，精盛则阳强，精衰则阳痿，此精之为阴否？再若养生家所重者，惟曰纯阳，纯阳之阳，以精言也。精若渗漏，何阳之有。”强调精与阳气的关系，精足则阳旺，精衰则阳气亦衰。其立论**从“虚损”二字入手，言肾中真阳虚**，与伤寒三阴证着眼点不同。

张景岳在《景岳全书·虚损篇》中指出：“病之虚损，变态不同……此惟阴阳偏困所以致然。凡治此者，但当培其不足，不可伐其有余。”其在《新方八阵·补略》中说“补方之制，补其虚也。凡气虚者，宜补其上，人参、黄芪之属是也。精虚者，宜补其下，熟地、枸杞之属是也。阳虚者，宜补而兼暖，桂、附、干姜之属是也。”此“其有气因精而虚者，自当补精以化气”，其立论当**从“精亏”二字着眼**。从其右归丸、右归饮组方中就可看出，二方实以金匮肾气丸化裁加减而来，均去掉了“三泻”，正合古人“肾无泻法”，以填补为先的思想，正显《素问·至真要大论》**“劳者温之”“损者温之”**之大旨。

其实，**景岳的温阳法更适用于慢性衰老性疾病的治疗。随着人体衰老，肾精渐亏，元阳生化不足，在出现头晕耳鸣、腰酸膝软、脚弱、夜间尿频、阳痿、遗精的同时，更有四肢不温、舌质淡胖、脉沉细等先天阴阳两亏的表现。**右归类方剂组方甘温同施、阴阳并补，可以长久使用而无温燥伤阴之弊，其使用以“虚损”二字为要点。

明二位医家所论之真谛，方可在临床上正确区别运用。下面为笔者诊治二案。

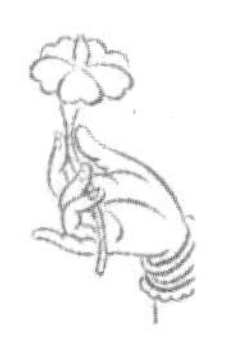

案1

陈某，女，62岁。患“甲状腺功能低下症”，经服西药甲状腺素片后，查甲状腺功能生化指标恢复正常。但半年来一直感头晕耳鸣，心悸恐慌不安，胫酸乏力，夜尿频，畏寒，纳差；舌质淡胖，苔白，脉沉细。辨证为肾阳亏虚，治宜温补肾阳，方以右归丸加减：

熟地黄24g，山药12g，山茱萸10g，枸杞子12g，菟丝子12g，鹿角霜12g，杜仲12g，当归9g，熟附片6g，仙茅6g，淫羊藿10g，生龙骨30g（先煎），生牡蛎30g（先煎）。

服方10剂，诸症若失。

此证在对于中医来说，当从“虚劳”治疗，证属纯虚不夹实，故以右归阴中求阳，增入仙茅、淫羊藿加强温阳力度，予生龙骨、生牡蛎重镇宁心安神，方虽简，但确中病机，故取效颇捷。

四逆辈方剂的使用，却更适用于阴寒内盛，少阴阳衰，常常使用于一些急性病的危重阶段，症见精神萎靡，嗜睡昏睡，四肢不温，下利清谷，冷汗淋漓，脉沉细欲绝。或如郑氏所说的阳虚证：“阳虚病，其人必面色唇口青白无神，目瞑倦卧，声低息短，少气懒言，身重畏寒，口吐清水，饮食无味，舌青滑，或黑润青白色，淡黄润滑色，满口津液，不思水饮，即饮亦喜热汤，二便自利，脉浮空，细微无力，自汗肢冷，爪甲青，腹痛囊缩，种种病形……”这些证候常常出现在疾病的危重阶段，只要认证准确，投以四逆辈常可随手起效。正确合理地使用四逆辈方剂当着眼于“阴盛”二字。也就是说，在使用四逆辈的时候不仅患者常常有阳虚，同时常夹有“阴邪”，如痰饮、水肿等；或为阳气衰危，虚阳浮越之候。

案2

余某，女，89岁。因股骨粗隆间骨折入院住骨科，入院第二天出现肺部感染，予以头孢吡胺等4种抗生素治疗。越4日病情加重，当时笔者

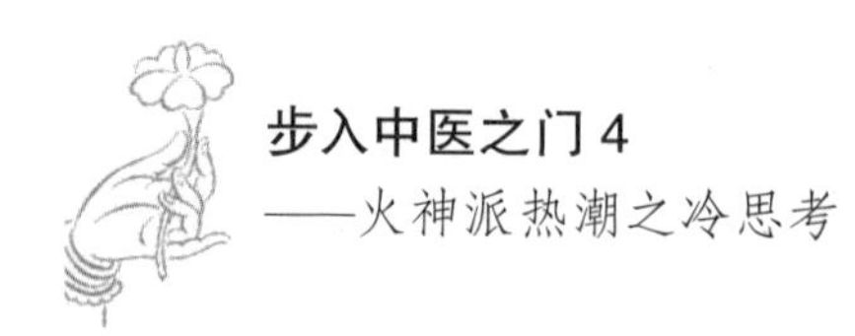

去会诊，看到患者的情况不妙，建议转入内科治疗。转入内科后，管床的医师再予头孢吡胺联用克林霉素静脉滴注，经用 3 日无效而病情进一步加重。之后，患者神志欠清，静卧不烦，呈昏睡状态。右下肢架在勃朗氏架上做骨牵引，上半身平仰卧于床。患者面色苍白浮肿，很远的地方就可闻及喉间痰鸣，咳嗽，不断咳出大量白色泡沫痰，但不能自吐，其女不断地用手指在患者口中掏痰，护士也在一边不断地使用吸痰器吸痰。扪之四肢不温，问之小便量少，已 3 日未曾进食，大便未解，唇绀，张口呼吸，舌底淡红而干，以压舌板撬开口腔，舌面淡而多津，苔少而白，脉沉细。双肺可闻及大量痰鸣啰音。心电监护示：窦性心律，110 次/分，血氧饱和度 87%，呼吸 30 次/分。

根据患者神志欠清、静卧不烦、呈昏睡状态、喉间痰声辘辘、吐大量白色痰涎、四肢不温、小便量少、脉沉细无力等情况，首先考虑患者属少阴病，少阴阳气不足。《伤寒论》曰："少阴之为病，脉微细，但欲寐。"这里的神志不清、静卧不烦与"但欲寐"极为相似。结合四肢不温，小便量少，脉沉细无力，断为少阴阳气衰危。阳虚不能蒸腾气化，津液代谢失常，故液聚为痰，痰蓄于肺。

《金匮要略》言："病痰饮者，当以温药和之。"待患者阳回，饮邪自化，不祛痰则痰饮自祛，痰祛则无痰蒙蔽心神，神当自清。用方绝不将化痰作为首先考虑，而是从整体出发，不着眼于肺部感染的局部，根据患者阳气虚衰的主要病机把扶阳放在第一位，此正合"治病当求之于本"的宗旨。方以四逆汤回阳，苓桂术甘汤温阳化饮，加桔梗、薏苡仁化痰排痰，细辛加强温阳化饮的作用。西药停克林霉素，联用阿米卡星。中药处方如下：

制附片 6g，干姜 6g，炙甘草 10g，桂枝 10g，茯苓 20g，桔梗 15g，细辛 3g，生黄芪 30g，薏苡仁 30g。

1 剂，鼻饲。中午服药，2 小时后咳吐大量白色泡沫痰，足有一痰盂，患者神去就转清。其后渐入坦途。

综上所述，我们可以看出，其实每个医家在其一生中都会有独特的心得，若能细心体会，掌握其精妙，萃众家之长为我所用，必能大大提高临床技能与疗效。又何必执一端而废他，偏信一家之言。

六、质疑卢氏的“层面问题”

卢崇汉在他的《扶阳讲记》中，特别强调“人身立命，以火立极，治病立法，在于以火消阴”的学术见解，说其“吾道一以贯之”，曰“扶阳气也”，甚至提出了“天下没有阴虚”的观点，也就是说以扶阳为核心，认为“附子是扶阳第一要药”，四逆汤“为扶阳第一方”，对于附子的运用尤为卢门所推崇。卢崇汉在继承郑钦安“病在阴者，扶阳抑阴”的同时，倡导“病在阳者，用阳化阴”的新学术观点。“病在阴者，扶阳抑阴”很好理解，凡阳气虚衰，阴邪过盛，扶阳以消阴寒之邪。“病在阳者，用阳化阴”说的是阳热阴虚的患者，采用扶阳的方法，化生阴津，实难使人悟到其真正的精妙，卢氏也未在书中加以说明，更没有临床实例。

郑钦安反复强调扶阳的重要性，乃救偏纠弊之举，其在临床并不一味地使用姜、附、桂或四逆辈之方，相反，对于阳证十分主张使用大黄、石膏，以及白虎汤、承气辈方剂。可以说卢崇汉教授的“病在阳者，用阳化阴”已经明显地“超越”了郑氏的扶阳思想，他说“真正将郑钦安学派发展为纯粹的扶阳学派”是他的祖上卢铸之。

对于扶阳的疗效问题，卢崇汉教授还提出了一个“层面问题”，他在答疑中这样说道，“我们这次在广东讲学，不时有人提出来，说是我们擅用温法、擅用补法，难道用其他法就不能治病吗？毕竟常用的治法有八个，八法应该都可以治病。这个问题没有错，八法确实能够治病。但这要看在哪个层面，我觉得关键要看远期的临床效果。所谓远期临床效果，就是这个人的体质改变了没有，他的复发率高不高，这一点很重要。有关这个问题，我早在几十年前就已经提出来，所以才有‘以扶阳为纲，保天下众生长寿健康’的提法，认为治病的疗效关键，一个是当时的临床效果，另一个是远期疗效，而后者尤其重要。”

卢氏提出这个“层面问题”，无非是进一步说明强调扶阳的合理性，让更多的人理解扶阳是高层面问题。大家不能只盯住眼前的短期疗效，而应着眼于临床的长期疗效，这种长期的临床疗效只有通过扶阳才能达到。但卢氏这种“层面问题”的提法，很值得商榷。

经云“虚则补之，实则泻之”“寒则温之，热则寒之”“其在皮者，汗而发之”“其高者，因而越之”“其下者，引而竭之”等，岂可以“扶阳”一法代八法？治病的前提是明辨寒热虚实，弄清阴阳失衡的偏颇，“谨察阴阳所在而调之，以平为期”，以一法高于八法，必犯“虚虚实实”之诫，近期疗效尚不能获取，又何来远期疗效？

“病在阳者，用阳化阴”的提法，与阴阳学说的基本理论相违背，对于阳热实证，损伤阴津，当泻热以救阴，反予辛温之品，岂不致邪热益甚，津液更损？抑或我未能理解卢氏这种提法的真正含义？

《扶阳讲记》所举医案不多，细读原案，其实质均为阳气亏损，或为阳虚感寒，或为阳虚阴火上干，用温阳本属正法。但“病在阳者，用阳化阴”案例通览全书，无一案可查。卢氏为临床家，数十年的临床，应有验案可稽，引用临床实例加以说明，则能惠人，难道此为卢氏著书的疏忽？！

远期疗效与近期疗效的“层面问题”，不能仅从理论上加以推测，应有统计数据加以说明，现在医学讲循证。患者是很现实的，你不能告诉他现在疗效不好，我是为你考虑远期疗效。搞临床的人都知道，一个患者三诊而无效，回头的就少了，又何来远期疗效可统计观察？以“层面问题”去片面过分强调“扶阳”的重要性，可以误导尚不具有鉴别能力的中医后学者。此为我读《扶阳讲记》的一大质疑点，特此提出，请教明哲。

第2讲　自学成才的杂家李可

李可（1933—　），老中医，山西灵石县人，毕业于西北艺专文学部。23岁蒙冤，50岁平反。在逆境中学习中医28年，经全省统考获得中医大专学历，并终生矢志不悔。46年的中医职业生涯中，闯过重重难关。1978年被正式录用为中医师，任职于灵石县人民医院中医科。1983年奉命创办灵石县中医院，任院长9年，崇尚仲景学说，擅长熔寒温于一炉，以重剂救治患者，对各科疑难杂症均有独到的个人经验，著有《李可老中医急危重症疑难病经验专辑》一书。书中所论，大多医理透达，方药切实，观点公允，推崇仲景，兼纳多家之学，颇有大家之风范。随着火神派的流行，李氏被推为火神派代表人物，曾提出了“我从未见过一个真正的阴虚患者”“真正阴虚的百不见一”“我所见的这些病没有一例不需要扶阳的”等一系列备受争议的观点。

第一次知道李可老中医的名字，是我在“爱爱医”做专题的时候，有学友问我怎么看李可大剂量用附片？怎么看火神派大剂量用附片？当时并没引起我的注意，但后来的一件事却让我感到吃惊。有一次，我的研究生跟我坐诊，因为看到我处方用附片频率很高，问我：“毛老师，您是火神派的吗？”这时候我才意识到火神派影响之大。因忙于临床，我很少关注现在新兴的中医学术流派。我的学生告诉我，当今火神派以卢崇汉、李可为代表人物，而著名的中医学者刘力红先生为二者的推崇人。

于是，我就开始关注有关卢崇汉、李可二位先生及其书籍，和中医界对他们的评论。发现中医界的朋友对二位先生的评价褒贬不一，网上甚至因学术争鸣引发了人身攻击。由此，我买来了《扶阳讲记》《李可老中医

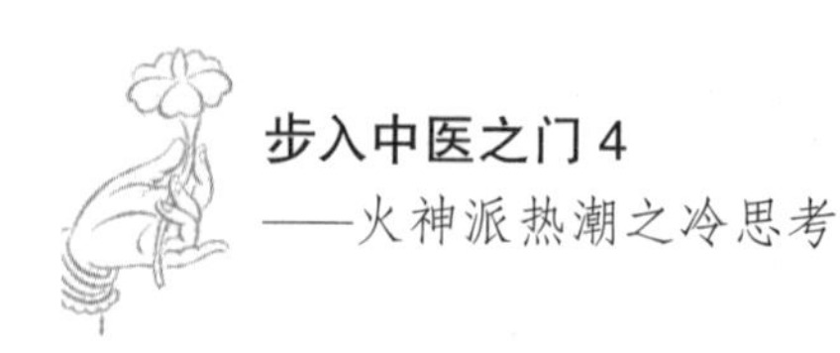

急危重症疑难病经验专辑》学习。关于《扶阳讲记》，前面已经谈过我的看法，这一节谈谈我对李可老中医著作的学习感悟，这仅是根据我目前的学识和临床经验加以评述，不妥之处，请明哲正之。

通读《李可老中医急危重症疑难病经验专辑》一书，发现李可先生实是一位读书极广、临证经验极为丰富、近年来颇具影响的基层中医，其学术思想丰富，源于《黄帝内经》《难经》，师法仲景，揉张锡纯等近贤多家之长，对诸多急危重症诊察明晰，善抓病机，投药大胆，煎服法独特，注重善后调摄，形成了一套较为完整的临床诊治体系。通读其书，我发现李老辨证精准，其处方用药八法兼备，既用大量附子治心力衰竭，又用清热解毒法治疗各种顽症，寒热攻补之法应有尽有，每使疑难杂症应手取效。该书当为近年来难得一见的既有理论深度、又切合临床实用的好书，实是难得的临证经验总结的可读之书。若就此书来探讨李可先生之学术思想，则无偏颇之弊端。

就《李可老中医急危重症疑难病经验专辑》一书来看，李氏原属杂家。书中所论，大多医理透达，方药切实，议论客观，观点公允。从该书谈及的医家看，古代医家有傅青主、唐宗海、张锡纯、左季云、郑钦安等，尤为推崇仲景；今医尚古愚、董静庵、温碧泉亦有涉及，既善学又不掠人之美，实有大家之风范。然令人不解的是，随着火神派的风行，李氏竟也成了中医火神派的代表人物，并相继发表了“我从未见过一个真正的阴虚患者”“真正阴虚的百不见一”“我所见的这些病没有一例不需要扶阳的”等一系列“绝对”的观点。笔者猜测，这些观点可能是李氏在某些特定的语境下为了强调扶阳的重要性说的，但因其在中医业界不俗的影响力，其“绝对”性的论点对于初学中医和不了解中医的人来说，其误导作用是不可小视的。

为了让初学中医的人真正地了解李氏学术思想，有必要对李氏代表作《李可老中医急危重症疑难病经验专辑》进行简要分析，以还原李氏学术思想原貌，让大家认识到李氏临证的丰富治法，并不仅是“扶阳”。

一、学宗仲景，旁纳诸家之长

李氏认为《伤寒杂病论》是中医学宝库中之宝库，具有强大的生命力。仲景学说是中医学说的灵魂，是中医取之不尽的源头之水，是攻克世界性医学难题的一把金钥匙（第 406 页）。通读《李可老中医急危重症疑难病经验专辑》一书，我们可以发现，李氏对于仲景学说极有研究，在众多危重病症的治疗中，常常使用仲景方获效。其书，对仲景方的看法，并不同于当今一般医家的认识，有着个人独特的见解。

李氏认为，研究经方要返璞归真。他指出，回顾中医史，自明代医界流行“古之一两，即今之一钱”之说，数百年来，已成定律。习用轻剂，固然可以四平八稳，但却阉割了仲景学术的一大特色。近代用法，大违仲景立方本义用药原貌，无疑严重影响了经方临床效用的发挥，阻碍仲景学说的发展与创新（第 404 页）。

对于经方的剂量，李氏认为，“汉代一两，合现代 15.625g。经方以此量治重危急症，可收到一剂知，二剂已，攻无不克之奇效”（第 142 页），强调经方运用于危重病症的成功关键在于剂量。其进一步提出经方“基础有效量”的概念，他说伤寒方的不传之秘在于剂量。按 20 世纪 80 年代初，考古发现之汉代度量衡器“权”，以此推算汉代一两为今之 15.625g，则用伤寒方当以原方折半计量为准，这是仲景经方的基础有效量（第 183 页）。凡用经方治大症，以基础有效量为准，一次用足，大剂频投，日夜连服，方能阻断病势，解救危亡。低于此量则无效，或缓不济急，贻误病机，误人性命（第 141 页）。

其临证每将仲景方用于危重疑难病的救治中。如赵某，女，29 岁。因无故头面阵阵发热，服升阳散火汤 1 剂，变为心悸，气喘，自汗，头面

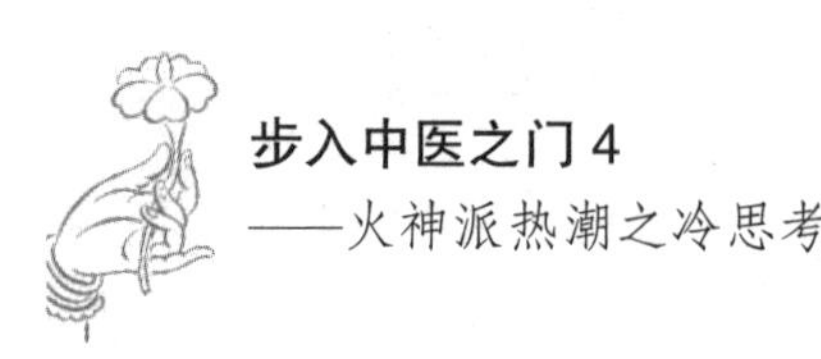

轰热不止，面色嫩红，烦躁欲寐，足膝冰冷，多尿失禁，脉微细而急，120次/分。从足膝冰冷、多尿失禁、脉微细而急入手断为阴盛格阳证，下焦阴寒独盛，格拒真阳不能回归宅窟而浮越于上，予白通加人尿猪胆汁汤（附子、干姜各30g，葱白3节，童便、猪胆汁各1杯兑入）破阴通阳为治而病得痊（第187页）。又如以四逆汤为基础方发明的破格救心汤治心力衰竭，以麻杏石甘汤合羚麝止痉散联用针刺泻热止痉治疗4个月小孩高热惊风危症案，以大承气汤为基础研制出的攻毒承气汤救治多种危重急腹症等的记载，无不显示出李氏对仲景学说研究之深，运用之妙。

李氏不仅学宗仲景，更能旁纳诸家之长，从其对破格救心汤的发明论述足以证明。翻开李可先生的书，开篇《破格救心汤治心衰实录》一文介绍的破格救心汤组成为：附子30～200～300g，干姜60g，炙甘草60g，高丽参10～30g（加煎浓汁兑服），山茱萸净肉60～120g，生龙牡粉、活磁石粉各30g，麝香0.5g（分次冲服）。关于此方的组成和来源，李老做了详细的解释，在他的原书中这样写道：**“本方脱胎于《伤寒论》四逆汤类方，四逆汤合参附龙牡救逆汤及张锡纯氏来复汤**，破格重用附子、山茱萸加麝香而成。”并说其在早期治疗心力衰竭的时候，以四逆加人参汤为主，大补元气，滋阴和阳，益气生津，但发现“用于救治心衰垂危重症仍然生死参半”。后读近贤张锡纯的《医学衷中参西录》，通过对“来复汤”一方（山茱萸60g，生龙牡粉各30g，生杭白芍18g，野台参12g，炙甘草6g）的学习，认为可补四逆汤之不足。从此段内容来看，李氏破格救心汤乃是在古人基础上继承和发展而来，并通过临床实践印证的，绝非杜撰。通过李氏对该方的论述，我们可以发现，李氏善于将众家之长融汇一体。

又如对傅青主引火汤（熟地黄、巴戟天、天冬、麦冬、茯苓、五味子）推崇备至，在虚寒型糖尿病、蛋补致崩、血管神经性头痛、三叉神经痛痼疾等案中多次引用，并就火不归原做了自己的分析。归纳而言，李可治疗阴虚火旺则用引火汤，治阳虚之真气上浮则用引火汤加肉桂。

二、精于辨证，善别真假寒热证

李可先生诊断辨证重六经八纲，认为“伤寒六经辨证之法，统病机而执万病之牛耳，而万病无所遁形。病可有千种万种，但病机则不出六经八纲之范围”。观其书，在辨证识证上，每多有极为精彩之处，尤其对于寒、热辨证，每能从细微之处入手，去伪存真，颇能给读者以启迪。如案所载：

治一患者，年 57 岁，忽患口舌、唇生疮，其症颇急，10 时发病，11 时即满舌痛如火灼，经前医诊为心脾积热，投导赤散合凉膈散与服，头煎入口须臾，患者立觉火从脐下直冲头面，双唇肿大如桃，舌亦肿痛更甚，且心烦懊侬，莫可名状。患者其子立邀李老诊视，见患者面赤如醉，舌肿塞口，诉症不清，按脉洪大无伦，重按则反如游丝，120 次/分，视其舌，则边缘齿痕累累，有白色溃疡布满边尖，唇肿外翻，迸裂出血。问其二便，则大便干，小便未注意。口亦无臭味。问其渴否，患者摇头示否。细玩见症，亦难推翻前医论断，《内经》明示：“诸痛痒疮，皆属于心。”且暴病多实，此病暴急有疔疮走黄之势，是否病重药轻，杯水车薪？犹豫之间，忽见患者扬手掷足，烦躁不可名状。初视时，见患者面赤如醉，细视之，则鲜艳光亮，如演员之涂油彩状。恍然悟出此与戴阳证之面赤如妆同义，唯戴阳证多见于外感临危之际，此则由内伤而来。触其下肢，则果见足膝冰冷。必此公下元久亏，恰值当日冬至阳生，阴不抱阳，龙火上奔无制。前医误作实火，妄用苦寒直折，光焰烛天，不可收拾。急以大剂附桂八味冲服油桂，以救误而和阴阳。药用附子 30g，熟地黄 30g，生山药 30g，山茱萸 30g，云茯苓 12g，泽泻 12g，五味子 10g，油桂 1.5g（冲），水煎冷服。药后 15 分钟，患者安然入睡，2 小时许醒来，肿痛皆消，已无丝毫痕迹。

此案颇值玩味，盖其证从表象看，口、舌、唇生疮，来势暴急，双唇

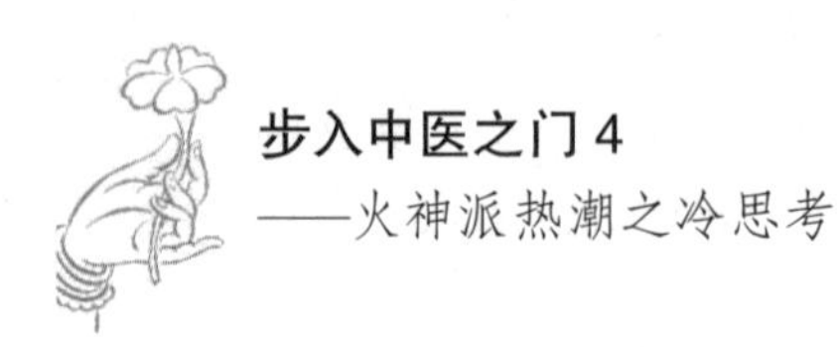

肿大如桃，舌亦肿痛难忍，且心烦懊侬，莫可名状，似为实热之证，李老明察细审，抓住了“面赤如妆”，脉虽洪大，但重按反如游丝，舌边缘齿痕累累，有白色溃疡布满边尖，足膝冰冷等症，即抓住了患者真寒假热，阴不抱阳，龙火上奔，火不归原之病机，使用肾气丸温补肾阳，改桂枝为小剂量之肉桂引火归原，患者得以转危为安。若误用苦寒攻下，必有危及生命之险。此等慧眼，非学验俱丰者不能。

再如书中所载之“真热假寒”证之辨证，亦显李氏辨证功底。

名医某，吸食鸦片 20 余年，至今仍以樟脑酊维持精力。1964 年 12 月 26 日，即冬至节后 2 日，忽患奇疾。始病似外感小恙，3 日后忽然昏迷。气息微弱，面色灰滞，手冷过肘，足冷过膝，头汗淋漓，神识似清似蒙，六脉似有似无。某医断为“伤寒，少阴亡阳，已属弥留，姑拟参附汤，聊尽人事”，李院长会诊，以定取舍。见证果如所云，然则室内秽气扑鼻，颇觉蹊跷。且证情突变，寸口脉乱难凭，摸其下三部之趺阳、太溪、太冲，则沉实有力，一息六至有余。欲观其舌，则病者昏昧，牙关牵紧，乃强刺患者颊车穴，以匙把撬口，未及察舌，口中臭气熏人欲呕，舌面满布黄厚燥苔，中根已黑。询其小便，则如浓茶，亦有臊臭，大便 5 日未解。扪按小腹板硬，至此，断为阳明腑实。遂疏大承气合增液汤急下存阴，泻腑通实。予大黄 30g，芒硝 20g（分冲），枳实 15g，厚朴、生地黄、玄参、麦冬各 30g，煎分 2 次服，3 小时 1 次。

次日诊之，患者仅服药 1 次，约 2 小时许，泻下恶臭便 1 次，被褥狼藉，移时神清而愈。

此案辨证极为精妙，非有卓识者不能。患者吸食鸦片 20 余年，至今仍以樟脑酊维持精力，其脏腑积毒可知。且病在冬至之后，阴虚液亏之体，适值一阳来复，邪从热化、燥化，已由太阳转属阳明腑实。其肢厥乃“热深厥深”之变；神识昏蒙乃浊气上干神明；头汗淋漓，亦属腑实熏蒸。种

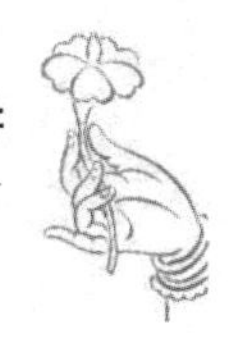

种见证，悉为热闭阳明之腑，而非亡阳厥脱，且真寒证绝无口臭熏人之象。亡阳虚脱，多见手撒尿遗，口开目闭，而“牙关紧”却是实、热、闭证所独有。至此，已可断定前医误诊。疏大承气合增液汤急下存阴，腑实通，上闭即开。若从阳脱治疗，必误人性命。

在该书中有关光红无苔舌的主病，李氏之见解超乎常人，不能不提。在探讨无苔舌机制时（见重症结核性腹膜炎合并胆囊炎案），说舌苔“在杂病中，则又有种种异常变局，不可一概而论。舌苔的生成，乃由胃气之蒸化。胃虚则蒸化无权，舌苔便不能反映真相。而人身气化之根，在下焦肾中命门真火，此火一弱，火不生土，则胃气虚；金水不能相生，水液便不能蒸腾敷布全身，故舌干无苔”。其思想从左季云《伤寒类方汇参》四逆汤方论中来，左氏论云：“……附子味辛大热，经云辛以润之，开发腠理，致津液通气也……”“附子致津液”，李氏认为此句“正是画龙点睛之笔，发前人所未发，盖气能化水也。明得此理，则对干红无苔舌的主病，便会了然于胸”。并指出，“不少气虚、阳虚甚至亡阳危证中，也出现这种舌象”“干红无苔舌亦不尽属阴虚”等。李氏对舌干红无苔的认识是十分符合临床实际的。

笔者在临床治疗心力衰竭症时，亦常常舍舌以从症。下面是笔者所治一案的记录与分析，其中有关舌脉的分析乃为其辨治成功的要点之一。

缩窄性心包炎并重度心力衰竭

周某，男，78 岁。家住长沙市桐子坡。因喘息气促，周身浮肿 2 月余，加重半个月，在某医院心内科住院治疗，诊为“缩窄性心包炎、心包积液、二尖瓣关闭不全、心功能Ⅳ级，肺部感染”，经用强心、利尿、抗感染等综合治疗 20 余天未见明显效果，水肿日益加重，小便量极少，每天在使用呋塞米的情况下不到 400mL，大便在入院后未解一次，腹胀难忍。病情日趋危重。

医师告诉其子说病情已十分危重，没有多少希望了，其子对医师的谈话理解为“放弃治疗，抬回去算了”。其孙在广东佛山行医，读过我的《步入中医之门》，他建议他的父亲将其祖父带到我这儿求诊。

2008 年 8 月 25 日初诊。患者被抬入诊室，症见精神极差，喘息气促，动则有气欲脱之感，心悸，不欲饮食，腹胀便秘，小便量少，双下肢肢肿如柱，其色紫暗，扪之肤冷如冰，尾骶、上肢亦肿，压之凹陷不起。**舌质干萎，苔少无津，脉沉细。**

为了更全面地理解患者病重的程度，下面我们看看实验室的检查。

胸片（中南大学湘雅三院，片号 677781，2008-8-18）：患者复查，对比前片（2008-07-25），现片示：心脏增大呈普大，心型大致同前，心界向左右两侧扩大，心缘各弓影消失，心前后间隙变窄同前；双肺野纹理仍增粗，两肺野散在斑点状模糊阴影较前增多，右侧叶间胸膜增厚较前改善，右肋膈角仍变钝，余况同前。影像学诊断：①心脏增大并心包积液、肺淤血并右侧少量胸水；②双肺感染较前进展。

心脏超声（中南大学湘雅三院，超声号 2008-08180022）：LV53mm，LA50mm，RV58mm，RA85mm，EF68%，FS38%。左房、右房右室增大，左室大小正常，主动脉和肺动脉内径正常，房室间隔回声连续，室间隔与左室后壁之间可探及长约 39mm 的强回声带，室壁运动欠协调，三尖瓣舒张期关闭时有裂隙，宽约 14mm，余瓣膜清晰，启闭自如，前心包脏层回声增强，增厚，厚约 7mm，内可探及絮状强回声带，前心包收缩期和舒张期分别可探及 15mm、12mm 深的液暗区；于收缩期后心包可探及 5mm 深的液暗区；后心包底部舒张期和收缩期均可探及 7mm 深的液暗区。

超声结果提示：①三尖瓣关闭不全并重度反流；②左房、右房右室增

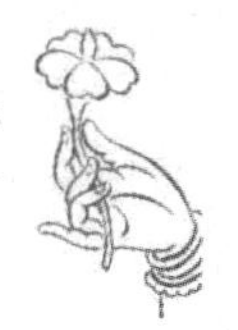

大；③室壁运动欠协调；④左室假腱索；⑤二尖瓣、肺动脉瓣、主动脉瓣轻度反流；⑥前心包脏层增厚，回声增强，心包积液，心包腔内纤维光带。

因患者仍在该院住院，建议其西药的治疗听从西医院的医生进行，另外加用中药。接下来，我们一起分析，看看患者主要的病机是什么，该怎么进行开方。

患者精神极差，喘息气促，动则有呼吸提不上气之感，心悸，为心肺气虚之证；小便量少，双下肢肢肿如柱，其色紫暗，扪之肤冷如冰，尾骶、上肢亦肿，压之凹陷不起，说明存在肾中阳气亏虚不能化气行水、脾虚不能运化水湿的病机存在；不欲饮食，腹胀乃脾虚气滞之证。

综合分析，五脏之中，心、肺、脾、肾俱已受损，不仅有阳气亏虚之本，还有水湿内停之标。古人说："五脏交损，宜治其中。"中焦得固，则上焦心肺气虚，方可得充；下焦先天之亏，才能得固。治从中焦入手，用方如下：

白参10g，生黄芪30g，白茯苓30g，生姜皮6g，大腹皮10g，制附片10g（先煎），桂枝10g，陈皮10g，砂仁10g，薏苡仁30g，炙甘草10g。3剂，每日1剂，水煎，分2次服。

方用参、芪大补脾胃之气，伍茯苓、薏苡仁健脾化湿；附、桂温脾肾之阳，并化气以行水；陈皮、砂仁理中焦之气以消腹胀，生姜皮、大腹皮利水以消肿，炙甘草调和诸药。

但在分析病机和处方用药的时候，好像把舌质干萎、苔少无津、脉沉细这一组症状忽视了。舌质干萎、苔少无津、脉沉细在《中医诊断学》中应系阴亏之候，而处方用药中并未顾及养阴，为什么呢？

其实，在我的《步入中医之门》中曾详谈过心力衰竭患者出现这种舌象应该怎么分析。这种舌象在住院的心力衰竭患者中，主要有两种病机，一是西药的利水药使用；二是中医所说的下焦阳气亏虚，不能蒸津上承。

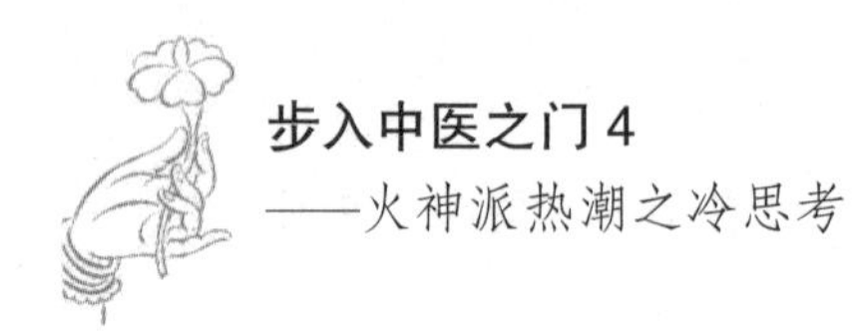

如何辨别是真阴虚还是阳虚不能蒸津上承，主要看患者是否存在畏冷、下肢不温，喜温饮还是喜凉饮。

3 日后，也就是 8 月 28 日复诊，患者未来。患者儿子说上方在诊病当日下午 4 时服用，药后 3 小时解小便 500mL 多，其后每天尿量在 1000mL 以上，肢肿明显减退，喘息大平，大便得解，腹胀即随之减轻。

其子接着说昨晚患者病情大为加重，抢救了一夜。问其原因，说医生在看到病情明显缓解后，考虑患者血浆白蛋白低，所以昨日下午输注白蛋白 1 瓶，其后即出现喘息气促、冷汗淋漓，烦躁不安、咳吐大量泡沫痰，经抢救症状缓解。

很显然，这是因为输注白蛋白加重了心脏的负荷所致。缺乏经验的心内科医师，在心力衰竭的治疗中常常犯这种错误，临床并不少见。目前患者仍心悸不安，有濒死感，感心气欲脱，便溏，一解小便大便即随之而出。

心悸不安，有濒死感，感提气不上有欲脱之感，大便溏，一解小便大便即随之而出。一派典型的宗气、脾气欲脱之象。先固宗气，宗气一泄，则心肺之气必绝，纵有神仙手眼，亦难起死回生。方以升陷汤加大剂量山茱萸固脱，此乃张锡纯之经验。处方如下：

白参 10g，生黄芪 30g，升麻 3g，柴胡 5g，桔梗 10g，山茱萸 30g。3 剂，嘱其早服此方，晚服一诊方。

为什么采用这种服药方法，请读者思考。

8 月 30 日，家属再来求方，说患者用上法后病情即见明显缓解，水肿已消去很多，考虑前期西药治疗效果不好，吃中药后才见明显效果，遂自己要求出院，出院带了“地高辛、速尿片”。嘱其西药按医嘱服用，中药以一诊方再予 5 剂。

9 月 1 日，患者家属来电说，停了早晨的方，患者气短、心悸再发，

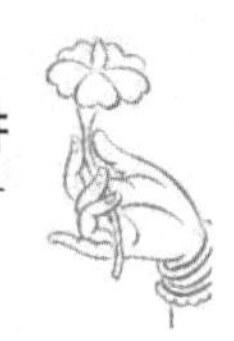

尿量也减少。很显然，患者宗气未固，仍嘱其再购早晨方，依旧是早、晚各一方。

早晚用方不同，这种治疗方法在古代医家的著作中很常见，叶天士病案尤多，读者可在学习其病案时多加体会。其实，这也是病重之极采用的变法，上午为阳气上升之时，最宜补气升阳，故早服升陷汤，升补宗气以固脱，下午服用一诊方乃标本同治之法。

9月7日，患者在家属搀扶下缓慢步入诊室复诊，症见水肿明显消退，静息状况下，已无明显胸闷气促之感，四肢仍欠温，病情稳定，守前法再进。处方如下：

白参10g，生黄芪30g，白茯苓30g，生姜皮6g，大腹皮10g，制附片10g，桂枝10g，陈皮10g，砂仁10g，薏苡仁30g，炙甘草10g，山茱萸20g。10剂。

9月17日，患者再诊，腹水全消，下肢膝以上水肿亦退。诉心悸，气短，不食，欲呕，两眼昏蒙黄视，口干。诊其脉迟且结代，舌干萎无津。心电图发现室早二联律，心室率40次/分。再问家属，发现地高辛每天使用0.25mg，已经连续1个月，很有可能发生了地高辛中毒。建议住院观察治疗，被拒绝。并拒绝任何其他生化检查，告知其危险性，停用地高辛，并加用口服氯化钾，权开一方以尽人事，先救其胃气。

黄芪30g，沙参10g，麦冬10g，玉竹10g，芡实15g，石莲子10g，云茯苓30g，石斛10g，法半夏10g，陈皮10g，炙甘草10g。5剂。

洋地黄中毒中医如何开方，并无成熟经验可效法。但根据其临床表现，可以找到中医的证候谱。气短，不食，欲呕，两眼昏蒙黄视，口干，舌干萎无津可以断为胃之气阴两亏、胃气上逆之证，故方以益胃汤加减补益气阴，降逆止呕。

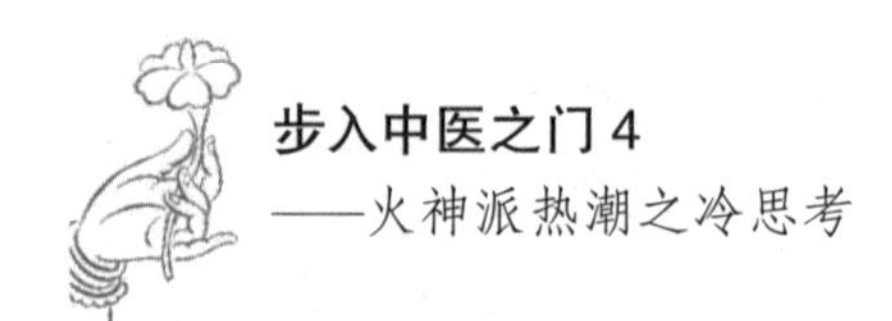

9月23日，再次复诊，患者精神好转，强过以前每一诊，自行步入诊室，胃气已经来复，每日可进食米粥，偶有腹胀，肢体水肿进一步消退，舌干萎无苔，脉沉细。听诊心律齐，心率70次/分。胃气已复，治疗仍守中焦，在健脾益气之中，佐入养阴之品，伍以利水之品，少配桂枝以通阳。用方如下：

生黄芪30g，白参5g，云茯苓30g，沙参10g，麦冬10g，石斛10g，生姜皮6g，大腹皮15g，陈皮6g，砂仁4g（后下），薏苡仁30g，谷麦芽各10g，桂枝3g，炙甘草10g。7剂。

10月1日复诊，饮食好，生活完全自理，水肿已消尽。守上方再进。

10月7日复诊，病情很稳定，守前方再进。患者儿子说了这么一句话："在西医院花了三万元，还不如看中医花三百。"

我写下这句话的目的，不是损毁西医，而是给要干中医的人树立信心。

此案的就诊过程中，对于"舌干无苔"，以四诊合参而定性，非只守阴亏一说。通过临床验证，可见李氏之经验是经得起临证检验的。

三、非独重阳，亦擅运用八法

李氏善用大剂辛温治疗危重症，其书中以破格救心汤为代表，但其书中也不乏大剂量使用寒凉药、养阴药力挽狂澜的病例。摘其中两案以作佐证。

案1　小儿暴发型脑炎

灵石车站温某之子，13岁。患暴发型脑炎，体温39.7℃，颈项强直，频频抽搐，角弓反张，喷射状呕吐，体若燔炭，四肢厥冷，胸背部有瘀点、瘀斑，神昏谵语，溲赤便结，大渴饮冷，脉滑数，牙关紧闭，不能察舌。脑膜刺激征阳性。遂急以三棱针重刺十宣、十二井、十足趾、百会、大椎

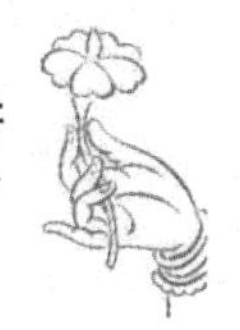

出血，双手中缝穴刺泄黏液、黑血。毫针雀啄术泻涌泉，点刺素髎、人中、合谷。针后病孩全身透汗，呕止，苏醒。再查体温已降1℃。辨证属瘟毒炽盛，气血两燔，热深厥深，入营动血，热结阳明，引动肝风，邪闭心包重症。予清瘟解毒，清气凉血，荡涤邪热，开窍息风为治：

1．羚麝止痉散15g，玉枢丹2瓶，匀作5份，2小时1次。

2．生石膏200g，牡丹皮、紫草、重楼各15g，金银花60g，连翘、生地黄、大青叶、芦根各30g，大黄、甘草各15g，青黛10g（包煎），芒硝15g（冲化），加冷水1500mL，浸泡1小时，急火煮沸10分钟，取汁1000mL，3小时服1次，每次200mL，昼夜连服。

次日二诊：于24小时内服完1剂，服至第3次后，泻下恶臭便2次，热退，抽搐止，头痛、呕吐亦止，脱险。体温38℃，气短有汗，呼吸弱，语音低，舌红脉数。气津耗伤，正气欲脱。原方生石膏减半，去玉枢丹、硝黄、羚麝止痉散，加西洋参15g，麦冬20g，五味子10g。2剂，每剂分6次服，3小时1次，昼夜连服。服1剂，热退净，知饥索食，2剂服完康复，10日后复学。

此患者病虽极为危重，但李氏精于识证，方虽症转，终获全功，足显李氏临床之卓识。起病即见气血两燔，热结阳明，动风惊厥，邪陷心包，故用大剂清解热毒凉血之方，清泻气血两燔之热，更从吴又可“下不厌早”之说，伍大黄荡涤热毒，釜底抽薪。热去气阴两伤，联用生脉散益气顾阴。辨证精微，治法亦是井井有条。此等佳案，颇堪师法。

案2　小儿舞蹈病

孟某，女，11岁。患病1周，全身舞动无片刻宁静。其状，颈转头摇，吐舌咂嘴，眉眼频搐，四肢摇摆。舌短不能言，手颤不能握物，脚飘摇不能迈步。嘴不停开合如嚼物状，生活不能自理，进食亦需人喂之，且

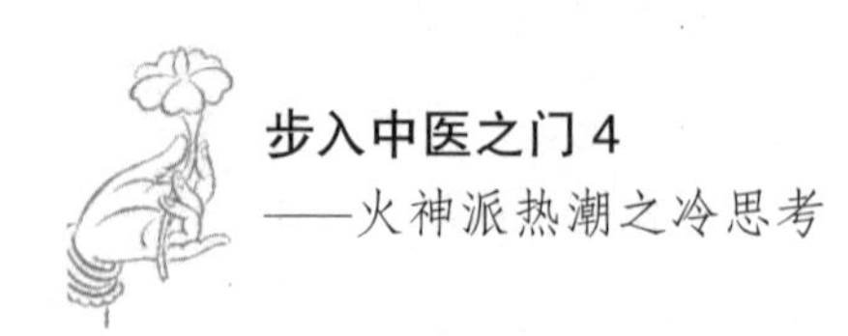

必须按其口部开合之节奏喂食，痛苦万状。某医院诊为“小儿舞蹈病”，曾用激素、镇静剂，并服虫类息风之剂皆无效。视其舌光绛无苔，全身疲软，入夜盗汗，烦渴。由于喉头亦随舞蹈之节奏而抽搐，饮水即呛，脉沉细数，病起感冒发烧。当年冬应寒反温，症既从发热而来，必是温邪久羁，销灼肝肾真阴，故内风妄动。肾之经脉络舌本，肾阴亏耗不能上承于舌，故舌短难言，且肝肾同源，肾精匮乏不能滋荣肝木，故阳无所制而风动。乃选大定风珠滋肾柔肝而息内风：

牡蛎、龟鳖甲各 15g，生地黄、麦冬各 18g，阿胶 12g（烊化），酸枣仁 15g，炙甘草 12g，天麻、五味子、远志各 10g，石菖蒲 12g，蛋黄 1 枚（冲）。3 剂。

3 日后再诊，舞动已止，语言大有进步，生活可以自理。唯盗汗不止，神情疲惫，腰困膝软。乃气阴未复，肾元受损。仍予原方，去菖蒲、远志、天麻，加山茱萸 45g，黑小豆 30g，生黄芪、肾四味各 18g，上方服 5 剂后，已能随班学习。

从此案可看出李氏对温病学说亦极有研究，其选方从清代吴鞠通的《温病条辨》出，辨证准确，选方贴切，故能数剂而效。此案仅为书中养阴获效的案例之一。

其他如使用生化汤治疗水峪村宋某之产后乳汁不足、裴氏恶露不净；以丹栀逍遥小剂加炮甲珠、郁金之通络解郁治疗城关医院王大夫之儿媳产后乳汁点滴全无；以复元活血汤合桂枝茯苓丸加减治疗刘某之女小婷巨型胰腺囊肿；以桂枝茯苓丸加虫类搜剔治燕某子宫肌瘤（通法，消法）；以当归补血汤重用生黄芪加红参合胶艾四物去川芎、寿胎饮（桑寄生、川续断、菟丝子、阿胶）、青娥丸（杜仲、盐补骨脂、胡桃）补肾益精固冲任而固胎治疗张某先兆流产；以补中益气汤治疗张孩遗尿（补法）；疏连翘败毒合三妙汤，重加土茯苓、苦参、白鲜皮、薏苡仁化湿，生石膏治疗王

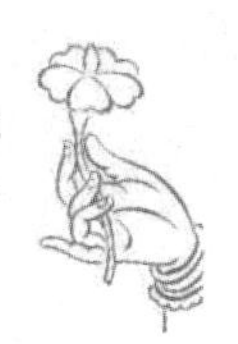

某之湿疹，麻杏石甘汤加牡丹皮、紫草治疗 4 个月的王某之子高热惊风（清法）等。其他和法、下法在书中均有很多验案，足见李氏临证非仅用“温”之一法，其处方仍是以辨证为前提，用药与病机紧密相扣。这与李氏在“扶阳论坛”上一味强调扶阳一法，把温法驾于八法之上的做法是大相径庭的。

四、强调辨证，温阳不能包治百病

尽管李氏可能“被动”地成为火神派代表人物之一，尽管李氏曾说过“我从未见过一个真正的阴虚患者”“真正阴虚的百不见一”“我所见的这些病没有一例不需要扶阳的”等过激之词，给中医带来了很不好的影响。但笔者近读孙其新先生的《李可临证要旨 1》一书，发现李可老先生对于温阳一法的认识，已与前期其发表的某些偏颇之言发生了很大变化，可以说李可老先生对于温阳一法有了公正、公允的评价。孙其新在其书第 17 页记载有李氏临证心得一言，“但凡一处阳气不到便是病”。李氏批注说：“但凡一处阳气不到便是病，这种说法也有流弊，容易引起误解。特别说明如下，**温阳法不能包治百病**，《伤寒论》397 法，后人总结为‘汗、吐、下、和、温、清、消、补’八法，温法只是其一……阳明大热、大实，非白虎承气不能救津液。气脱亡阳固死，而津枯阴竭亦死。……《内经》《伤寒论》是中医学的大道，是鉴别古今名家流派、医学观点的大是大非的唯一标准。当我们认真反思以后，便有‘知迷途其未远，觉今是而昨非’的沉痛感悟，误入歧途并不可怕，可怕的是执迷不悟。要有勇气把我们已成型的种种错误思想观念一一排出，回归《伤寒论》创立的经典正道，才是中医复兴的唯一出路。”从李氏此段话看，其临证仍是强调辨证施治，“扶阳”一法，只是治病一法，不能包治百病，其对火神派的“扶阳”观点发生了根本性的变化。

因此，对于李可老先生我们必须正确看待。李氏在《李可老中医急危重症疑难病经验专辑》中所传递出的学术思想仍值得研究，其精妙的辨证内涵值得学习，其切实有效的处方用药之法值得效法。追随李氏的火神粉丝们，在接受李氏温阳理念的同时，应该认真看看《李可老中医急危重症疑难病经验专辑》，以便更为全面地学习李氏之经验。反对火神派的同行，也没有必要为了火神的是非争执不休，对于《李可老中医急危重症疑难病经验专辑》也可以读读，毕竟该书对危难疑重症的治疗来说，是一本难得的值得学习的佳作。没有必要因为反对李氏的某些言论，而否定李氏的这本著作。要是那样的话，便是“倒洗澡水连盆中的婴儿一起倒掉了”。

附篇　似曾相识的破格救心汤

翻看李可先生的书，开篇《破格救心汤治心衰实录》一文介绍的破格救心汤组成［附子 30～200～300g，干姜 60g，炙甘草 60g，高丽参 10～30g（另煎浓汁兑服），山茱萸净肉 60～120g，生龙牡粉、活磁石粉各 30g，麝香 0.5g（分次冲服）］，便有似曾相识的感觉。我是干心内科的，对于一些顽固性心力衰竭主张使用中药干预治疗。所使用的主要方剂之一就与李老此方相似，但有两个方面有区别，一是剂量轻，二是方中的麝香、磁石二味很少用。

关于此方的组成和来源。李老做了详细的介绍，他在书中写道：“本方脱胎于《伤寒论》四逆汤类方，四逆汤合参附龙牡救逆汤及张锡纯来复汤，破格重用附子、山茱萸加麝香而成。方中四逆汤为中医强心主剂，临床应用了 1700 余年，救治心衰疗效卓著。心衰患者病情错综复杂，不但阳气衰微，而且阴液内竭，故加人参，成为四逆加人参汤，大补元气，滋阴和阳，益气生津，使本方更臻完善……但用于救治心衰垂危重症仍然生死参半。”细审其因，不外两点：“第一，历代用伤寒方，剂量过轻，主药附子，仅 10g 左右。考《伤寒论》四逆汤原方，用生附子 1 枚，按考古已定有论的汉代度量衡折算，附子 1 枚，约合今之 20g，假定生附子之毒

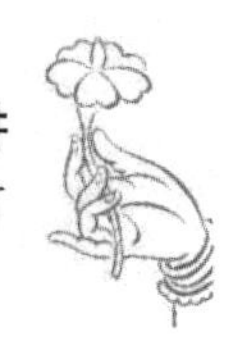

性与药效为制附子之2倍以上，则伤寒论原方每剂所用附子相当于现代制附子40～60g，而历代用四逆汤仅原方的1/6至1/4。以这样的轻量，要救生死于顷刻，诚然难矣！其二，历代一些医家之所以不敢重用附子，乃因畏惧附子之毒性。虽古今本草，已有定论，附子有大毒。但附子为强心主将，其毒性正是其起死回生药效之所在。当心衰垂危，患者全身功能衰竭，五脏六腑表里三焦已被重重阴寒所困，生死存亡系于一发之际，阳回则生，阳去则死。非破格重用附子纯阳之品，大辛大热之性，雷霆万钧之力，不能斩关夺门，破阴回阳，挽救垂绝之生命。”“后读近贤张锡纯的《医学衷中参西录》，张氏为我国近代中西医结合的先驱者。他在书中创立‘来复汤’一方（山萸肉60g，生龙牡粉各30g，生杭白芍18g，野台参12g，炙甘草 6g）可补四逆汤之不足。其论云：……寒温外感诸症，大病瘥后不能自复（阴阳气血脱失过甚，呈全身功能衰竭状态），寒热往来，虚汗淋漓（大汗亡阳，气血将脱）……目睛上窜，势危欲脱（脑危象休克先兆）；或喘逆（呼吸衰竭，气脱于上）或怔忡（早搏心室颤动，心搏骤停之先兆）；或气虚不足以息（呼吸衰竭）。诸症只见一端，即宜急服。张氏认为，‘凡人元气之脱，皆脱在肝。故人虚极者，其肝风必先动。肝风动，即元气欲脱之兆也。’（古人论肝，皆与高级神经活动相关，亦即现代脑危象出现前兆，为全身功能衰竭之最后转归。）张氏盛赞‘萸肉救脱之功，较参、术、芪更佳。盖萸肉之性，不独补肝也。凡人身阴阳气不固将散者，皆能敛之’，故‘山萸肉为救脱第一要药’。余师其意，于破格人参四逆汤中重加山茱萸、生龙牡，更加活磁石、麝香，遂成破格救心汤方。方中山茱萸一味，‘大能收敛元气，固涩滑脱。收涩之中，兼条畅之性，故又通利九窍。流通血脉。敛正气而不敛邪气’。（此点极为重要，为古今诸家本草未曾发现的特殊功效，可适应一切心衰患者虚中夹实的特征，对冠心病尤为重要。）用之，可助附子固守已复之阳，挽五脏气血之脱失。而龙、牡二药，为固肾摄精、收敛元气要药；活磁石吸纳下降，维系阴阳；麝香，

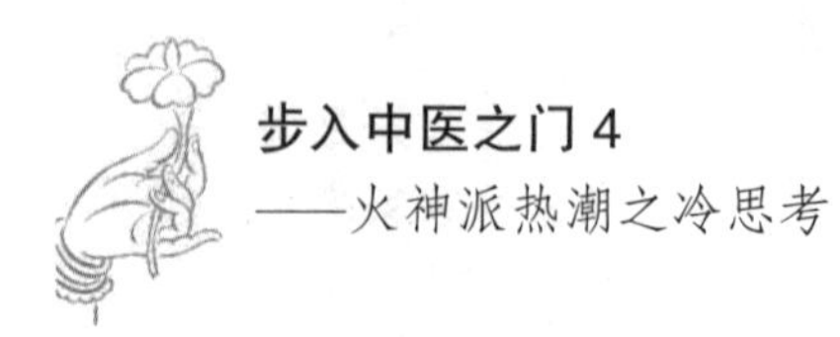

急救醒神要药，开中有补。对一切脑病危象（痰厥昏迷）有斩关夺门、辟秽开窍之功。”

从此段内容来看，李氏破格救心汤乃是在古人基础上继承和发展而来，并通过临床实践印证的，绝非杜撰。

学习此方，应注意李老方中的自注，特别是以下几点。

1.“应用本方，要严格遵循中医学辨证论治法则，胆大心细，谨守病机，准确判断病势”，指出本方以阴竭阳亡、元气暴脱为主，“本方可挽垂绝之阳，救暴脱之阴。凡内外妇儿各科危重急症，或大吐大泻，或吐衄便血，妇女血崩，或外感寒温，大汗不止，或久病气血耗伤殆尽……导致阴竭阳亡，元气暴脱，心气暴脱，心衰休克，生命垂危（一切心源性、中毒性、失血性休克及急症导致循环衰竭）。症见冷汗淋漓，四肢冰冷，面色㿠白或萎黄、灰败，唇、舌、指甲青紫。口鼻气冷，喘息抬肩，口开目闭，二便失禁，神识昏糊，气息奄奄。脉象沉微迟弱，1 分钟 50 次以下；或散乱如丝，以及古代医籍所载心、肝、脾、肺、肾五脏绝症，七怪脉绝脉等必死之症”，从这组症状上看，其适用于阳气暴脱为主的危重症候。从这句话，我们可以看到李氏使用此方仍是以中医辨证为前提的，而不是一味强调扶阳。

2. 原书介绍煎煮方法：“病势缓者，加冷水 2000mL，文火煮取 1000mL，5 次分服，2 小时 1 次，日夜连服 1～2 剂；病势危急者，开水武火急煎，随煎随喂，或鼻饲给药，24 小时内，不分昼夜，频频喂服 1～3 剂。”“病势缓者，加冷水 2000mL，文火煮取 1000mL”突出了久煎。至于“病势危急者，开水武火急煎，随煎随喂”当视作李氏的个人经验。从理论上说，附子的有毒成分需久煎方可得以破坏，但李氏的经验认为“对垂死的心衰患者而言，附子的剧毒正是救命的仙丹”，在医疗条件稍好的地方，我们很难有机会重复李氏的经验，在缺医少药地区，面对死马当活马医的时候，或许我们有机会将李氏的经验用于临床。

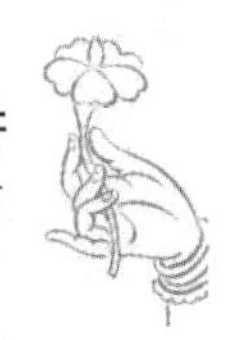

3．注意配伍。李氏指出，用大量附片时候，伍炙甘草可以减低毒性，实是多位临床医家共有经验，应当吸取。

4．活看李氏的疗效统计。不可以李氏之说，就单以此方抢救急性心衰，特别是急性左心衰患者，抢救必须争分夺秒，西医有长项，当吸收其长技。为医者的目的，乃使患者得以挽救，早日恢复健康。中西医各有所长，取长者为我所用。

5．活看此方的剂量。李氏此方如果辨证准确应为临床效方，可以在临床上大胆使用，但在剂量上应加以注意。以我的临床经验，治疗危重症心力衰竭患者，附片的剂量不是唯一的因素，更重要的是把握病机，巧妙配伍。我这样说，并非空谈，在我的《步入中医之门》和博客中有数例心力衰竭治案可以佐证，所载均是有病案可查或可找到患者印证的，而附片的用量很少超过 15g。

第3讲　几近淹没的《伤寒质难》

祝积德（1884—1951），字味菊。祖籍浙江绍兴，先祖世代为医，后因祖父入仕，奉调进川，举家迁成都。弱冠即协助姑夫严雁峰（清末川陕知名学者）经营盐务，同时自习岐黄。严家所建藏书楼“贲园”中有大量中医秘籍，为其学医提供了得天独厚的条件，严还为其延请刘雨笙讲授医业。1908年考入四川陆军军医学堂攻读西医，2年后随教师石田氏东渡日本，学习年余后返川以西医为业，颇有建树。1926年因拒事军阀而东赴上海，隐迹考察了一年，深感当时一些名医在诊治伤寒时疫病截断病势方面，因偏执于“清轻”“寒凉”，起手便是“银翘”“桑菊”，误人过多，由是一反俗风，倡用大剂温热之品而屡起沉疴。为当时15名最重要的医家之一，亦为中西医汇通派的代表人物（《医林春秋——上海中医中西医结合发展史》）。经30年的思考与总结，与弟子罗济安、徐仲才等编写了《祝氏医学丛书十种》（1932年）。1945年，与门人陈苏生编著《伤寒质难》，提出以“八纲”辨杂病，以“五段”论伤寒的辨证法，实属一大创举，极受后学推崇。

祝味菊是否为“火神派”代表人物，医界存在异议。

鸦片战争后，西学渐进，中西医之争兴起，涌现出了一大批中西相融的新医家。祝味菊便是其中之一，但其著作在很长时期内并没有引起太大的反响，几近淹没。随着火神派热的兴起，祝氏的著作重新走入中医学者们的眼帘。现代的火神派在讨论阳气的重要性、主张使用辛温扶阳的时候，常常引用祝氏之说作为佐证。但不无遗憾地说，有些火神派的追随者们在引用祝氏的观点时，仍存在断章取义，曲解原意，而后学者大部分并未读过祝氏原著，很难识得其真面目。

一、《伤寒质难》的“伤寒”二字指的是什么

要准确地把握祝味菊先生的学术思想，首先必须对祝氏的几本著作有一个较全面的了解，对祝氏行医的时代中医的主流治法要有一个大概的认识。祝氏的著作以《伤寒质难》为代表，也就是说我们要研究祝氏的学术思想，必须从研究《伤寒质难》开始。

那么《伤寒质难》产生的背景是什么呢?

通过阅读《伤寒质难》的“跋”，我们可以了解其梗概。医家陈苏生在其亲戚接二连三地死于伤寒后，“对于古典的医学，心里大大是起了动摇”，同时“对于西医的伤寒疗法也发生了怀疑”，于是“为了要追求真理”“访贤求能”，问业于祝味菊先生门下，这部《伤寒质难》便是其入门后质疑问难的记录。

要正确把握《伤寒质难》的学术精神，有必要先弄清《伤寒质难》的“伤寒”二字真正所指，是仲景所说的外感六淫之伤寒，还是西医所指的肠伤寒，这点非常重要。我的看法是《伤寒质难》的“伤寒”在书中更多的时候指的是西医的“肠伤寒”。尽管祝氏反复讲解是以六经辨证为纲而进行，然而通过通读全书我们便可以得出这样一个结论。

首先，通过书后的跋，陈氏自述“对于西医的伤寒疗法也发生了怀疑”，我们可以得到一个佐证，他是在对西医所讲的“肠伤寒”治疗感到困惑的情况下，才向祝氏求教的，当然其求教的主要内容是“肠伤寒”的治法了。

其次，祝氏衷中贯西，讨论中医每多参以西说。《潜伏期篇第三》指出“顷所论者，伤寒也，诸般急性传染病也”。《前驱期篇第四》说“中医之论伤寒，病始在表，谓有伤于寒也……《内经》所论邪气由表而入，仅为感冒之诱因，不足为伤寒之病源”“伤寒之菌，大都由饮食经口入胃，

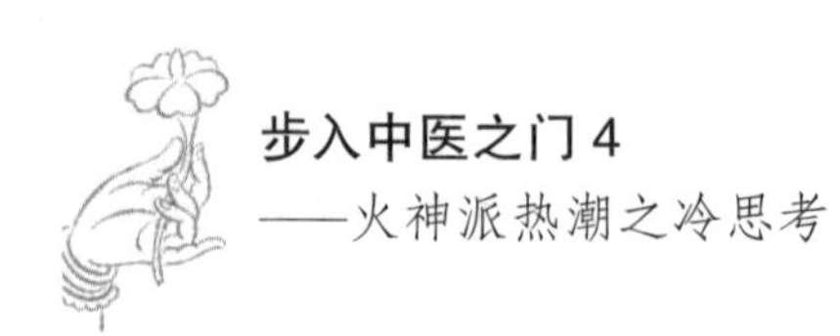

倘胃无消灭之能力，则侵入肠膜，随血周游，栖身于淋巴以为繁殖之基”“伤寒非指一种，正伤寒外，副者有 A、B、C、D 四种，发斑者为斑疹伤寒，皆以细菌之不同，病型之各别，而立其名也”。《进行期篇第五》：“伤寒肠壁发炎，侵蚀组织，因剥落而至溃疡，其剧者，驯至出血，驯至洞穿，是肠之实质有病也。”通读原文，我们可以很清楚地发现从《发凡篇第一》到《退行期及恢复期篇第七》所讨论的“伤寒”实乃西医的“肠伤寒”。

再次，从该书的《太阳篇第九》到《厥阴下篇第十八》，尽管从标题上看似乎是在讨论仲景伤寒六经辨证的临床运用，实则不然，实际是在讨论对于西医所云的“肠伤寒”治疗中如何使用仲景的六经辨证，并非重点阐述《伤寒论》外感病的六经辨证。从相关章节学习中，我们不难发现这一点。如《少阳下篇第十二》云：“夫伤寒无特效药，伤寒有机之邪，即已植入肠膜，即无法铲出其病灶。”又说“伤寒之邪，症结在肠”，其后，接着便讨论的是该病的中医治法要点。

《阳明上篇第十三》则重点讨论了“肠伤寒”表现为六经辨证中阳明证候的治疗要点，指出“伤寒初期，有可下之证，即可下也”。因其“病灶已敛，留秽未行，有可下之脉症”。然而即使是表现为阳明证候，也有不可下之证，“迨夫邪势鸱张，肠疮腐蚀益甚，疮未敛者，不可下，下之则肠壁损伤，轻则出血，重则洞穿”。又说：“伤寒病灶在肠管之壁……肠组织溃腐炎肿……肠内容物未至直肠而峻下之……迟其愈合之机，速其溃裂之险，譬如树欲静而风不止，宜乎愈下愈剧也。”鉴于肠伤寒对“伤寒病灶未敛，绝对不可下”的认识，主张“与藿香、厚朴、半夏、陈皮、鸡内金、枳壳之类，以减少其（肠内）酵腐之机，迨夫炎肿渐消，宿滞顺流而下”。此点，可以看出祝氏仍是应用的温病学派芳香燥湿化浊的方法，并未彻底否定叶、吴之说。

在《阳明下篇第十四》中说，中医所言伤寒“病大热大渴，大汗出，

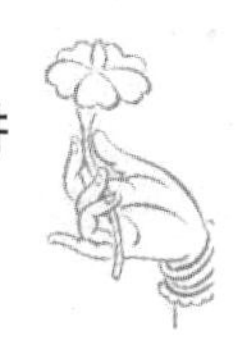

脉洪大而实”，若用仲景之白虎汤，可以“一清而愈也”。然而，对于西医所说的“肠伤寒”，则不主张过用清凉，提出“伤寒肠炎，炎势过甚，只宜宣发，不可妄清”，为什么？祝氏认为“急性炎症，早晚必治，所以然者，人体有自疗之能也。不当清而妄清之，则急性转为慢性，早期可愈者，转为淹缠之证”“清寒太过，组织活动静止，充血转为郁血，循环不利，则机能不彰，自疗机转消失，则溃腐不敛，是适以资邪耳。血液运行，温则流畅，寒则凝涩。局部之凝瘀不化，则肠膜之郁血，愈聚愈多，臃肿脆腐，宛如腊肠，稍一振动，每致损伤，以寒凉为消炎之图者，不过冻结其病灶，麻痹其抗力而已”。对于“肠伤寒”表现为阳明热盛的证候，主张采用温清法，即以附子配伍石膏，二者相伍，一以扶阳，一以制炎。认为附子辛温之性可以减低石膏之凉性，可以避免由于过分寒凝导致的肠膜瘀血；石膏辛凉，能“抑制分泌，消除病灶之炎肿”，其说理是在临床的基础上，以中医之说为基础，参以西医之学说。同时指出“阳明伤寒（肠伤寒表现为阳明证候者）抵抗太过而用清法，不过去其亢势而已，亢平即已”，不能“始终用寒”。

《少阴上篇第十五》《少阴下篇第十六》讨论了肠伤寒之表现为少阴证候阶段的形成原因、证治要点。祝氏在其篇说，“伤寒，肠病也。伤寒病者，消化机能无不呆滞，滋补之药耗费胃力甚大，有六分消化力量，而服十分滋补之药，则胃力困矣”，强调在肠伤寒的治疗中要注重顾护胃气。并进一步指出，如果“久服寒凉，滥用攻下、发汗太过、生冷无节”可导致人体的抗力不足，出现少阴伤寒的证候。

注意，少阴伤寒，在祝氏的著作中更多的时候指的是“肠伤寒”病表现为少阴证候的病理阶段。《伤寒论》中之少阴病，有少阴寒化和少阴热化证之不同。祝氏所说“肠伤寒”的少阴证候指的是六经辨证中的少阴寒化证。因此他说：“少阴伤寒，咎在不足，处治之法，始终用温。”祝氏对肠伤寒病的一个辨证要点是否有抗力不足的表现，有即为少阴伤寒，无

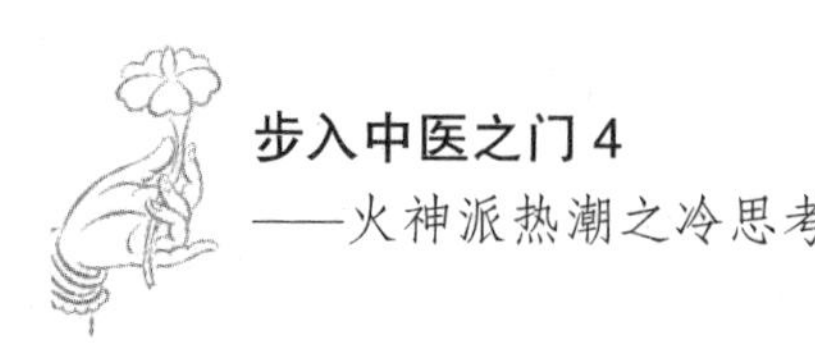

则非病在少阴。正如其所说“若非不足，即非少阴”，同时指出“虚人而染伤寒，首尾不离少阴，则始终不离温法，此祝氏定律也”。为什么？祝氏认为“温药疗不足，不足当用温，非仅伤寒为然”“伤寒不足，需要温壮，长期不足，则长期用温”，盖“温药含有强壮之意，非温不足以振衰惫，非温不足以彰气化”也。对于“虚人而染伤寒，首尾不离少阴，则始终不离温法”，这句话要灵活看，不可从字面上理解，它说的是肠伤寒只要有抗力不足，阳气虚弱，即可用少阴温阳药如附片等顾护患者阳气，并非不加辨证的乱用辛温之品。另外，特别指出“伤寒肠出血，非尽可以凉也”，也就是说肠伤寒出血很多情况下并非热毒迫血妄行为患，也存在阳气虚弱、固摄无力的情况，对于这种情况“宜与温化”，应当采用仲景的桃花汤治疗。

若少阴伤寒误清，也就是误用寒凉之品，则转入厥阴，因为“少阴伤寒，抗力不足，重用寒凉，伤其抗力，正气衰微，莫能振作，生命之火，日益浇漓，以致湮没而不彰”，从而导致昏厥。《厥阴上篇第十七》《厥阴下篇第十八》祝氏衷中引以西说，阐述了肠伤寒的厥阴证候阶段的病理生理，分析了为何在这个阶段时采用清热息风开窍法不能获效的原因，他说：“伤寒之昏聩，其因邪体直接侵入者甚为稀少（斑疹伤寒则有之）。邪之入脑非清寒之药可以消除……世称犀羚具有解毒清脑之功，未免渲染过甚。若谓犀羚具有解毒特效，则伤寒首尾皆当引为主药，何必有待昏聩耳！夫伤寒之毒素壅积不泄，抗体不能及时产生，则其反射之刺激持续存在，虽频服清脑镇静之药，亦必终归失效也。”并引用了所治徐小圃之子采用辛温之药力挽狂澜一案，以说明肠伤寒危重阶段顾护阳气的重要性。

通读全书我们可以明白，《伤寒质难》中的“伤寒”二字，主要指的是西医的“肠伤寒”，尽管祝氏反复以仲景的六经辨证加以讨论，但其实质多是探索“肠伤寒”如何按六经辨证加以施治。

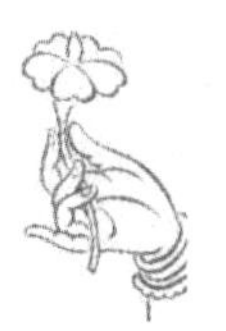

二、主张用温的学术理论基础

祝氏治疗伤寒主张用温的学术思想，与其对疾病发病学说主要因素的认识有关。《黄帝内经》说“正气存内，邪不可干”“邪之所凑，正气必虚”。祝氏认为疾病的发生与否，除与致病邪气有关之外，更重要的是人体的抗力在起主要作用。他说“无形之邪，感而即病者，非六气之致病，实由体工之失于调节耳”“人日与病因为邻而不病者，以有调节作用，而使无可乘之机也”“所谓气候不适于人，而适于细菌之繁殖者，因也；人身抵抗不足，予邪以潜入之机也”。祝氏认为抗力决定生死，正气决定人体发病与否和生死预后，在《伤寒质难》中指出，“抗力旺盛，则邪机衰老；抗力不足，则邪机猖獗。抗力决定愈期，亦决定死生”（《伤寒质难》第十七篇）。“一切征候，肇基于体力，解除痛苦，不可治病而忘人”。“证候乃局部疾病之表现，体气乃整个人体之能力。证候为诊断上之参考资料，体气为用药上之进退准绳。熟悉证候，即能知疾病之所在，了解体力，允可收翊赞之功能”（《伤寒质难》第十三篇）。因此，通过匡扶体力，同样可收正胜邪却、化逆为顺之功。由此出发，他极力推崇“本体疗法”。

有关“本体疗法”的讨论，他说：“体质之论，为中医精神之所寄。”“吾人固须了解何种疾病，更须了解何种患者。”他举例说：“同一病原，甲者不治而自愈，乙者虽药而不效，受病之体质不同也。是知疾病之要素，不全在外来病原之刺激，而在于人身阙乏应付之能力。须知一切病邪，及其既入人体，即为人体抗力所支配，病原仅为刺激之诱因，病变之顺逆、豫后之吉凶，体力实左右之。”（《伤寒质难》第七篇）由此，陈苏生总结道：“治病必先体气，此盖夫子一贯之道也。”

祝氏所称之“抗力”“体工”“体力”“体气”“体质”，实质上都是指的人体正气，具体而言就指人体阳气。他说：“抗力之消长，阳气实主持之。阳气者，抗力之枢纽也。”“克奏平乱祛邪之功者，阳气之力也。

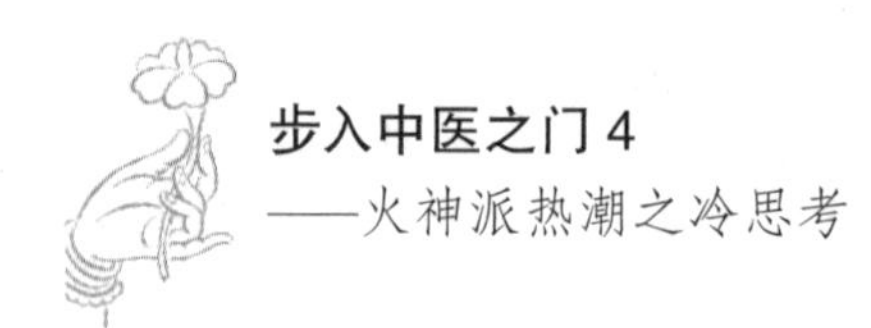

夫邪正消长之机，一以阳气盛衰为转归。”（《伤寒质难》第七篇）论述治病，他说：“及其既病，则当首重阳用。阳衰一分，则病进一分；正旺一分，则邪却一分，此必然之理。”（《伤寒质难》第七篇）因此，他把六经证候概括为疾病的五个阶段，他说：“吾之所谓六经者，乃代表五种抵抗程序耳。太阳为开始抵抗，少阳为抵抗不济，阳明为抵抗太过，太阴、少阴同为抵抗不足，厥阴为最后之抵抗。一切外感，足以激起正气之抵抗者，皆不出此五种阶段。此吾研究之创获，敢谓前所未有也。”同时指出：“总之，伤寒正邪相搏，正胜则邪负，邪去则正安。正盛而邪恶微，则病有自愈之理；正盛而处理无方，则邪有稽留之虞。”“夫邪气消长之机，一以阳气盛衰为转归，善护真阳者，即善治伤寒，此要诀也。”也就是说祝氏认为疾病的转归关键在于人体的阳气。

由此，祝氏对中药之药理，结合西医学提出新说“一切清（凉）药皆为抑制亢奋之用，设非有余，允宜远避”“温药含有强壮之意，非温不足以振衰惫，非温不足以彰气化”也。

以上论述，即祝先生在临床上使用温热扶阳法治疗肠伤寒的理论依据。

三、用温并不弃寒

祝氏在治疗疾病时，注重培养人体抗力，主张用温的同时，并不排斥清凉之法。他说：“**善理虚者，必能治实，能用热者，必能任寒，举一隅而三隅反，夫复何阙？”其之所以临证屡用温热之药，实乃“今人体质，纯阳者少，可温之证多，而可凉之证少”“有是证始用是药，吾非不用寒凉也**”，说明其使用温法的前提仍是辨证，并非不加辨证地一味乱用，而是病当用寒凉，即当使用。对于“人第知吾擅用附子，而不知吾于任寒”偏见的人发出了“井底之见，岂足以喻沧溟之大哉”的感慨！他说：“**特**

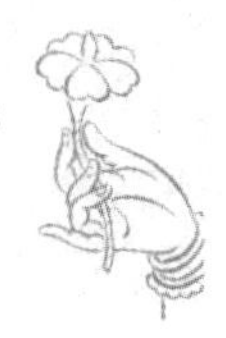

以今人体质浇薄，宜温者多，可清者少，温其当所温，不足为病。浅薄之流，讥吾有偏，非知我者也，吾何患也！”并列举了用寒凉之剂所治重病病案 1 例。

1922 年，余悬壶成都，有府街刘老者，已古稀之龄矣，卒病伤寒，壮热烦渴，六脉洪实，谵妄无度，不可终日。医皆虑年高气衰，不敢任用峻剂。余重与玉女煎，去牛膝，加犀角、羚羊角各 9g，一剂知，再剂已，数日而痊。

此案，据其病症当辨为气营两燔，故祝氏与重剂玉女煎，去牛膝，加犀角、羚羊角，清气分热，凉营分热，药证相符，故取捷效。

由此，我们可以看出，祝氏用温并不排斥用寒，并非如对其用药有偏见者所云祝氏只知用温而不用寒凉也。其认为“医之所贵，在于明理”，使用温热药的前提在于辨证，只要辨证明确，即使是“大暑伏寒，虽四逆亦可用”。果系阳明伤寒抵抗太过，亦当用清。明确指出阳热实证，不可使用性温之品，用之必生变端。他说：“阳实多热，激之则亢，种种恶候，都缘误温。”当今火神派吹捧者每以祝氏擅用附片温阳为佐证，将温阳一法驾于八法之上，实是对祝氏心法的曲解，对未读过祝氏之书的初学中医者更是一种误导。

祝氏治疗伤寒主张用温，但并不同于现代的一些火神派，把附、桂、姜当作万病之良药，久用百利而无一害。他说：“**温凉各有其弊，吾未尝言温药之无害也。吾子断章取义，何惛之甚也……吾之所谓证治之当用温者，乃指不足而言也……本有余而温之，甚且热之，则为太过，为亢极，为涸泽燎原矣……吾见温热之害而终用之，亦三折矣，何尝不知温热之弊哉！**”认为为医者“**药物而不能达其性，致其用，则无分寒热温凉，俱鸩毒也**”，不可从单味药物看药物之弊端，强调“**中医治疗之关键，不在于单独之药物，而在于方剂之配合；不在于印定之方剂，而在于疗法之合理**”。

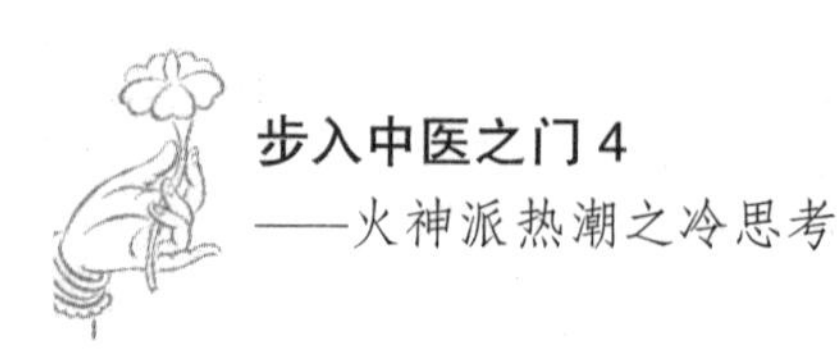

临证使用温热“暴性药物”，当“配制得宜”。如若认证不准，配伍不当，其患立至，强调“温药肇祸乃不善用温之过，非不可用”。其所创温潜、温滋、温补、温清四法对后世影响颇大。

在其医案中，我们可以发现，祝氏使用附子的剂量常在15～30g，尤精于配伍，或师法先贤，或独出心裁。如附子与羚羊角同用，谓羚羊角治脑，附子强心，体虚而有脑症状者最宜；附子石膏同用，治高热屡效，二药一以制炎而解热，一以扶阳而固本。《千金》之越婢汤，即石膏与附子同用，一以制亢，一以强心。附子之温配大黄之攻下，治阿米巴痢疾，他认为治阿米巴痢疾虽用芍药汤最验，但必须与附子、熟大黄共用，效力方著；又以二药治风疹块，尤有特效。祝氏还独创了一些配伍，如附子与酸枣仁同用具有强心之效力。祝氏认为此二药之效能，胜于西药之洋地黄，对伤寒及杂病患者的心脏衰弱，无不在处方中重用二药。附子与柴胡同用，以附子配小柴胡汤、柴胡桂枝汤治疗寒热往来与疟疾。若肝大胁肋胀满，每以附子配柴胡、当归、芍药，重则三棱、莪术，可使肝大逐渐消失。以附子配柴胡、控涎丹治胸膜炎有特效，则为祝氏独得之秘。他还常以附子配伍瓜蒌、薤白治风湿性心脏病。他说：《金匮要略》瓜蒌薤白白酒汤治胸痹甚效，近世所谓风湿性心脏病颇类乎此，若再加附子等振阳之品，其效更彰。祝氏根据仲景桂枝龙骨牡蛎汤而立温潜之法，即用附子之温与磁石、龙齿等之潜而成，治咯血、失眠、心悸、怔忡、遗精、梦交甚验。其实，在祝氏医案中，常可见到附子与潜阳药或安神药并用，其意是使阳气振作而得潜藏，勿致躁扰不安，可谓深得配伍之妙。

四、肠伤寒治非用温一途

当今火神派对祝氏用温极力推崇，很大程度上给初学中医的人以误解，似乎肠伤寒治疗非温不能取效，其实不然，肠伤寒治疗仍需辨证用方。

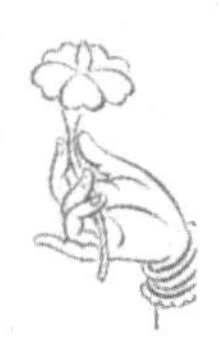

祝味菊倡导阳气的重要性，并基于这种认识，用附子等为主治疗肠伤寒取得了显著疗效。但其间亦有失手，也充分说明**使用辛温之法治疗肠伤寒也非万全之策**。其记载见于《伤寒质难·少阴病下篇第十六》，共有病案两则。

案1

书家天台山农之女病伤寒，朱少坡治之两旬余，热不减，无汗，略有谵妄，少坡数见余之治绩，因邀去会诊。视其处方，大致蒿、佩、栀、芩之属，其后又参以大黄，服已仍无动静，时余意气方盛，认为不合，改予麻、桂、葛根，与温中之药，如茅、夏、砂、腹之类，言服此当令汗，汗出热当减，次宵忽暴下血而妄亡。

祝氏对此案出血的解释是："大凡中寒之人，频服清凉之药，肠胃活力日削，渐次麻痹，由肠充血而肠郁血，因于郁瘀栓塞，循环障碍，引起肠坏死，轻凉薄寒之药，其性缓和，故所害不显，旦旦服之，譬如雪上加霜，层层堆砌，麻痹即深，反应沉寂，只是衰弱，痛苦反稀，一旦遽服温峻之剂，郁阳暴深，肠胃蠕动转烈，溃疡腐肉，剥离下注，譬如日照冰山，豁然崩裂，倾注下泻，一发不可收拾。"肠伤寒并发症中以肠出血、肠穿孔最为危重，此案从"两旬余，热不减，无汗，略有谵妄"来看，颇似湿温之邪深入营分，惜无舌脉可参。因此，其肠出血是因病所致，还是由于辛温之剂推波助澜以致热甚动血有关，难以明确，祝氏之说颇难使人信服。

案2

岳母王太夫人，躯体肥硕，形盛气衰，长夏恣饮冰啤酒、冰西瓜、冰开水等，忽发寒热，肢酸无汗，舌苔湿腻而白，脉来沉细而数。知其中寒而有外感也，与麻、桂解表，姜、夏温中，不应，热如故……便秘，小溲少，因其无汗，再与前药温覆之，烦躁益甚，舌苔白滑如故，面赤颧热，频呼冷饮，汗始终不出。问其胸脘痞满，自言无有苦楚，再与前方加重进

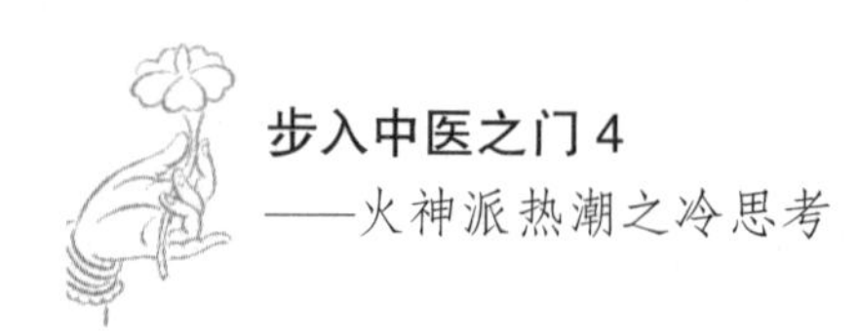

服，不意热度暴升之一百零六度，仍言如此甚适。余知有变，急延西医诊视，亦不得要领，不逾时竟溘然长逝矣。

此案初起症见寒热，肢酸无汗，舌苔湿腻而白，脉来沉细而数，当为素体阳虚，湿热犯表之证候，祝氏予以辛温解表，意欲发汗达到热退的效果，此点可能与其接受西医的某些观点有关，西药退热剂常常是汗出而热退。一剂不应，症现便秘、小溲少，显然辛温之剂已经伤阴。再进，烦躁益甚，面赤颧热，频呼冷饮，当为辛温之剂已经助长热邪，虽症见苔白滑如故阳气不助之征象，宜当清热化湿之中佐以温阳（后世医家马云翔、王乐匋尤擅此法），不可再纯用重剂辛温大热之剂，其服后发热骤升可为佐证。尽管祝氏对此案之失有检讨，但通过治疗过程来看，祝氏固执于已有之经验，而有忽视辨证之误。

学习中医的人必须明白，“火神派”倡导的温阳一法，只是八法中的一种，不能以一法代八法。**肠伤寒非仅有阳虚一证，也有湿热为患的**。差不多和祝味菊的同时期，湖南的聂云台、江西的萧俊逸分别出版了《伤寒解毒疗法》《伤寒标准效法》，其治法与祝氏用温大相径庭，均以大黄为主治肠伤寒，同样取得了满意疗效。类似的还有冉雪峰之用《千金方》中生地汁大黄方（生地黄汁冲服大黄粉）（见《八法效方举隅》），说明了温阳法并不是治肠伤寒唯一有效方法。再如，陈苏生是祝味菊最主要的学术继承者，在《伤寒质难·退行期及恢复期篇第七》中，师徒之间就阳气阴精孰重展开了激烈的讨论，而陈苏生最终还是未接受祝氏的重阳思想，在其晚年时指出：“**重阴重阳只是一种宗派观念，始终是一场糊涂官司；擅用温补者自然强调阳重，擅用滋阴者自然强调阴重**。”（《陈苏生医集纂要》）著名医家杨志一之子患肠伤寒，经徐小圃用温阳法治愈，但杨氏习其法而不泥，发现两种方法均有用武之地，称为肠伤寒大黄证、肠伤寒附子证，用于临床疗效更著，亦验证了这种观点。现摘录杨氏《杨志一医论医案集·湿温（肠伤寒）》的相关论述，希读者能从中有所收获。

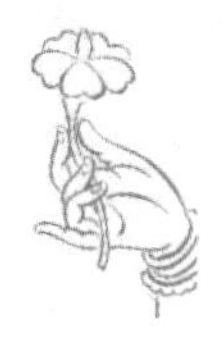

“这里所说的湿温，主要是指西医学所说的肠伤寒，本病在旧社会发病率很高，故治疗此病的机会也多。中华人民共和国成立后，我们在江西省中医实验院住院部，也系统地观察过一些肠伤寒病例，摸索出了一些规律和经验，现归纳于下供大家参考。

肠伤寒的临床表现，虽在各个病例中，舌苔或黄或白，喝水或多或少，大便或溏或结，并发症或有或无，并不一致，然多先恶寒后发热，热久不退，汗出而热不解，日晡热更甚，其他尚有胸痞腹满，纳呆，发白痦，舌苔腻，这些都充分体现了湿温症的特点，故中医一般都从湿温治疗肠伤寒。

湿温一证，在阳旺之体可化燥而成为实证，即阳明燥结之证，以采用下法为主，逐邪外出，清解肠热，这既可预防或减轻毒血症的产生，亦可预防因肠伤寒持久性便秘引起肠出血甚至出现肠穿孔。**在阴盛之体，湿温日久，又可寒化而入太阴和少阴两经，治疗又当扶阳温解，防虚脱休克**。至于温病家治疗湿温有辛凉清解、芳香化湿、甘淡渗湿等法，方有三仁汤、甘露消毒丹等，一般湿温证可用，但若属肠伤寒的湿温证则早期可用，至中晚期则不一定适用，或只可作为辅助治疗方法。

湿温证深化成阳明实证，一般有两种情况。一是阳明燥结，见腹满痛而拒按、大便闭结、潮热苔黄等，可遵照《金匮要略》‘病者腹满，按之不痛为虚，痛者为实，可下之。舌黄未下者，下之黄自去’的方法，**以大黄为主以清解肠热和清血解毒，我们称此证为湿温大黄证，或肠伤寒大黄证，或称为湿温阳证**。二是以中焦胃脘症状为主，见心烦、心下痞满等症，同时兼行肠鸣便泄等，治当苦寒清热燥湿，以栀子厚朴汤加黄芩、黄连为主，因此法往往虽不用下剂，而肠中宿垢可自动下行，热亦渐退。

湿温病之神昏谵语（“重伤寒状态”往往有此症出现），常在肠胃湿热交蒸时或肠中燥矢不下时见之，并与潮热同时出现，依清肠逐邪之法施治，如响斯应。至温病家之犀角、牛黄、至宝丹等，乃专作用于热入心包，症见高热神昏谵语者，而在湿温的病程中，除非误治之后，或有并发症发

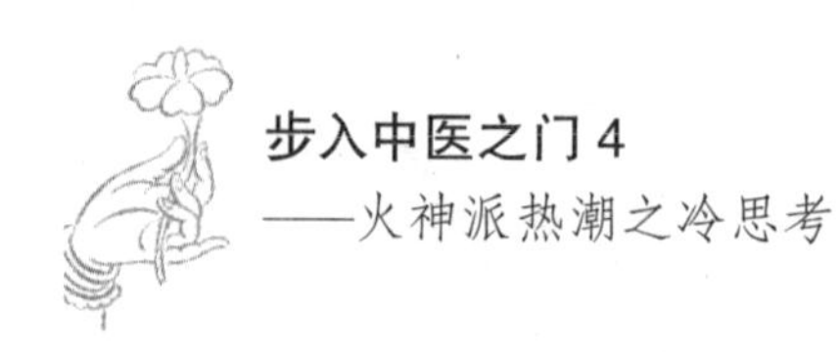

生，不可轻用。

湿温病之属于虚性者，以扶正为先。而扶正之法，首当明辨阳虚阴虚。阳虚较多见，**见身热不扬，脉象软弱，舌苔白腻，汗多不渴，四肢不温或厥冷，当用附子等扶阳温解，此证称之为湿温附子证或肠伤寒附子证，或称为湿温阴证**。阴虚者则较少见，为热盛伤阴所致，见舌光红无苔、脉象虚数、口渴多汗等症，法宜用生脉散等酸甘药救阴复脉。”

杨氏之论，从体质出发，探讨病邪之从化，更能综合前人之经验，注重辨证，其论当为公允。

再看看《杨志一医论医案集》所记载的相关病例，可能更能理解肠伤寒仍需辨证施治。

案 1　湿温阳证

雷某，女，19 岁。1951 年 12 月 18 日初诊。患者初因发热，曾服中药 3 剂，无效，继而入某医院诊治，断为肠伤寒，服用氯霉素，初次 3 瓶，热即退去，连服 7 瓶，而停止服药。10 余日后，又复发热，再服氯霉素 4 瓶，但 10 余天后，病又复发，因经济所限，改用中药，药前病程共经 50 余天。

患者症见高热不退，体温 40.2℃，面红唇焦，腹胀拒按，不大便，但频转矢气，胸痛心烦，咳嗽痰黄，但咳出不畅，苔黄而腻，脉象滑数，心率每分钟 116 次左右。诊为中焦湿温，阳明腑证，合并痰热阻肺，治宜清解肠热，兼利肺气，用小承气汤加味：

大黄 6g，枳壳 5g，厚朴 3g，杏仁 10g，黄连 3g，射干 5g，瓜蒌仁 10g，黄芩 6g，川贝母 3g，牛蒡子 10g，连翘 6g。

12 月 20 日复诊。服药后，腑气频行，下宿垢甚多，腹胀见减，热度降为 38.6℃，仍苔黄口渴，烦咳胸痛，小溲短赤，仍守原方去枳壳、厚朴，加山栀子 10g，木通 5g，天花粉 10g。

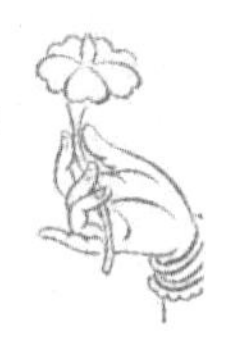

12月22日三诊。发热续降，体温38℃，二便已利，经水适来，唇焦脱壳，舌干少津，夜不安寐，此久热伤阴之候，改方如下：

北柴胡3g，天花粉10g，玄参10g，牛蒡子10g，黄芩6g，川贝母3g，牡丹皮6g，射干3g，山栀子10g，瓜蒌仁10g，金银花10g。

12月24日四诊。体温降至37.5℃，不时出汗，面部潮红，口鼻觉有灼热感，舌燥伤痛，脉滑而不数，再以甘寒生津清热：

地骨皮10g，玄参10g，瓜蒌仁10g，生甘草3g，桑白皮16g，天花粉12g，牛蒡子10g，牡丹皮5g，川贝母3g，金银花10g。

12月28日五诊。潮红灼热已平，体温降至正常，口舌回润，夜寐安静，略思饮食唯食少、大便难，按《伤寒论》脾约施治，遂以当归、白芍、麻仁、柏子仁、郁李仁、黑芝麻等滋养剂，并以饮食调养，渐复痊愈。

案2　湿温阴证

史某，女，14岁。1941年7月就诊。诊前10余日，病者初期一度恶寒，持续发热，朝轻暮重，前医用银翘散等治疗，汗出而热不解；继因间作谵语，又投牛黄清心丸，仍常呈半昏迷状态，精神疲倦，发热仍不退；复延某西医诊治，断为肠伤寒，经注射“握姆纳丁”，每次2毫升，亦无甚效果；某西医知中医对伤寒多有办法，即介绍余为之会诊。

余就诊时，患者体温39.5℃，耳聋，口干不欲饮，肠鸣便泄，四肢厥冷，体重倦卧，便溺时不能起立，卧病在床，扶起即觉头晕，脉数而濡弱，舌苔厚腻而润。诊为阳虚湿温，治宜扶阳温解以撤热。处方：

川桂枝5g，明附片10g（先煎），制厚朴3g，炒白芍10g，活磁石30g（先煎），法半夏6g，粉葛根10g，藿梗5g，正广皮5g，淫羊藿10g。水煎服，每日1剂。

服药后，体温逐日降低，脉搏次数亦渐减，至第四日体温38℃，脉搏每分钟85次，按之仍弱，但神识清爽，便溺渐能起立，已有向愈机转，但大便数日未解，舌苔仍腻，即于前方除藿梗，加鸡内金 12g，全瓜蒌 12g，大便即解，由此热度减退，神色日佳，3 周后以饮食调养获愈。

很显然，杨氏对湿温阳证的治疗法从温病学派出，而对湿温阴证的治疗，其用方选药尽显祝氏之风格。杨氏不拘一家之说，能博采众方以愈疾病的态度，实堪为现代火神们效法。

五、祝味菊治湿温用温药思想形成的背景及影响

前面谈了我读《伤寒质难》的一些看法，接下来我们再谈谈祝味菊先生治肠伤寒用温药学术思想的形成背景及其对后世医家的影响。

祝味菊先生善用附子，系上海 20 世纪初著名的中医学家，当时 15 位最重要的医家之一，学贯中西，善用附子，屡起沉疴，时人称为“祝附子”。

他的学术思想是重阳气，认为阳气是人体生命的根本动力，人体抗病主要靠阳气。他说“阳衰一分，则病进一分，正旺一分，则邪却一分”，广泛地运用桂、附等温热药。但他同时亦强调 **“医之所宗，求真而矣，得其真者，无法不宜，故善理虚者，必能治实，能用热者，必能任寒，举一偶反，夫何缺焉”**，强调辨证仍是处方用药的前提，并非不加辨证地一味滥用温热药，处方用药当灵活变通。他说之所以广泛地运用桂附之品，实是因为“今人体质浇薄，宜温者多，可清者少，温其所当温，不足为病”“有是体始用是药，非吾不用寒凉也”。所以，我们在学习祝氏经验时，不可仅局限于祝氏只是善用附子一说，当全面地了解其思想，应当明了其用温阳药的前提仍是阳气亏虚，并非不问寒热虚实偏执一端。

祝氏的学术思想，推崇仲景、景岳诸家，明确提出八纲论治杂病、以五段论伤寒的辨证方法。其书最值得一学的是温病用热药治疗肠伤寒之法，对阳损患者创立温潜、温润、温化、温滋等法，扩大了温阳药的使用范围。就以上几点，我谈谈个人的学习心得，和大家交流。失误之处，请

明哲正之。

（一）肠伤寒治之失败，责之寒温二说对立

20 世纪初，肠伤寒病广为流行，众医家遵叶、吴之说，采用温病辨证方法治疗原则进行治疗，然死亡率高居不下，死者累累。祝氏在其文中说：“吾国流行病，以伤寒最多，死亡记录，亦以伤寒为最著。”面对这种情况，祝氏开始探索肠伤寒为何使用治温病之疗法却无效的原因。

祝氏 1927 年从四川到上海，侍诊某温病名家之门，“凡三月，深佩其机巧莫测，料变若神，然病者往往由轻而重，而死，医者逐步料到，而终不能挽其死”。通过思考，祝氏认为温病学派医家之所以能“熟悉疾病之趋势而不能改变其趋势”，是因为他们排斥伤寒法，不敢用温药。在理论上以温病与伤寒对立，在病因上以温邪与伤寒对立，在治法上必然会出现寒、温二法的对立。由此而导致温病学派治疗肠伤寒“由辛凉解表，甘淡驱湿，而至透热转气，清营散血，由宣化湿浊，滋阴清热，而至涤痰开窍，平肝息风，医者逐步做到，而终不能弭变”的结局。

他反对温病学者将外邪分为寒、热，认为温病和伤寒是完全不同的说法，认为“寒温之辨，聚讼数百年，其主要之区别，在证候而不在原因，然辨之者，必曰其因有别，其治有殊。”《难经》说：“伤寒有五，有中风，有伤寒，有湿温，有热病，有温病。”祝氏认为，温病和伤寒本是一回事，他说“温热病者，病之偏于热也，即病之反应之偏于亢者盛也，也实有温热之邪，亢盛之反应，即五段中之阳明也，伤寒可以包括温热，而温热仅为伤寒之一格而已”。他认为叶天士的功劳并非在于创立了温病学说，而在于对一部分适用寒凉药的伤寒病补充了治法。

祝氏自命为伤寒学派中人物，反对辨病认证抛弃伤寒之法，认为“仲景伤寒”，当为“历代所宗”，“至吴又可而其说大变，有清叶、吴倡温热之论，伤寒捐弃，时方风行”，这是温病学派治疗肠伤寒病失败的关键。

他说："当时所谓伤寒，所谓温热，都为一种想象之邪……邪病之用温药而愈者，遂名之曰寒邪，邪病之用凉药而愈者，遂名之曰温邪……邪机之推测，乃从药效反溯而得之。"

祝氏精研伤寒，通过临床观察，对温病学派治疗伤寒疗效欠佳提出质疑，实在情理之中，无思索、无探究，则中医学无发展。肠伤寒之发病，实属中医之湿温范畴，为何按温病学派治疗疗效欠理想，此为温病学尚需进一步研究完善的地方。但祝氏以一概全，仍有偏执失误，温病的病因、发病特点、传变及病理特点在很多方面不同于伤寒，这是我们学习祝氏学说应当注意的地方。其实伤寒、温病之学说对于临床来说不可偏废，二者均当深究，任何一种学派的兴起、发展均需要经过不断的完善过程，此为读祝氏书以温药治伤寒所必须谨记的。临床需根据不同的病情加以具体分析，集众家之长而为我用，方为大医。祝氏对肠伤寒之病的治疗，采用温阳法，实则弥补了温病学派的不足。

（二）思叶氏治湿温不足，不敢温阳乃失败之源

肠伤寒在温病中属湿温的范畴，关于湿热为患的治疗，叶天士在《温热论》中说："且吾吴湿邪害人最广，如面色白者，须要顾其阳气，湿胜则阳微也。法应清凉，然到十分之六七，即不可过凉，恐成功反弃，何以故耶？盖湿热一去，阳亦衰微也。面色苍者，须要顾其津液，清凉到十分之六七，往往热减身寒者，不可便云虚寒而投补剂，恐炉烟虽熄，灰中有火也。须细察精详，方少少与之，慎不可漫然而进也……热病救阴尤易，通阳最难。救阴不在血，而在津与汗，通阳不在温，而在利小便，较之杂证又有不同。"

从这段话我们可以理解，叶氏实际已经认识到湿温之邪易出现阳气受损的情况，治疗时应当顾护人体的阳气。所以清热祛湿药不可过剂，只可用之十分之六七，恐湿祛阳亦损。但对于已经出现的"热减身寒"阳虚证

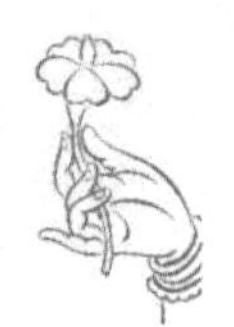

候，也不敢轻易使用温补阳气之品，恐温药助热邪，只能在细察明辨的前提下“少少与之，慎不可漫然而进也”，这就是他说的“恐炉烟虽熄，灰中有火也”。经云“壮火食气，少火生气”，热邪久羁不仅可以出现伤阴的局面，同时亦可损伤人体的阳气。由此，我们可以推测，叶氏对于湿温的治疗，尽管已经观察到易出现阳虚的局面，但对于温病如何温补阳气，未找到非常理想的治疗措施。在他看来，温病温阳易助长温邪，所以感到非常困难。他又说：“若其邪在气分日久流连者，可冀其战汗透邪，法宜益胃，令邪与汗并，热达腠开，邪从汗解，解后当胃气亏虚，当肤冷一昼夜，待气还自温暖如常矣。盖战汗而解，邪退正虚，阳从汗泄，故当肤冷，未必即是脱证。此时宜安舒静卧，以养阳气来复，旁人切勿惊惶，频频呼唤，扰其元气。”由于害怕温阳之药对温热之邪有助长的弊端，对于湿温战汗而解，阳从汗泄，阳气已亏的情况采取了消极的办法，并未主动预防阳气衰脱，祝氏认为这是温病学派治疗肠伤寒失败的重要原因之一。

叶氏其实是一位萃众家之长于一身的临床大家，对《伤寒论》有非常精深的研究，我们可以通过阅读《临证指南医案》体会到，他在临床上广泛地运用建中汤、真武汤、小青龙汤等诸多温阳方剂并有很大发挥。叶氏既然认识到湿温之邪易伤阳气，但又为什么对温病出现阳虚不轻易地使用温阳剂呢？这可能是受到了刘完素倡导的“热病只能作热治，不能作寒医”之论的影响，认为温病的致病原因系“温”邪所致，不可使用温阳药物以助温邪，由此而在湿温病出现阳虚的情况下不轻易使用温阳药。祝氏正是认识到了温病学派理论上的不足处，大胆地将温阳药用于湿温证，进一步完善了温病学派的理论，使得临床疗效大为提高。

（三）治湿温注重阳气，实补温病派之未逮

通过对当时医界之流弊的反复思考，祝味菊提出了“治疗伤寒，首当重阳”“善护真阳者，即善治伤寒”的思想。批驳时方派滥施寒凉，系“流

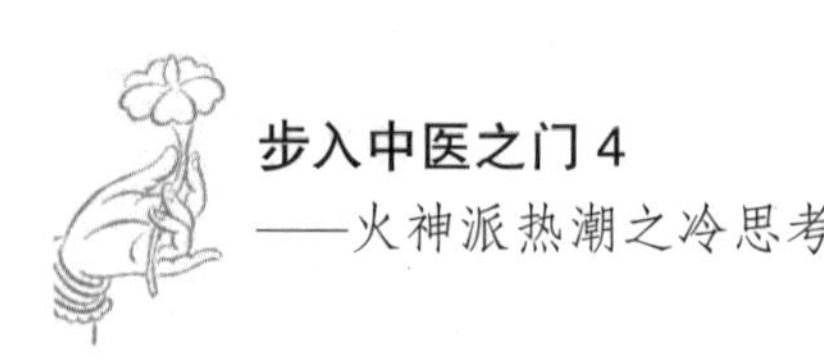

毒所致，惨比刃戮”“医者以为温是阳邪，始终用寒，正气馁则邪日张，强者延期而幸愈，虽愈亦弱；弱者因逆而致变，因变遂夭。孰令致之，医妄清之咎也！”他说：“吾治伤寒，着眼于正邪相搏之趋势，随时予以匡扶之方。”对于肠伤寒（湿温病）治疗，认为“盖江南之人，滨海而处，地卑湿重……脾运多困”，治疗宜用“茅术、半夏，宣发中阳，助麻、桂以收达表之效；形虚气怯，神萎力疲，独任附子振奋细胞，活跃抗力，以奏捍邪之功”，系其“苦心揣摩而得也”。并衷中参以西学，认为“伤寒患者，邪留于营，正气欲邪之趋势向表，心脏不得不奋其余勇，努力促使血液循环加速，鼓舞汗腺，奋为发汗……伤寒极期，正邪交搏，互争存亡危急之秋也，短兵相接，不胜即败，是以用心衰弱者，预后不良……西药强心，效力准确，而药效不能持久……中药枣、附之强心，绝少副作用，而药力之持久，又为西药之不及也”。对于伤寒极期之神昏，一般多主张清营凉血开窍为治，但祝氏力排众议，提出为医者，当明辨热入心包与神疲昏厥，对于阳虚欲脱之“神衰”，强调伤寒极期而见阳衰者，必用麻、桂、附片、龙、磁等辛开兼以温潜，断不用时医清表与寒下之法，其辨治伤寒极期的真知灼见，为其最得力处，丰富和发展了温病学理论，其学术思想影响了众多医家。

上海儿科名家徐小圃用药主“清”，后来由于其子患“伤寒病”垂危，请挚友祝味菊先生诊治，用附子等药化险为夷，乃虚心向祝氏求教，此后遂广泛应用温药，也成为擅用附子的大家。其治丹痧、湿温、暑热证，每亦常用附子。徐氏用附子的指征是：神疲、色㿠、肢清、脉软、舌润、小便清长、大便溏泄不化，但见一二症，便放手应用。他认为既有所见，自当大胆使用，以求心之所安。常谓：“宁曲突徙薪，勿焦头烂额。”“阳虚症端倪既露，变幻最速，若疑惧附子辛热而举棋不定，必待少阴证悉具而后用，往往贻噬脐莫及之悔。”

江西名医杨志一其子患湿温病经徐小圃治愈，受其影响，认为湿温日

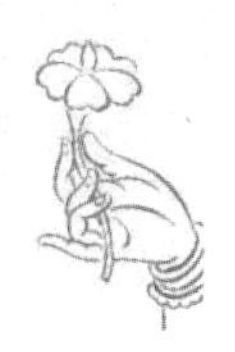

久不解，加上服用辛凉苦寒过度，湿热变为寒湿，出现太阴、少阴阳气不足之症。如症见精神萎靡，倦卧身重，四肢清冷，大便溏泻，舌淡润，苔白腻，脉象软弱，其治疗多遵徐氏之法，以明附片、川桂枝、葛根扶正祛邪，助阳温解，以仙半夏、厚朴、藿梗、陈皮等燥湿化湿，以活磁石、黑锡丹镇潜浮阳，以党参、茯苓、淫羊藿、巴戟天培补脾肾，所治重症都能在服药后发热渐退，诸症悉愈，最后以药物和饮食调理而安。下面我们引用杨氏医案一则加以分析。

王某，男，44岁。1939年7月就诊。患者病前行房，饮酒当风，未几，恶寒发热似感冒状，前医用一派辛凉清解药，汗多而热持续不退，精神衰惫，扶起便溺竟至晕倒。当余就诊时，已历旬余，身热汗多，蜷卧不安，间作妄语，神色萎靡，听觉迟钝，不饮不食，肠鸣腹泻，起则头眩、肢体震颤而至晕倒，脉象濡弱而数，舌苔厚腻黄润。认为证属湿温病，因阳气不足，湿邪留恋，而呈少阴病症状。治宜温肾潜阳，解肌撤热，处方如下：

明附片15g（先煎），朱茯神12g，川桂枝5g，活磁石30g（先煎），远志肉3g，炒白芍10g，黑锡丹10g（布包），法半夏10g，藿梗6g，制厚朴3g，正广皮6g。水煎服，1日1剂。

服2剂，身热即退，神色安静，睡眠较佳，扶起便溺亦能支持，而无晕倒现象。此虽阳气来复，而湿浊非易骤化，仍守原方去桂、芍，加淫羊藿10g。

再服2剂，诸症渐减；再进真武汤合二陈，经治2周，诸恙就痊。但因病后体元未复，乃以附子、白术、巴戟、菟丝、益智等味收功。

这个脉案是个湿温的病例，前医屡用寒凉而致病未减而阳亦伤，故证见倦卧，神色萎靡，肠鸣便泄，苔腻而润，脉弱等一派阳虚的证候。如再用清热化湿之法，必致阳更伤，而湿更黏滞。必如温阳之中佐以芳化之品

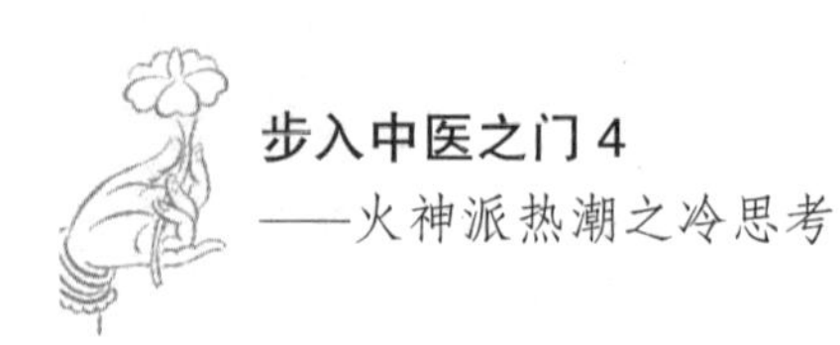

才是正治。其实杨氏的这种治疗方法来自祝氏，我们接着看看其子病久不愈，祝氏为之治疗的记录便可知其一二了。

小儿扶华，4 岁，时余客居上海。初病时身热不炽，呕恶，大便溏泄，苔白腻而滑，口渴不欲饮，以为感冒暑湿的肠胃病，投以香薷、厚朴、葛根、藿香、佩兰之类，二三剂，呕逆虽渐平，但汗出热不解，入晚增高，精神疲倦，不思饮食，每日略进开水和米汤而已，因不见其燥化，但从湿化，用药不离乎芳香宣化，而芩连苦寒未尝敢用。时历一周半，发热持续不退。现症见身热而足膝冷，蜷卧，脉濡数，舌苔白腻，食欲全无，大便溏泄。余苦于经验不足，踌躇莫决，于是商请于上海儿科名医徐小圃先生。

徐先生凭着脉症，断为阳虚湿温，非扶阳温解不为功，径处方如下：

黄厚附片 10g（先煎），粉葛根 10g，仙半夏 10g，活磁石 30g（先煎），鲜藿梗 10g，陈广皮 6g，川桂枝 5g，川厚朴 3g，白蔻花 5g，淫羊藿 10g。水煎服，日 1 剂。

上方连服 2 剂，热度日减，神色亦佳，停药 2 日，啜以稀粥，但至临晚时热复增高，遂于原方中加鸡内金 12g，炒白芍 10g。再服 3 剂，热渐退清，后以稀粥、鸡汁、牛肉汤等调养而愈。

在《杨志一医论医案集》里记载了 4 例湿温病病案，其共同特点均为湿温日久不解，加上服辛凉苦寒药物过度，湿温变化为寒湿，且出现太阴、少阴阳气不足之症，如精神萎靡，蜷卧身重，四肢清冷，大便溏泄，舌淡润苔白腻，脉象软弱等阳虚症状。其治疗均遵徐氏之法，以附片、桂枝、葛根扶正达邪，助阳温解；以仙半夏、厚朴、藿梗、陈皮等燥湿化浊，以活磁石、黑锡丹镇潜浮阳，以党参、茯苓、淫羊藿、巴戟天培补脾肾等。4 例重症均在服药后热邪渐退，诸症悉减，终获痊愈。

由此不仅说明祝味菊、徐小圃的经验经得起临床验证，同时也说明湿温病如出现阳虚或寒湿证时，使用附片的疗效是肯定的。

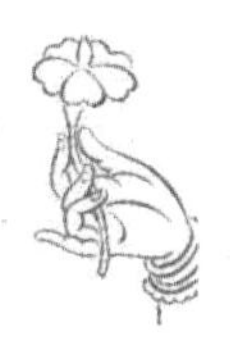

江苏名医马云翔，曾随祝味菊先生临床实习一段时期，受其影响，在治疗湿温病中屡屡使用附片。其认为湿热病表解后，常向两个方面发展，一是湿重于热，发展为发热淹缠，昏沉困倦，胸痞纳呆，四肢烦躁，口不渴，或渴不甚饮，测得体温很高（39℃或 39℃以上）但患者自己并不感到热甚，只感到昏沉瞀闷，也无烦躁不安；一是热重于湿，发展成为阳明经证或腑证。对于湿温病，历代医家多采用分消湿热的办法，即使用芳香化湿、苦辛燥湿、淡渗利湿，但临床疗效仍不快，仍有一部分患者病情反复稽留，淹缠不解，所以前人对它有抽丝剥茧、层出不穷之喻。马氏认为寒湿可以伤阳，湿温病湿重于热者亦可伤阳。在临床上，对于湿重于热，每加附子，根据湿的比重（主要看苔腻与精神困倦），每次处方以 5～10g 附片，另外配以青蒿、藿香、佩兰、陈皮、蔻仁、苍术之属扶阳逐湿，不但疗效可靠，而且毫无不良反应。自用附子治疗湿温病后，热退快而稳定，病程大为缩短，认为以前的抽丝剥茧之喻已失去其意义了。

章次公先生早年就读于上海中医专门学校，常见黄体仁先生于夏季以通脉四逆汤加吴茱萸、黄连治疗吐泻交作、肢冷脉伏之霍乱，时机未失者多获奇效。后又虚心向徐小圃先生学习，擅用温法治疗温病。但其认为**温热病用附子并非治疗常规，而是权宜之变法**。因“体弱之人，而病极严重之温邪，缠绵时日，正气更伤”，此时“医者当权衡其轻重缓急，不可墨守成规”，认为“夫正气旺盛则生，衰竭则死”“在此惊涛骇浪之中，只有扶正气最为紧要”，如“纯用清凉开泄，则祸不旋踵”“苦寒香开之药，势再难进”。

其辨证要点在于脉象与神色，凡见脉细数、浮数、沉细不鼓指、脉微欲绝，而面色萎黄、神气萧然，或面容暗淡，多属正气衰弱，治疗必须着眼于扶正强心，保护阳气，顾护阴液，用药常以附子配生地黄，而用药后确能收到热退、心脏已无问题之效，不得不让人佩服其认证之准确，用药之胆识，配伍之巧妙，效果之优良。我们一起看下案：

陈某，男。体弱之人，而病极严重之温邪，缠绵时日，正气更伤。今两候终了，转入极期，高热不退，耳聋、谵语，脉微欲绝，此生死之关键系焉。夫正气旺盛则生，衰竭则死。纯用清温开泄，祸不旋踵。昔张景岳治京师一少年，舌焦神溃，大剂温补回生，其书犹在。

炮附片 9g，连翘 15g，郁金 4.5g，鲜石菖蒲 9g，鲜生地黄 10g，党参 12g，麦冬 15g，五味子 9g，黑大豆 30g（煎汤代水）。

五版高等中医药院校《温病学》副主编王乐匋教授，也认为湿温证中，邪留气分，充斥三焦，若素体阳亏，湿邪适逢阴寒之邪之助暗中滋蔓，阳气愈被湿困，无以透发，每多病程缠绵，对此强调“用药宜刚而忌柔……治疗中当用附子扶阳逐湿，使阳得援而振奋，湿浊之邪自然可逐。如蓦然投以清滋苦寒之剂，其热将不可挽回”，可谓真知灼见。江苏名医陈树人，治湿温亦善用附子，其认为湿温病湿重于热，阳气不振，用附子扶阳逐湿，可使阳气振奋，阴邪自祛，取效快捷，屡经验证，实有良效，值得效法。

综上所述，**湿温病中使用附片为变法，适用于湿温病湿重于热并显见阳气虚馁，或病程缠绵，阳气日亏，或过用苦寒，损伤阳气。**湿重于热证见发热淹绵、渴不欲饮，无烦躁，虽有高热而自不觉热，或证见阳气不足，精神萎靡，蜷卧身重，四肢不温，大便溏泻，舌质淡润，脉象软弱，便可以附子温补扶阳，顾护正气，但作为湿温病的分消湿热法，仍为治疗基本大法，并未抛弃。诸多名家经验证明，湿温病顾护阳气极为重要，合理地运用附片温阳，可有效地提高临床疗效，值得后人学习和重视。

第4讲　善用峻剂的吴佩衡先生

吴佩衡（1886—1971），名锺权，字佩衡。四川会理县人，云南四大名医之一。强调阴阳学说为中医理论的精髓，临床遵从张仲景《伤寒论》与晚清郑钦安《医法圆通》的学术思想，擅于使用经方，为火神派重要传人。

中华人民共和国成立后曾任云南中医学院院长等职，桃李满门，主要著作有《麻疹发微》《吴佩衡医案》《吴佩衡中药十大主帅古今谈》《附子的药理及临床应用问题》《医药简述》等。

其治病常以附子、干姜、肉桂、麻黄、桂枝、细辛、石膏、大黄、芒硝、黄连等十大主药，救危解厄，尤擅用峻剂，胆识过人。因其对疑难重证、失治误治病例，常投大剂附子力挽沉疴，处方每剂附子轻辄用60g，重则250～500g，甚至有时昼夜服2剂，剂量之大，世所罕见，名闻天下，因获“吴附子”雅号。

在当今火神派的推崇下，众人皆知其善用附子，而不知其治病主张“识病之要在于识证，识证之要在于明辨阴阳，唯辨证确凿，方能对证下药，得心应手”“识别阴阳为治病之定法”，更不知其亦擅用大剂石膏、硝、黄救沉疴于危殆，化险恶于重笃，良可叹也！

当今“火神派”热给中医后学者带来的一个误区就是盲目大剂量地使用附片，甚至演化到了以使用附片剂量大小论英雄的境地，此趋势若不加以纠正，定会遗祸患者，带来医疗纠纷。

古今擅用大剂量附片的医家大有人在，但对目前火神“粉丝”影响最大者莫过于云南的吴佩衡先生。

一、吴佩衡先生用附片概况

《中医火神派探讨》作者张存悌先生对《吴佩衡医案》中使用附子的情况进行了统计。“在《吴佩衡医案》（所载 89 则医案）中，使用附子共 56 案，其中成人 47 案，初诊方达 100g 以上者 22 例，60g 以上者 11 例，30g 以上者 12 例，复诊逐渐加量至 150g 者 4 例，加量至 200g 者 5 例，剂量最大者如治省立昆华医院院长某独子（13 岁）的伤寒重症案，初诊方即用250g，后加至每剂400g，而且昼夜连进2剂，合起来就是800g。”其用量之大令人咋舌，所治危重又让人感到魄动心惊！

那么，我们又当如何看待大剂量使用附片呢？这个问题很有必要加以讨论，特别是对于缺乏临证经验和扎实中医基本功的中医初学者来说，如果不弄明白，就可能盲目地追从，遗祸患者，带来医疗纠纷。

我们先来探讨一下吴氏使用附片的前提是什么？使用的标准是什么？都使用于哪些病？附子是怎么用的？

吴氏和众多擅用附片的医家，对仲景学说有精深研究，所用之方多系《伤寒论》之方。吴氏常用方主要为四逆汤辈，包括四逆汤、通脉四逆汤、通脉四逆猪胆汤、四逆人参汤、茯苓四逆汤、吴茱四逆汤、干姜附子汤、白通汤、白通加人尿猪胆汁汤及潜阳封髓丹等。此外，吴氏倡用麻黄细辛附子汤等助阳发散之剂治阳虚感冒，取其扶正祛邪、温经解表作用，此实系治伤寒太少两感之心法。另外，吴氏常以附子配合祛湿药，以增强扶阳散寒祛湿作用；与补气药同用，以追复散失之元阳元气；与补血药为伍，取阳生阴长，滋生不足之阴血，但其用方仍以阳虚阴盛为指征。

二、大量用附子的原因分析

大剂量使用附子，国内医界同仁，见解颇不一致。有的认为可能与滇

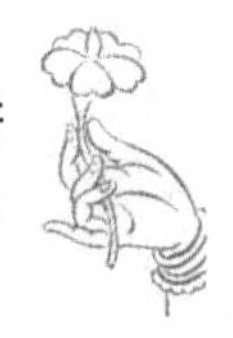

蜀一带风俗、地理有关，有的别持非议，有的则云“匠心独具”。这不但给中医初学者学习理解带来困惑，也给患者造成疑惧情绪。

吴氏为云南用大剂附片代表医家之一。川、滇、贵名医多喜用附子，其中不乏大剂量使用的，是什么原因造成的呢？我们看看有关医家的研究和文献论述。

（一）地域气候

吕再生（《大剂量使用附子的初步探讨》，载于《中医杂志》1962年第10期28页）对滇蜀用大剂量附片进行了深入探讨：国内应用附子剂量不过一钱至三钱，甚者亦在八钱，而疗效仍卓著。滇蜀一带剂量甚大，少则一两，甚则数斤，长年内服。如吴氏本人自述曾用附子、川乌、草乌各二斤及其他祛风逐湿药以治关节炎而获痊愈，并无中毒现象发生。吴氏平时每日均服附片数两，至今康健倍常。剂量悬殊如此之大，是否滇蜀地理有关？以云南而言，地处高原，其东北、西北为高寒地区，滇中昆明、大理一带气候温和，四季如春。滇西南、滇南一带又属亚热带地区。气候省内即如此不同，而一年内又分干季与雨季，雨季中湿度大，干季中风大气候干燥。滇中一带由于雨季关系，盛夏仍需夜盖棉被，有的身着毛衣，而滇南及滇西南，虽处亚热带，居于高山与平坝之居民又判若天壤，山顶寒凉而平坝炎热，烈日淫雨，雾气迷漫，故称为“烟瘴之区”。湿气大，冷热无时。而附子又“主风寒咳逆……寒湿痿躄……”与云南气候、地理特点相吻合。再从居民生活习惯来看，一般多好吃生冷烧炙之品，如泡菜、水果、饮生水及烧辣子等。中华人民共和国成立前，劳动人民夜间常围绕篝火，身披毡毯而睡。从中医角度来看，因其嗜食生冷，沉寒病冷，病时正适宜附子辛温之品以温中散寒，因其平时嗜食烧炙及围火而睡，对乌附之辈，耐受性之强亦可理解，而用小剂量将是无济于事的。因此，附子大剂量应用，从地理气候与风俗习惯来看，对云南是适宜的。

（二）脏腑禀赋之偏盛

《本草纲目》中有这样一则耐人寻味的有关附子的记载："有人才服钱匕即发燥不堪，而昔人补剂用为常药，岂古今运气不同耶？荆府都昌王，体瘦而冷，无他病，日以附子煎汤饮，兼嚼硫黄，如此数岁。蕲州卫张百户，平生服鹿茸、附子药，至八十余，康健倍常。若此数人，**皆其脏腑禀赋之偏，服之有益无害，不可以常理概论也**。又《琐碎录》言滑台风土极寒，民啖附子如啖芋、栗，此则地气使然尔。"

（三）饮食习俗

著名医家谢利恒在《中国医学流源论》中指出："吾国地大物博，跨越寒温热三带……是以水土气候、人民体质各地不同，而全国医家之用药，遂亦各适其宜，而多殊异。即以长江流域论，四川人以附子为常食，医家用乌附动辄数两，麻黄、柴胡动辄数钱，江南人见之未免咋舌，然在川地绝少伤阴劫津之弊者，则长江上游由青海西康雪山中急流入川，寒性正胜，川人饮此寒水，故用乌附热药适得其平，解表亦非多量麻柴无能为力。"

英年早逝的四川籍名医何绍奇先生曾回忆说："（四川）江油为附子之乡，至今街上还设店卖附子，1 包 1 公斤，色如冰糖，谓是上品，用以馈赠亲友。"

由此可知，四川人真是视附子为"常食品"。在这种饮食习惯的影响下，"医家用乌附动辄数两"了，也就很好理解为什么像郑钦安、吴佩衡、唐步棋、范中林这些擅用大剂附片的医家多出自四川了。

祝味菊先生 1917 年入四川军医学校攻读 2 年，随后东渡日本考查医学。1926 年由川入沪，治学推崇仲景、景岳诸法，受川医的影响，也擅用附子。但其在上海行医时，其附子用量与川医有明显不同，有学者曾就祝氏的 70 个医案进行过分析，结果表明，70 个医案中涉及 38 个病种，其中 34 个病种共 62 案用了附子，占 88.6%。生附子最高用量为 24g，黄附片的最高用量为 30～45g，小儿剂量最大为每剂 24g，成人剂量多为每剂 15～24g。黄附片乃四川所产，由盐卤所制，毒性小，效力大，故其用量也偏大，但已非川医之用法，“动辄数两”了。

吴佩衡先生曾离川行医，按有关文献所记载，吴氏言其曾在川外行医，附子剂量仍未减少。祝氏之用法与其就有了很大的区别，可能祝氏在其使用附片时与吴氏不同，充分考虑了不同地域的人体禀赋差异，其剂量也随之减少了，而吴氏在异地仍大量用附子可能与其习惯用药有关。

尽管地域因素系导致大剂量使用附片的一个重要原因，但仍需提醒的是，即使是云、贵、川地之人也存在很大的个体差异，不是说是四川人、云南人、贵州人使用大剂量附子就没事，不会造成中毒。在有关附子中毒的相关报道文献中，不乏云、贵、川之患者，其中部分中毒患者所用的剂量并不大。因此，我们必须注意，**地域因素、饮食习惯只是使用附子剂量的一个参考，不可以一概全，盲目大量使用，而留遗祸！**

另外，也不是说云、贵、川的中医名家都极力主张使用大剂辛温，也不乏小剂妙手回春的中医大家，其中蒲辅周、李斯炽、任应秋先生就是其中代表人物，我们将设立单独一章节进行分析。

（四）病情程度

附子虽为百药之长，但其辛温燥烈，综观历代医家经验，多用于阳虚阴盛，或阴盛格阳，或真寒假热证。但总不离乎阳虚、阴盛四字。有些情况下，即使用于热证，也多与寒性药物相伍，用寒性药物克制其辛温之性，而发挥其主要的镇痛、祛风湿等作用。当然，也有很多医家用于湿温病，但其前提仍有阳虚的一面，这在有关章节我们已加以讨论。

纵观有关火神医家的医案，大剂量使用附片的成功案例，多为阳虚阴盛之重症，如吴佩衡、范中林等多用于伤寒三阴证，李可先生用大剂量附片抢救心力衰竭，亦强调辨证在先，就其所记载之病例，仍未出心阳虚脱

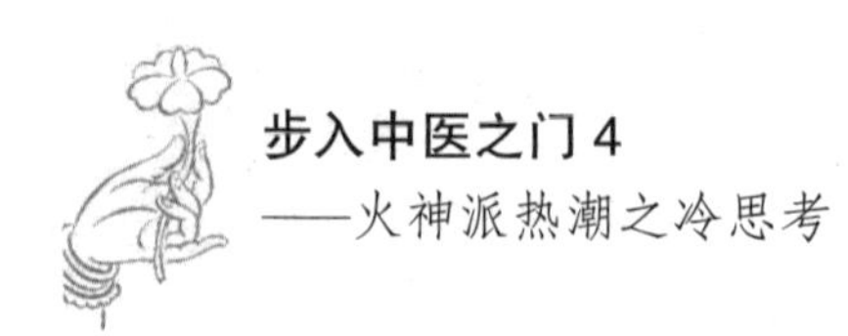

之范畴。为什么阴寒重症需用大剂量附片，其实这是一个常识性的问题，病重药轻，有如隔靴搔痒，难能有效。只有量大才能效宏，方可力挽狂澜。但是不加辨证地大剂量之普遍、广泛应用附片，在部分地区、部分医师中甚至成为一种“风尚”，其危害之大，不仅浪费药品，造成药材人为紧张，亦是对患者生命不负责任的表现，对中医辨证施治的抛弃，同时也是违反科学的。

三、吴氏用温药前提是明辨阴阳

作为郑钦安的火神派理论传承者，吴氏忠实地继承了郑钦安治病首辨阴阳学术的思想，擅于在“阴阳上探求至理”，他说：“识病之要在于识证，**识证之要在于明辨阴阳，唯辨证确凿，方能对证下药**，得心应手。”“**识别阴阳为治病之定法**，守约之功也。”（《医验一得录》）与郑氏阴阳为纲、统分万病的思想同出一辙。郑氏在这方面总结出的“阴阳辨诀”“用药真机”，是辨认阴阳的宝贵经验，吴氏学而承之，总结出寒热辨证的基本纲领“十六字诀”，即热证为“身轻恶热，张目不眠，声音洪亮，口臭气粗”；寒证为“身重恶寒，目瞑嗜卧，声低息短，少气懒言”。真热证兼见烦渴喜冷饮，口气蒸手；真寒证口润不渴或渴喜热饮而不多，口气不蒸手。吴氏谓：“万病有虚实寒热，临床之际，务必本此原则，庶不致贻误。”

辨证精确是合理使用温阳药的前提，吴氏对于寒热证的辨证有独到的见解，据《吴佩衡医案》及其其他著作所载，吴氏使用附子的临床指征是：面色苍白，或兼夹青色，倦怠乏力，少气懒言，身寒肢冷，精神萎靡，唇淡白或发青，溺清便溏，自汗少食，喜暖喜温，口润不渴，或渴喜冷饮而不多，或诸寒引痛，易感风寒，形寒畏冷，舌质淡或夹青色，苔白或滑腻而润，脉象沉取无力，或沉迟紧弦弱，或指纹青黑透关的阳虚阴盛之征。

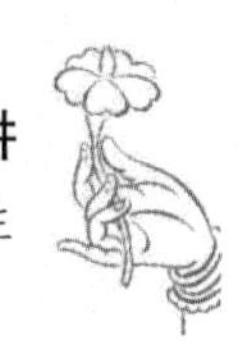

若证似有热（如目赤、唇肿而焦、赤足露身、烦躁不眠、神昏谵语、身热似火、溺赤便结），但口润不渴，只欲少量滚水，口气不蒸手，脉虽浮而虚大无力，或舌苔白腻，实为阴寒盛极，将真阳逼越于外之真寒假热证，亦可用附治之。此外，尚有素禀体弱，正气常虚，即病之后，无力托邪；或阴寒邪气太重，伤及阳气者，皆可用之。其中，最重要的指征是：**身寒肢冷，口润不渴，或渴喜滚饮而不多，口气不蒸手，唇淡白或发青，舌质淡或夹青色，苔白或滑腻而润，脉沉取无力，或沉、紧、弱者，均为附子之适应证**。

由此，我们可以看出，吴氏虽然擅用温阳药，但并非不加辨证地一味乱用附桂，其前提仍是明辨阴阳，附桂当用则用，不当用则不用。看看下面吴氏另外一本书所反映出来的学术思想，我们从中可能有所体悟。

四、十大主药反证吴氏用温不忌用寒

读吴氏医案的同时，我们应与吴氏的其他著作加以参照，这样才能更加全面把握吴氏的学术精髓，其中吴氏有关十大主药的论述，可以使我们从另外一个侧面了解吴氏学术全貌。

吴氏《医药简述》一书，医、药思想并茂，论述深入浅出，尤对附子、干姜、肉桂、麻黄、桂枝、细辛、石膏、大黄、芒硝、黄连等十味药品的性味、功效及临床运用阐述尤为精辟，在书中指出“此十味药品，余暂以‘十大主帅’名之，是形容其作用之大也”。药海浩瀚，而吴氏独重此十味，应该说是其学术思想的体现。我们不妨对其进行简单的分析，以更加明确吴氏是否重阳而不重阴。

在《吴佩衡医案》总计89案中，除4案外，其余各案均投用了十大主帅之品。可以看出，十大主帅乃集寒热两类药物中之攻坚祛邪峻品，以十大主帅为主药组成的麻黄剂、四逆辈以及白虎、承气诸汤则是阴阳二证

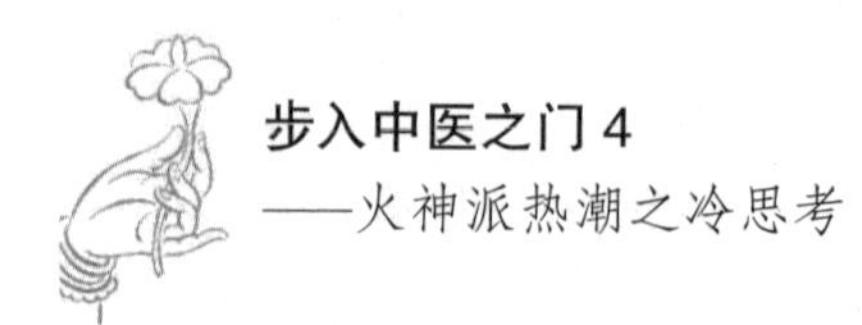

之猛剂。吴氏临床多藉姜附、硝黄等峻药，治疗危重症，形成十分鲜明的用药风格。例如对阳明腑证，吴氏创立了白虎汤、承气汤合用之例，在其医案集中，6 例阳明腑证案例，均系白虎、承气合用，剂量亦重。其治瘟疫 3 例，投用达原饮，均加用石膏、大黄两味苦寒峻药，表明其对阳热之症，亦颇多见识和经验，显示出一代名医之风范。

疾病的发生既由阴阳之偏所致，则疾病之性不出阴阳两端，诚如李士材云："人之疾病，虽非一端，皆不外乎阴阳。"张景岳指出："医道虽繁，而可以一言蔽之者，曰阴阳而已。"吴氏深究阴阳至理，临证以明辨阴阳为纲，治病以调燮阴阳为要。吴氏认为四逆、承气为先后天并重之方，能起死回生应用无穷。诸阳之不足皆可赖姜、附、肉桂"扶阳抑阴，益火之源以消阴翳，补少火而生气"，诸热之伤阴则可求硝、黄、石膏"扶阴抑阳，壮水之主以制阳光，即泻壮火以免食气"。认为阴证阳证无论微甚，均可于十大"主帅"中求之，但能熟谙中药十大主帅，巧以配伍，则诸病几能迎治而勿多它求。每以姜附、硝黄救沉疴于危殆，化险恶于重笃，所治验案多令人击节惊叹。

十味中药性能峻猛，临床不少医者惧怕用之，即便使用，量亦甚微，对于危重疾病实难奏效。吴老认为用药如用兵，药不胜病，犹兵不胜敌。能否胜敌，应视善不善用兵而定。吴氏推崇仲景学说，擅用长沙诸方，《吴佩衡医案》总计 89 案，使用经方者即达 76 案，占全部案例的 85.3%。在用药方面倡用峻剂，崇尚"攻之即所以补之"之论，尝引陈修园之说抒发己见："以毒药攻邪，是回生妙手，后人立补等法，是模棱巧术。"故而很少假借参、芪、地、归等补品，认为祛邪即是扶正，攘外即所以安内。

他指出："病之当服，乌附、硝黄皆能起死回生；病不当服，参、芪、归、地亦可随便误人。"同时，指出了古人所谓"人参杀人无过，附子大黄救人无功"的偏见，以强调使用药物的关键在于辨清寒热虚实，当用不当用只要辨证准确，配伍得当，不仅治疗一般疾病效如桴鼓，而且对于多

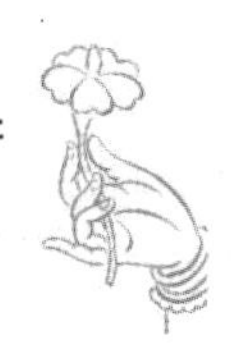

数疑难重症及沉疴痼疾亦可奏效。他说：**“用药不在医家的好恶，而在于审证之明确。”“余素诸于用姜附者，尚不敢以温剂妄投**。”

可见中药“十大主帅”是吴氏在总结前人用药经验的基础上，结合自己临床实践的结晶。可见吴氏并非临证只用姜附而不用硝黄。

五、吴氏医案说明其非倡桂附而远寒凉

众所周知，火神派的一些代表人物无不精研张仲景《伤寒论》，尤其对伤寒三阴证的治疗发挥达到极致。但吴佩衡先生在对《伤寒论》精深研究的同时，对温病学亦有非常精深的造诣，此一面很少为众人所知，大概是因为被其擅用大剂量附子的影响所掩盖。辛温两途，重在辨证，读过《吴佩衡医案》原著的人都知道，在该书中所录验案，几近一半系温病治疗验案，很多热实证，采用了寒凉攻下之法获得捷效，绝非当今“火神”们给人的误导——吴氏似乎只擅大剂辛温。

案1　瘟疫病误治变证转阳极似阴证

张某之妻，年四旬余，四川省会理县人。体质素弱，患痰饮哮喘咳嗽多年，屡服滋阴清肺之药罔效，余拟以小青龙汤加附子及四逆二陈加麻辛汤等治之，服十多剂后病愈而复健康。数年后，于1920年3月感染时疫。初起发热而渴、头体痛。某医以九味羌活汤加麻黄、桂枝1剂，服后则汗出而昏厥。延余诊视，脉沉伏欲绝，肢厥肤冷，唇焦齿枯、口不能张，问其所苦，不能答。此系瘟疫误表过汗伤阴，疫邪传入阳明之腑，复感少阴君火，热化太过，亢阳灼阴，真阴欲绝，邪热内逼致使真阴外越，遂成阳极似阴之证。急与清热养阴生津之剂，方用生脉散煎汁，频频喂服。

米洋参10g，麦冬26g，北五味子6g，生甘草6g。

药汤下咽后数刻，脉来沉数，肢厥渐回，口气仍蒸手。邪热未溃仍照前方加生石膏50g，生地黄40g，知母、贝母各30g。

是晚再诊视，脉来洪数，人事稍清，视其苔黄黑而生芒刺，壮热渴喜冷饮，小便短赤，大便燥结不通。《黄帝内经》云："热深者厥亦深也。"今得前二方以济之，促其真阴内回，阳热始通，故反呈现壮热、烦渴、饮冷等症，邪热内炽不退燥结阳明，真阴仍有涸竭之虞。当即主以凉下救真阴，拟白虎承气汤加味 1 剂。

生石膏 26g，知母 16g，沙参 16g，生大黄 10g（泡水兑入），枳实 13g，厚朴 13g，芒硝 6g，生甘草 6g，黄连 5g，生地黄 16g。

服 1 剂后，大便始通，苔刺渐软，身热稍退。又服 2 剂，热退六七，口津稍回，仍渴喜冷饮。续服第三剂，乃下黑燥粪，恶臭已极，热退七八，已不见渴，稍进稀粥。又照此方去枳、朴，加天冬、麦冬各 40g，连进 2 剂后，脉静身凉，津液满口，唯尚喜冷饮，仍照原方去芒硝，并将石膏、大黄减半，加入当归 16g，杭白芍 13g，连进 4 剂而愈。继以四物汤加党参、黄芪，调理十余日而康复。

此例病温病时疫，医者见其发热而渴，头痛身痛，疑为风寒湿困表，误用辛温祛风燥湿之九味羌活汤，以致温毒之邪恣肆，劫伤阴津，出现热深厥亦深之阳极似阴之肢厥肤冷，脉沉伏欲绝证候，唇焦齿枯等阴津耗损之症，温毒上攻神明而致汗出昏厥。然对于初学者来说，常易为肢厥肤冷、脉沉伏欲绝假象所惑，断为阴盛阳衰之证。其鉴别要点重在"口气蒸手"一症，此亦吴佩衡独具慧眼之处，二诊时特意点出"口气仍蒸手"，强调了此症的辨识价值。至于用药，吴佩衡先用小剂生脉散，益阴固证防脱，再用大剂白虎承气汤，清解气分热邪，后合入承气汤釜底抽薪，终使病情步入坦途，足见其不仅善治寒证，亦善治热证，不仅擅于用温，亦擅于用寒。

案 2　瘟疫病热盛逼阴证

张某，男，22 岁，川北人，军士。1921 年 3 月，值瘟疫流行，被染

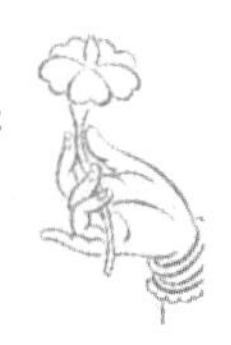

者多，渠亦被传染而发病。发高热已十日，延余往诊，刚到该处，见另一军士搀扶病者出门外小解，小便清长如水，旋即目珠上视，其势欲脱。速诊其脉，沉数而细，唇焦口燥，苔黄黑而起刺，以手试之，则口气蒸手，仓促之时，药石不济，恐阴液脱绝，急以冷水灌之，连喂二碗，目珠始返回如常，神识转清。询及由来，始知病已十日，壮热烦渴，大便不通，小便短赤，曾服发表退热药数剂，汗后身热不退，反见溺多清长。又述及前有两个军士，同患是病，发表之后，亦见小便清长，旋即死去。

此系邪热内盛，复被发表劫汗，重伤阴液，逼阴外脱之险象，幸喜急灌冷水以救之，水源不致枯竭，真阴未致立亡，急宜凉下以救真阴，主以承气白虎汤治之。

生石膏 30g（碎，布包），知母 13g，枳实 13g（炒，捣），生大黄 16g（泡水兑入），厚朴 13g（炒），芒硝 10g，川黄连 10g，粳米 10g。

次日复诊，大便已通，下出酱黑燥屎若干，身热已退六七，小便反见短赤，此邪热已经溃退，阴液尚未恢复，脉仍沉数，喜饮清凉，照原方去黄连加麦冬 26g。

第三日继诊，病者已汗出热退，脉静身凉，烦躁止，口津生，唇舌转润，舌苔已退去大半，稍能进食，小便渐转清长，但仍喜冷饮，以生脉散加味养阴生津而清余热。

沙参 15g，麦冬 15g，五味子 6g，当归 16g，生地黄 15g，杭白芍 15g，生石膏 15 克（碎，布包），甘草 6g。

连服 2 剂。再诊，舌苔已退净，津液满口，渴饮止，神食较增，小便已清利如常。遂照原方去石膏加黄芪 26g，生地黄改为熟地黄 15g，连服 3 剂而愈。

此案患者感染瘟疫，“出门外小解，小便清长如水，旋即目珠上视，其势欲脱”一组症状，最易误人，其“小便清长如水”，其小解后即出现

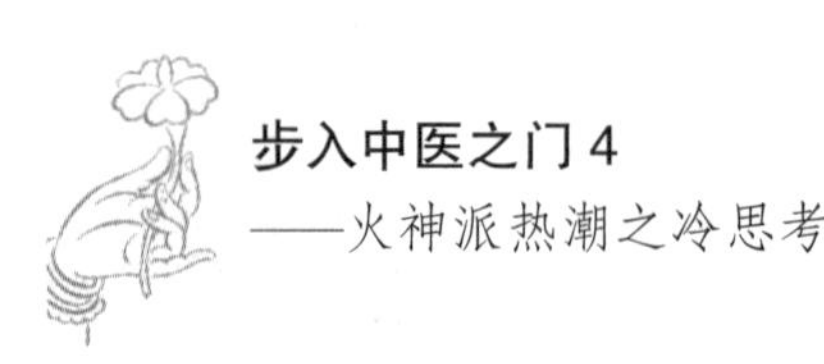

“目珠上视，其势欲脱”，庸者必见之断为脱证。然吴氏“询及由来，始知病已十日，壮热烦渴，大便不通，小便短赤，曾服发表退热药数剂，汗后身热不退，反见溺多清长。又述及前有两个军士，同患是病，发表之后，亦见小便清长，旋即死去”。综合判断为此患者系“邪热内盛，复被发表劫汗，重伤阴液，逼阴外脱之险象”，治急宜以承气白虎汤治之，凉下以救真阴，再以泻热方中增入养阴之品，终使狂澜得以挽救，足见其辨证阴阳之真功夫。

经云“少火生气，壮火食气”，吴氏认为人身之“少火”决不可损，温病之邪热的“壮火”必须消灭。关于瘟疫与温病治疗，吴氏认为瘟疫、温病“壮火食气”之证，对人危害匪浅，论治之时，决不能对温毒、热邪忍手而姑息之。对于温热证和里寒证，本《黄帝内经》“亢则害，承乃制，制则生化”及“壮火食气，少火生气”之旨立法处方，认为“邪热之壮火必须消灭，真阴之少火，决不可损”。当壮火食气伤阴耗液时，“无粮之师，贵在速战”，以承气釜底抽薪“急下存阴”，以白虎之甘寒“养阴制阳”，俾壮火之气衰则少火之气壮，这便是益气，便是养阴。尝云“芒硝最能生金补水”，与大黄同用“有滋阴补水”之功，而石膏能“清热灭火而救焚”，有“起死回生之效”。对瘟疫邪伏膜原者选用达原饮加石膏；热甚灼阴之证用承气汤合白虎汤急下存阴或养阴制阳；对温病后期邪少津伤者用生脉散或增液汤加味。而对于温病有表证者，也从太阳论治，如春温、暑证用麻杏石甘汤，体现了理法方药的灵活性。

《吴佩衡医案》不仅载有大量使用辛温之方拯救疑难病症案例，同时也记录了使用寒凉之品力挽狂澜之病例，从中也可以体会到吴老治疗发热病证外感、杂病重太阳关，瘟疫、温病重气分关的宝贵经验，书中所载验案颇多，认真学习必有助于我们对阴阳证的鉴别，对提高临床水平极有帮助。当今“火神”们每每大倡吴氏善温，不提吴氏亦善用寒，对后学者在客观上产生了极大的误导，甚为遗憾！

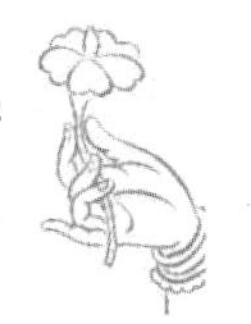

六、吴氏医案显示大剂用附桂并非有益而无害

目前，有关火神派研究的著作层出不穷，多是从正面支持火神学术思想的合理性，但在强调阳气对人体生命的重要性和各医家辨证心得的同时，忽视了正确引导初学中医者对附片用量的正确判断。所引用的病案尤以吴佩衡、范中林的临床治验为多，客观上使初学者产生一种错觉，附片只有大剂量使用，才能获得良好的临床疗效，才能起死回生。但事实是这样吗？可能不是，从期刊杂志上我们可以查到大量有关附片使用不当造成危害的实际病例。

古人说过“读书不如读案”，也说过“尽信书不如无书”。我初读火神的著作其实已经很早，当然最早接触的是《吴佩衡医案》《范中林医案》，只不过那时候不知道是火神而已。只知道他们擅于大剂量使用附片，但读后的第一感觉是不敢轻易地相信。不过，对于这些医家的辨证精妙之处我却留心记下来了，并在临床使用中获得了很多的成功。而就附片的剂量我一般情况下也就用10～15g，疗效也非常理想。

那么，我们该如何正确地看待这些病案呢？我的看法是，读案，首先要学习的是作者的辨证精神，掌握其辨证精妙之处。**中医的临床经验集、医案之类的书，有一个共同的弊病，就是记载的多是成功的案例，对于失手的病例，多不加记载，或者对于一些治疗过程中出现差错而后又获得好疗效的病例，赋予新说，强求新解，以掩其过！**

其实，吴氏的医案也存在这种情况，我们引用吕再生先生对吴佩衡先生在该院会诊的病例分析，就可知一二了。

“笔者有机会听到吴佩衡医师关于使用附子之理论，根据及其经验之讲演，并看到他在我院会诊之76病例，计92方（包括内、外、妇、儿及门诊病例），无一例不用附子，无一方不用附子，剂量少至一两，多至五两。经将近半载之观察，觉得大剂量使用附子确有探讨之必要。爰将 76 例 92 方中使用附子之情况，临床效果观察，及对大剂量使用附子有关问题，提出个人见解。错误之处，还祈同道不吝指正。

92 方中，使用附子（均为熟附片）的剂量如下表所示。

剂量	一两	二两	三两	四两	五两	合计
方剂	1	15	52	21	3	92

性别：男性 50 例 56 方，女性 26 例 36 方。

年龄：因方中多书“成人”两字，故难以分组列表。从可查明者统计，最小者为 2 岁，最大者为 78 岁。小孩 2 例，一用附片一两（2 岁），一用附片二两（三岁半）。最大者 78 岁一例亦用二两。

舌苔、脉象、病名等因方中无有记载，病历中亦只能处方，故从缺。

附子之煮熬时间及服法：附片均用开水煨煮 4 小时以上，再兑入药中混合分 3 次温服。

配伍情况：92 方中除附片外，共用药 65 种，其中配伍干姜者 92 方，剂量自三钱至三两不等，甘草者 82 方，肉桂者 69 方，桂枝者 48 方。

效果观察：疗效系根据患者主诉与经治医师临床观察两者结合而定，门诊病例主要依靠患者自诉。所有病例均同时结合西医治疗。

兹将疗效列表如下。

痊愈及显著进步	进步	无效	未服	不明	合计
5	22	35	3	11	76

副作用：除 11 例未能查明外，再除去因畏惧附子剂量过大而未服者 3 例，62 例中发生中毒及副作用者 7 例。其中，自觉症状改善但同时出现鼻衄者一例，停药后即消失，继服又出现。无效者有 6 例，出现副作用，其中舌、指、全身发麻者 1 例，发麻及面肿、全身浮肿者 2 例，面肿及全

身肿者3例。副作用率约达11.3%。”

并详细记录了吴氏所治失误案1例，资料齐全，当可信：“李某，男，30岁，已婚，四川人，某部司务长。住院号13103。西医诊断：肝硬化，胃穿孔，出血性肾炎。因腹胀如鼓，全身浮肿，心烦呕恶，口干欲饮，上腹部隐痛，头晕眼花，全身黄染，鼻衄频仍，不时呃逆，温度38.8℃，脉搏100次/分，呼吸24次/分，血压130/86mmHg。血常规：红细胞335万，血红蛋白10.7g，白细胞27000，中性粒细胞76%，淋巴细胞23%，嗜酸性粒细胞1%。尿中有蛋白，颗粒管型、红细胞及白细胞各少许。继则巩膜及全身出现瘀斑，精神烦躁，有肝昏迷之虞，而请中医会诊抢救。诊得脉弦，舌苔黄腻而燥，舌质青紫，乃水寒土湿，肝木郁结，寒水泛滥而成蛊胀气。处方：附片四两，干姜一两五钱，茯苓五钱，肉桂四钱，苍术五钱，猪苓四钱，泽泻三钱，另甘遂末三钱分3次服，连服3剂。上药用开水煨足4小时，分3次内服。服后患者诉全身麻木，胸闷心慌，烦躁异常，大喊大叫，间或处于半昏睡状态，舌缩不伸。经注射阿托品2/3支及静脉注入50%葡萄糖100mL，内服甘草解毒汤等急救措施后，效仍不著，一直至中毒症状出现后5小时，始全身发麻减轻，神志转清。至8小时后，舌及四肢末端麻木咸乃消失，原有临床症状依然，小便仍不利。后本例因肝昏迷不治死亡。”

从本文病案举例来看，患者脉、舌、症均系钱氏所述木郁为火、血虚火旺之说，其蛊胀亦属于热，所谓“诸腹胀大，皆属于热”，而绝非“寒水泛滥”。可知，故姜附下咽，产生了神昏烦躁、舌缩身麻等严重中毒症状。

吕氏并对吴氏的一些学术思想提出了个人不同见解，他说：“吴氏在讲演中自称平生最推崇丹溪学说，他认为天以日光明，人以真阳为主，阳气充足，则精神焕发，红光满面，食欲旺盛，因之朱氏学说中‘阳常有余’

是好现象，而‘阴’则是大敌，阴盛别百病丛生，举凡水肿、泄泻、痹证、闭经、阳痿、神经衰弱、肺结核……等皆是阳虚阴盛之结果。肺结核，顾名思义，是因肺之寒湿，经脉不通，阴寒凝结而成，若用乌附，热则流通，何结之有？故治宜以四逆为主，所以朱氏说‘阴常不足’是生理现象，是健康之本。我认为这是对朱氏学说的绝大误解。由于吴氏在‘贵阳抑阴’思想指导下，故治疗百病皆用附子。从本文 76 例来看，孩提孕妇，新病久病，禀赋强弱，方中均用附子、干姜。难道 76 例，皆是同一病机？……再本文附片副作用率达 11.3%，从手头现有资料来看，国内报告附子中毒文献有黄氏、俞氏、沙氏、陈氏等篇，其中除黄氏一文系发生在湖南者外，其余均系发生在云南昆明。俞氏文中且有不治死亡者。更甚者，若干医师，亦竟以敢用大剂量附子于临证而为荣……因此，个人认为附片大剂量之普遍、广泛应用，在部分地区、部分医师中甚至成为一种风尚，其危害之巨，不仅浪费药品，造成药材人为紧张，亦是对患者生命不负责任的表现，是对中医辨证施治的嘲弄，同时也是违反科学法则的。疾病的形成与发展，总是存在着正邪之间的矛盾，矛盾不同，疾病的性质亦不同。祖国医学辨证施治的实质，就是通过四诊八纲，求得疾病的主要矛盾，然后用不同手段来解决矛盾，而达到痊愈的目的。因此那种不区别事物间不同质的矛盾，要解决矛盾也难矣，而势必增加矛盾的复杂性。所以附子大剂量应用于一切病例，并非‘独具匠心’，而是不严肃、不负责的行为。”

初读吕氏之文，颇为震撼！亦为吕氏敢于对大名家的学术进行批评的勇气所叹服，更为其能够提供一个吴氏大剂用辛温的真实临床效果而感谢。我想，当今的“火神”追求者们读到此文应当有所感悟吧。

还有一种情况，亦需引起火神拥趸者们的注意。有的火神大家吹嘘，一生用附片数吨，未遇 1 例中毒的病例，这话很多人可能会信，为什么，要有中毒的病例还怎么称之为火神大家啊？但有一点请大家注意，在这些火神大家的著作中对附片的中毒解救却又谈得十分详细，充分地显示了其临床解毒的经验，倘若未碰一例中毒患者，又何来经验可谈！

因此，我们学习火神派的著作时，也应站在辩证思考的角度去接受和扬弃，对于大剂量使用附子要有正确的认识。**我的临床经验是：①辨证准确，确系阳虚阴盛；②不可轻易盲目地使用大剂量附子，非重症不可以；若病情允许，应以常规剂量起始，根据病情变化，逐渐加量；③药物要煎煮到位；④要善于配伍，使最小剂量的附子发挥最大的作用。**

第5讲　精研伤寒的大家范中林

范中林（1895—1989），四川郫县（现为成都市郫都区）太和镇人。蜀中现代名医，曾师从潘竹筠等名医。潜心于《伤寒论》的研究，主张“伤寒之中有万病，仲景约法能合诸病”，临床上擅用伤寒方，依据六经辨证将伤寒方广泛用于内外妇儿科病症。著有《范中林六经辨证医案选》，临床尤以舌诊见长，用药悉本《伤寒论》，组方严谨，以药精量重为特点。从学者甚众，成都唐步祺先生为其早期弟子。

当今火神派宣扬其治病“但扶真元”“善用姜附”，而对其擅治“少阴证”之外，亦擅治伤寒其他各经病，多不做介绍，更少有介绍其对《伤寒论》寒凉之剂娴熟运用的经验。

范中林先生，乃四川名医，潜心于《伤寒论》研究，善用经方。不仅善于将六经辨证运用于外感病治疗，同时也擅长将六经辨证运用于内伤杂病的治疗，赞同“仲景之法，能约万病”，主张“伤寒之中有万病，仲景约法能合诸病”。其著作《范中林六经辨证医案选》记载了其临证治疗的69个内外妇儿病案，均用伤寒方治疗，可见其深得仲景之心法。

张存悌先生是当今对火神派研究十分精深的医家之一，他对《范中林六经辨证医案选》中附子的用量做过统计，该书“以附子为主的案例计36个，初诊方中用30g者9例，用60g者17例，用120g者10例。最大剂量如治 11 岁患儿黄某下利虚脱案，初诊用附子 120g，复诊加至 500g（用鸡汤煎煮），半个月内累计用附子6 500g，随访30年，未见不良影响。火神派最大的用药特点就是善于应用大剂附子，范氏在这方面十分突出，其用量少则30g，多至60g、120g甚至更多”。

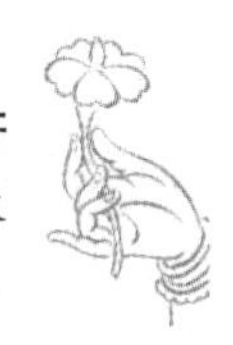

必须指出的是，读者不能把范氏大剂量使用附子作为临证盲目大剂使用桂、附、姜的理由，对范氏使用大剂量附片应有理性的认识，包括范氏行医的地理气候、风土民情、饮食习惯、病证特点等，其中最重要的是要对范氏使用辛温药的学术渊源、用药前提、使用技巧加以分析，方能正确地把握其用药之真谛。

一、法宗仲景，善用经方

通览《范中林六经医案选》可以发现，范中林的深厚学术功底仍在于其精研了《伤寒杂病论》，书中各医案都可见到其受仲景学术的影响，编排体例也是遵从伤寒六经辨证体系的。众所周知，六经辨证具有普遍的指导意义，无论是外感病，还是内伤杂病，都可运用六经辨证，倘若辨证精当，施方合乎法度，常效如桴鼓。俞根初说："以六经钤百病，为确定之总则。"而范氏则主张"伤寒之中有万病，仲景约法能合诸病"。

范中林先生临床上善用伤寒方，依据六经辨证将伤寒方广泛用于内外妇儿科病症，其运用六经辨证诊治疾病主要依据两个方面。

（一）伤寒提纲证

作为对病证发展规律的精要概括，六经提纲可作为辨证的主要依据，有是证即属是经，即可用该经之方药，如郭某太阳发热证案（长期低热案）。

案1　太阳证发热（长期低热）

郭某，女，24岁。北京某医院医务人员。病史：近3年来，常间歇性低热。1976年3月，感冒发烧，曾服用感冒冲剂、四环素等药。其后经常自觉畏寒发热，常患扁桃体炎和关节痛。腋温一般在37.4～38℃，偶尔在38℃以上。曾查血沉25mm/h，其他如白细胞和基础代谢均正常。注射卡那霉素后，热暂退，但始终呈间歇性发作。自1978年初以后，每日皆发热2

次，体温在 37.5℃上下。虽经治疗，未愈。1979 年 3 月 1 日初诊，今晨自觉畏寒发热，测体温 37.4℃，畏寒发热、身无汗，两膝关节疼痛，面色正常，唇淡红，舌质淡红而润、微紫暗，苔黄夹白较腻，脉浮紧。此为太阳伤寒表实证，法宜开腠发汗、安中攘外，以麻黄汤主之。处方：

麻黄 10g，桂枝 6g，甘草 18g，杏仁 15g。2 剂。

二诊：3 月 3 日。服药后，身觉微汗出，恶寒减，舌紫暗渐退，苔白滑根部微黄，脉细微缓。尚有轻微发热，病仍在太阳。服麻黄汤后，发热恶寒皆减，但现身汗出，脉微缓，营卫失和之象。法宜通阳解表，调和营卫，以桂枝汤加味主之。处方：

桂枝 10g，白芍 10g，炙甘草 6g，生姜 60g，大枣 10 枚，白薇 12g。3 剂。

三诊：3 月 8 日。上方服 3 剂后热退。2 日来未再低热，体温 36.7℃，膝关节偶尔有短瞬疼痛，微觉头昏，梦多，余无明显不适，舌脉均转正常。再少进调和营卫之剂，巩固疗效，并嘱其注意饮食起居，避免病情反复。

7 月 17 日随访，患者述自第二诊服药后低热退，至今未再复发，自觉一直良好。

此患者症见“畏寒发热、身无汗，两膝关节疼痛……脉浮紧”，正与《伤寒论》中“太阳病，头痛发热，身疼腰痛，骨节疼痛，恶风，无汗而喘者，麻黄汤主之”相符，发病之初，原为外感风寒之邪，其病虽有三载，但仍表现为太阳表实证，范氏认为并未传经，治仍当发其汗，首诊以麻黄汤发汗解表，得微汗后以桂枝汤调和营卫，三年沉痼之疾，数剂而效。并认为传经并不以时日为拘，临床但见其证即用其药，可谓见识非同一般。

（二）脏腑经络相关

对于临床上某些没有典型提纲见症，根据中医理论体系中与之相关的脏腑经络，进而依据本脏腑经络关联，判断为某经证。如太阴痰咳案，《伤寒论》太阴病提纲中本无痰咳证候，由于痰咳与肺相关，而肺属太阴，故治疗即从太阴（肺脾）入手。

案2　太阴证痰咳（慢性支气管炎）

李某，男，5岁。北京某所干部之子。病史：出生不久，即患支气管炎。1～4岁时，曾先后在北京某中医院住院治疗。因缠绵不愈，身体益弱，经常感冒发烧，咳嗽反复加重。1978年7月来诊，按太阴证痰饮咳嗽论治，两诊痊愈。

初诊：患儿咳嗽已一年多，频频发作。痰清稀，睡时可闻痰鸣声。食纳不佳，面萎黄，体瘦。舌质偏淡，苔白滑腻。触双手，肌肤微冷，此为手足太阴两脏同病，水饮久留不去，上干于肺，致常年痰咳不止。法宜温化水饮，降逆止咳。以小半夏加茯苓汤加味主之。处方：

法半夏10g，生姜10g，茯苓12g，紫菀6g，款冬花3g，甘草3g。2剂。

二诊：服上方2剂，咳嗽减，痰鸣消；但仍吐清稀痰，上方损益再服。处方：

法半夏10g，干姜6g，茯苓12g，甘草6g。

1979年5月24日追访，患儿家长说：“经范老治愈，去冬今春再未复发。”

“五脏六腑，皆令人咳，非独肺也”（《素问·咳论篇》）；患儿面黄、体瘦、食少、肢冷，舌质偏淡，皆太阴脾为湿困，失其健运，化源衰少之证。而咳痰稀薄，苔白滑厚腻，又为痰湿内蕴，为病在手太阴肺之象。加以卧则痰鸣，显系寒饮上泛喉间，呼吸之气激发使然。故范氏以“太阴病”治之，首责于手足太阴皆为水湿所困，投以小半夏加茯苓汤，为振奋阳气，化饮降逆，其治在太阴脾；加紫菀、款冬花者，更增消痰下气之效，其治在手太阴肺。

二、擅用温药，亦擅用寒

《范中林六经辨证医案选》共收录医案 69 例，其中属三阴证或合并三阴证之医案 45 例，广泛使用了四逆汤、理中汤、麻黄附子细辛汤、当归四逆汤等。后世研究范氏学术经验者，每多总结其擅用温阳之剂的经验，而对于其使用寒凉之剂的学术思想却似乎有意略而不谈，但不可忽视的一点是，这与有关验案的收录与整理者的文献收集有关，**并非系范氏重温阳而远寒凉**。其实，范氏作为伤寒派的大家，在临床上是十分重视辨证用方的，真正做到了“有是证，用是方”。

尽管《范中林六经辨证医案选》中有关使用寒凉方剂如白虎汤、大承气汤、大柴胡汤、大陷胸汤等的验案不多，然而从中我们仍然能够看到其对《伤寒杂病论》中寒凉之剂的娴熟运用。现择其验案数则，以供读者更加全面地了解范氏的学术思想。

案 3　阳明证高热痿躄

张某，女，24 岁。1960 年 10 月某日于田间劳作后，自觉身热头痛，周身不适，入夜尤甚。次日，某医院按感冒论治，后改服中药，反复汗出，而热势不减。十余日后忽感下肢萎弱无力，难以移步，遂求诊。时见蒸蒸发热已十余日。下肢痿软，步履艰难，甚至难以站立。自觉口干烦渴，身热汗多，不恶寒，反恶热。面赤，舌质鲜红少津，无苔，脉洪大。断为阳明高热不退，肺胃气津两伤，以致筋骨失养成痿。法宜泄热润燥，补气生津，以大剂白虎人参汤加味主之。

知母 60g，生石膏 120g，生甘草 15g，粳米 30g，北沙参 60g，竹茹 30g，灯芯草 1g 为引。2 剂。

连服 2 剂，1 剂热势衰，2 剂高热退，渐能独自行走。遂停药，嘱其注意调养，旬日痊愈。

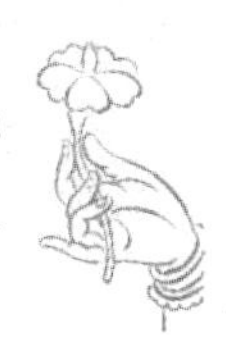

患者身大热、汗大出、大烦渴、脉洪大，所谓阳明“四大”俱备。脉洪大为阳明内热炽盛，热邪扰于内则作烦，热盛耗津则口大渴。加以患者面赤、舌红、口燥，皆为病邪在里，阳明热盛之象。因其阳旺邪盛，津液大伤，致使筋弛不收。同时，足阳明胃之津液亏耗，则脾不能为胃行其津液，而脾之大络络于肺，自不足以濡润手太阴肺，正如《素问·痿论篇》所谓：“肺热叶焦，发为痿躄。”阳明经证热盛伤津，故取《伤寒论》中的白虎加人参汤主之。

本例重用石膏，清阳明独盛之热；佐知母之苦寒而凉润，既清炽盛之邪热，又复亏耗之真阴；用北沙参，取其养胃生津之功；加竹茹，增强除胃热止烦渴之效；再以灯心草少许，引上部郁热下行。

案4　少阳证发热

杨某，男，54岁。成都市居民。1960年10月来诊。近2年来，每日早餐后发热，体温38℃左右，汗出较多，持续约2小时，热退汗止，即觉畏寒。每日如此。头晕眩，口苦咽干，胸胁满，心中烦躁。舌质红，苔白微黄腻，脉弦数。经某医院检查，发热原因不明，治疗未见好转。此为少阳证发热，法宜和解少阳，以小柴胡汤加减主之。处方：

柴胡24g，黄芩10g，法半夏15g，沙参15g，甘草10g，知母15g，石膏30g，牡蛎24g，陈皮9g，茯苓12g。1剂。

上方服1剂，热退，诸症悉减。嘱其停药，调养数日而愈。其后，患者与范老常来往，知其病未复发。

原按说：此证口苦咽干，头晕眩，往来寒热，胸胁苦满，心烦，脉弦，少阳脉证十分明显。病虽迁延2年，正如《伤寒论》所称“柴胡证仍在者，先与小柴胡汤”。又发热汗出，口渴，舌红，为兼有郁热之象，故去姜、枣，加知母、石膏以清之。又因胸胁苦满较甚，夹有湿邪，加牡蛎、陈皮、茯苓，以渗湿，化滞、散结。

案 5　少阳证癫狂

吴某，女，43 岁。四川省郫县团结乡小学教员。病史：长期失眠多梦，易动怒，多气郁，偶有神志恍惚之象，某医院曾诊断为“神经官能症”。1974 年 9 月，因工作与同志争吵，一怒之下，突然昏倒。苏醒后，神志不清，语言错乱，亲疏不分，见人骂詈不休。急来求诊，按少阳证癫狂论治，两诊而愈。

初诊：刚进诊室，就将医生和患者大骂一通，语无伦次。胸闷，阵阵呃气，眼神微呆滞，面赤，唇红，便秘；脉弦数，舌质红，苔微黄而腻。此为少阳证癫狂，法宜和解泄热，重镇安神，以柴胡加龙骨牡蛎汤加减主之。处方：

柴胡 12g，龙骨 60g（先煎），黄芩 12g，党参 12g，桂枝 6g，茯苓 12g，法半夏 12g，生大黄 10g（后下），牡蛎 60g（先煎），大枣 15g，赭石（先煎）60g。

原按：患者初起病轻，仅有失眠易怒，心神浮越，微现癫病之象。由于失治而导致病情加重，肝气郁结，郁久化火；偶遇情绪激动，胆火上冲；心气不镇，神志顿为之昏乱，遂发为癫狂。其面赤、舌红、脉弦数，参之上述诸症，可确诊无疑。《伤寒论》的柴胡加龙骨牡蛎汤，本用治太阳伤寒因误下后，胸闷惊烦、谵语等症。后世常以此方，治狂痫诸病，今验之临床，确有效验。

二诊：服 2 剂，夜可安睡，神志渐清，呃逆亦止，守原法加减续服。处方：

柴胡 10g，龙骨 30g（先煎），黄芩 10g，党参 10g，茯苓 12g，法半夏 12g，牡蛎 30g（先煎），赭石 30g（先煎），钩藤 12g，夏枯花 12g，甘草 3g。

上方服 3 剂，病愈。1979 年 7 月 24 日追访：从病愈以来，再未复发。

案6 阳明证臌胀

范某，女，22岁。成都市龙泉区长风乡，农民。病史：2岁时开始患腹胀，其后发展到全身皆肿，肌肉变硬。下阴常流黄水，臭味异常。十多年来，病魔缠身，其父为之四处求医，未见显效。1969年8月，前来就诊，按阳明腑证论治，服药2剂后基本治愈。刻诊：腹胀如鼓，胸胁满闷，皮色苍黄；全身肌肤胀硬，大便常秘结，所下如羊粪，已4日未行；下阴不断渗出臭黄水；舌质深红，苔黄燥，脉沉实有力。此为阳明腑证兼水热互结，法宜峻下热结，兼逐积水，以大承气并大陷胸汤加味主之。处方：

生大黄18g，厚朴30g，枳实30g，芒硝30g，甘遂1.5g（冲服），芫花1.5g（冲服），桑白皮60g。

先服1剂，泻下燥屎十余枚，并臭秽黄水甚多，腹部硬胀消失大半。续服1剂，胸腹肿胀皆消，全身肌肤变软，下阴外渗之黄水亦止。因自觉病势顿减，加以客居成都，经济困难，遂自行停药回家。不久患者邻友来告，已康复如常。1979年7月追访，病愈后结婚，并生一子。10年来身体一直很好。

原按说：患者虽病程颇长，因正值青春，素体阳旺。胸腹胀满，皮色苍黄，大便秘结，舌红苔燥，脉沉实有力，显然属阳、属热、属里、属实。正所谓“大实有羸状”，再观之大便硬结如羊屎，几日未行，应为阳明腑实，痞满燥实俱备无疑。然此证又现全身肌肤肿胀，从心下连及少腹，胀满尤甚，同时下阴流黄水而恶臭，皆为热结水积之象，即燥热结胸之证。由此形成阳明腑实为主，太阳结胸相兼，邪实病深，错综复杂之局面。热结须峻下，积水宜攻逐，病重不可药轻。因此，大承气与大陷胸汇成一方，大剂猛攻之，取其斩关夺隘之力。

案7 太阳阳明证结胸案

钟某，男，45岁。有胃痛病史。月余前曾感受风寒，自觉身体不适。

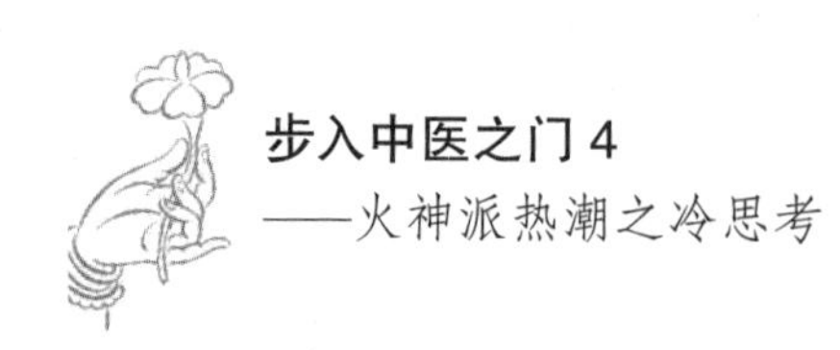

面部及全身浮肿，皮肤明显变黄，胃脘及胸胁胀痛，大便秘结，曾按胃痛治疗，病势不减。1960 年 10 月来诊。

一诊：胸胁及胃脘疼痛，胸脘之间触之微硬而痛甚，胸部如塞，呼吸不利，口渴不欲多饮，大便已 3 日未行。舌质红，苔白黄腻。此为太阳阳明证结胸。法宜泄热逐水，破结通腑，以大陷胸汤主之。

大黄 3g，芒硝 3g，甘遂 3g（冲服）。1 剂，日分三服，得快利，止后服。

二诊：服 2 次，得微利；3 次后，得快利。胸胁及胃脘胀痛顿减，浮肿及余症明显好转。遂停服上方，少进清热化湿之品，以善其后。约半个月病愈，半年后追访，身体已康复。

结胸证，多因误下邪热内陷，或未经误下，邪热内入与水饮相互搏结而形成。“脉沉而紧，心下痛，按之石硬”是大结胸证的三个主症。但据范老临床经验：太阳阳明、少阳阳明，不经误治，亦可传经转实。本例太阳阳明证，未经汗下，故属未误治之传经，故其亦据其证用大陷胸汤取效。

通览《范中林六经辨证医案选》，我们可以发现，范氏治病悉遵仲景之法，不仅对三阴证有很深研究，其对三阳证同样也研究精深，阅读以上几例病案我们可以发现，其不仅擅用姜、附温阳，同样，亦极擅用清、和、下法。《范中林六经辨证医案选》中三阴证病案多，并不说明范氏重阳而不重阴。据此，我们可以得出一个明确的结论，范氏虽擅使用大剂量的附、桂，但从未离开辨证的前提。这与目前有些“火神”大家们的做法有霄壤之别。现在有些医家将温阳一法凌驾于八法之上，不加辨证地乱投桂附辛温之剂，实是害人不浅。更有著书者，研究火神派的经验时，对擅用附桂的医家们，一味地强调他们的学术思想为重视元阳，而对其强调辨证的学术思想却有意避而不谈，更不用说引用其使用寒凉的精彩案例了，使初学中医者误入歧途，实是令人痛心。

三、用温思想分析

范氏擅用大剂附子，但并非一味蛮干，而是既有胆识，又很审慎，积累了丰富的变通之法。

（一）大剂附桂使用的前提是精确辨证

范氏除擅用《伤寒论》四逆辈方剂治疗阳虚欲脱、脉微绝的典型四逆证外，同时还将四逆辈方剂广泛地用于一切阳虚阴盛之患者，但其**前提仍是精确辨证，并非万病都用辛温之法**。范氏认为："在临床上如何准确地、灵活地运用四逆汤，**关键在于严格掌握阳盛阴虚疾病**的基本要点。除阳虚欲脱、脉微细等典型的四逆证证候外，其辨证要点大体上包括舌质淡白，苔润有津；面色晦暗无泽；神疲，恶寒，四肢清冷，口不渴，或渴而不思饮，或喜热饮；大便不结，或虽大便难而腹无所苦，或先硬后溏，夜尿多，脉弱等。"且明确指出必须"在准确辨证的前提下"，并非不加辨证地使用温阳药物治百病，这与当代的"火神"们一味强调"扶阳"，不加辨证地大剂量使用辛温之品有着明显的区别。

（二）附子的用量必须恰如其分

范氏虽然擅用附桂，但并非不加分析一味大剂量使用，其经验是："在准确辨证的前提下，还**必须严格掌握用药配伍和剂量轻重。附子用量必须恰如其分**。"

范氏经验，"附子用量应针对病情恰如其分，并须久煎1.5小时以上。附子无姜不燥，干姜的用量亦须灵活掌握。在阳虚阴盛而未至四逆证候，舌质虽淡而不甚，苔虽白而不厚的情况下，干姜可酌情少用；反之可多加，直至与附子等量。甘草的用量不超过附子的一半，大体与干姜相等"，这是我们学习范氏经验不可忽视的一个地方。

（三）讲究附子服用之法

范氏使用附片独有心法，通览《范中林六经辨证医案选》全书，我们可以总结出下面几点。

1. 间隔用药　使用大剂附子，有时出现皮疹等反应，则暂时停用附子，改为他药。待皮疹消退，再用附子，此时则采取间隔用药法，即服四五剂，停用几天再服，间断服药，既要治病，又要避免蓄积中毒。傅某嘴眼畸形案等就是这样处理的。

病案8　嘴眼畸形案

傅某，男，15岁。学生。1975年1月25日初诊。患儿嘴唇翻翘，高高努起。双眼上胞浮肿，眼珠微突，似睁似闭。神情忧郁，沉默寡言，坐立不安。纳差，便溏，四肢清冷，面色萎黄；舌质淡，边缘有齿痕，少苔。

范老沉思良久曰："此病罕见，应属足太阴寒邪凝滞，脾阳受戕；并因失治误治，损及少阴心肾，试投四逆汤以温之。"处方：

制附片30g（久煎），干姜30g，炙甘草18g。4剂。

二诊：1月29日。服药后无不适之感，诸症无明显变化。中州沉寒已久，坎宫生气衰弱亦甚，宜四逆与理中合剂，损益续服。加肉桂、辽细辛，以增峻逐寒凝之力。处方：

制附片30g（久煎），干姜30g，炙甘草18g，白术18g，茯苓15g，上肉桂10g（冲服），辽细辛3g。4剂。

三诊：2月5日。食欲略增，睡眠稍好。中焦沉寒，必致气血生化乏源，阴阳俱虚。在温里逐寒、峻补命火之同时，亦须调补阴阳，培土益气。拟黄芪建中汤再服。处方：

桂枝10g，白芍10g，炙甘草3g，生姜30g，大枣10枚，黄芪15g，饴糖60g（兑服）。10剂。

四诊：2月19日。食纳增加，神靡恍惚之象好转，不再用嘴触墙壁。

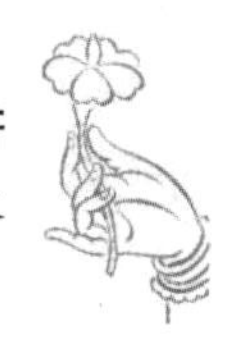

但唇翻眼鼓，上胞浮肿，仍无改变。此为脾僵土亏，阳衰阴盛，寒湿凝聚，蕴积已深，改投大剂四逆。加桂枝、麻黄，并重用生姜，通凝聚之寒湿，开气血之痹阻，使之外达；因重用干姜、附片，则无发汗伤阳之虞。再加童便为反佐，引药下行，兼取其消淤之效。处方：

制附片120g（久煎），干姜60g，炙甘草30g，桂枝18g，麻黄18g，生姜240g，童便为引。

五诊：2月28日。皮现红疹，眼胞浮肿略消，神情呆滞好转，余症同前。改用自制不二丹，开窍散瘀。另加砂仁30g，白豆蔻30g，草果30g，共为细末，饭后冲服少许，健脾行气，温中燥湿。

六诊：3月9日。红疹消，食纳增，病情稳定。再以大剂四逆汤加味，大补命火，峻逐阴寒。处方：

制附片120g（久煎），干姜60g，炙甘草60g，桂枝30g，麻黄12g，生姜60g，童便为引。3剂。

七诊：3月13日。便溏、肢冷好转。入睡后，唇翻嘴翘之象略平。再以黄芪建中汤，调补阴阳，培土益气。处方：

桂枝10g，白芍10g，炙甘草3g，生姜30g，大枣10枚，黄芪30g，饴糖60g（兑服）。8剂。

八诊：3月26日。病情无明显变化，为增强通阳行气之力，重用桂枝，再加葱白；为峻补命门，益火消阴，制附片加至250g，另加上肉桂以助之。汤剂共服30余剂。间服砂仁、白豆蔻，以增温中健脾之效；再配合服自制“坎离丹”，调补阴阳，温肾逐寒，养心安神。

处方一：制附片250g（久煎），干姜120g，甘草120g，桂枝30g，上肉桂10g，葱白250g。

处方二：砂仁30g，白豆蔻30g，共研细末，饭后冲服2g。

处方三：川附片三份半，上肉桂一份，真琥珀二份，柏子仁二份，飞朱砂一份，麝香半份。共研细末，水打丸。每日1次，每次3～4粒。

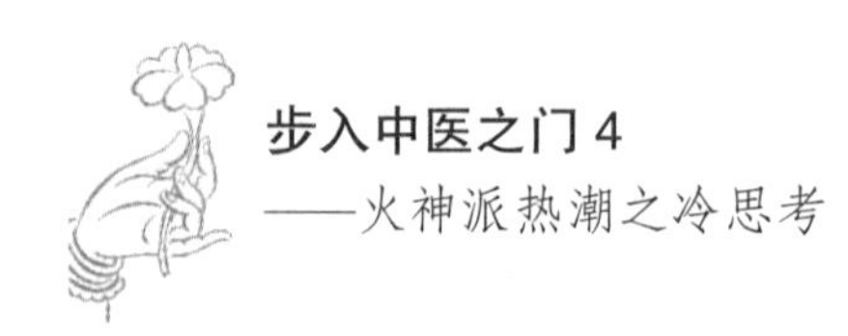

九诊：5 月 8 日。唇翻嘴翘、眼胞浮肿显著消退，神情举止日渐正常，畸形怪状基本消失。舌质稍现红润，苔薄白，边缘略有齿印。阳气渐升，出现沉疴向愈之佳兆，虑其脾僵肾寒日久，宜四逆、理中加味续服。处方：

制附片 120g（久煎），干姜 60g，炙甘草 30g，白术 18g，茯苓 20g，黄芪 20g，红枣 30g，上肉桂 10g（冲服）。服 4 剂，间隔数日再服。

十诊：10 月 20 日。上方随证加减，服 40 余剂，诸症愈。遂停药，以自制不二丹养心安神、化瘀通窍、燥湿健脾，缓缓服之。并注意忌食生冷，以巩固疗效。

原按云：此例太阴少阴证嘴眼畸形，临床诚属罕见。中医学认为：眼胞属脾，脾主肌肉，肌肉之精为“约束”（即眼轮匝肌）。《素问・五脏生成》又明确指出：“脾之合肉也，其荣唇也。”《素问・六节脏象论》云：“其华在唇四白。”今患儿眼睑浮肿，嘴唇翻翘高努，参看食欲不振，面色萎黄，少苔，显系脾阳衰败，阴寒凝聚，外现为眼胞与嘴唇之病变，甚则呈僵鼓之异状，不能收缩自如。故证属足太阴，患儿阳气之伤，阴寒之甚，还表现为四肢清冷，神靡，烦躁，失寐，甚则神态呆滞，举止异常。参之舌象，此为太阴寒极，传及少阴，心肾皆伤。

仲景治疗“其脏有寒”，正法即“当温之”，主方不外四逆辈。故本例首选四逆汤，并理中合剂，或间服建中者，皆温之、补之之意。可见疾病纵然千奇百怪，人之形脏又厚薄虚实不一，但归根到底，仍不离三阴三阳之传经变化规律。诚然，若临床掌握这一根本，“虽未能尽愈诸病，庶可以见病知源”。常见之病如此，罕见之怪证焉能例外！

2. 增减用量　各案初诊方大都用小剂量（通常是 30g），试效后再增加用量，一般是翻番加倍。取得显效后，再减量改为初诊方，所谓“阳气渐回，则姜附酌减”。这样既防止蓄积中毒，又体现了“大毒治病，十去其六”的经旨，如宋某甲状腺左叶囊肿案就采用了此法。

病案9　甲状腺左叶囊肿案

宋某，女，36岁。体质素弱，常患感冒。1977年5月，患外感咳嗽，服清热止咳中药数剂后，表证解。越数日忽发现颈部左侧有一包块，约2cm×3cm，触之稍硬，随吞咽活动，无痛感。自觉心累，无其他明显症状。某医院诊断为甲状腺左叶囊肿，建议手术未允，同年7月求诊。初诊：左侧颈部出现包块已2个月。神疲乏力，食欲不振，入夜难寐，手足清冷，恶寒，头昏。舌暗淡，苔淡黄而腻。认为此属瘿病，主证在少阴，兼太阳伤寒之表，法宜扶正祛邪，温经解表，以麻黄细辛附子汤加味主之：

麻黄10g，制附片60g（久煎），辽细辛6g，桂枝10g，干姜、甘草各30g。

上方服3剂，包块变软，心累乏力略有好转。药证相符，重剂方能速效。上方姜、附、草三味加倍，再服3剂。包块明显变小，舌质稍转淡红，苔黄腻减。又以初诊方续进10剂，包块逐渐消失。

评析：范氏认为，患者颈侧包块，触之似有硬结，不与皮肤粘连，皮色如常，随吞咽而动，系瘿病证候。此乃风寒湿邪先袭太阳，日久深入少阴，表里同病。阳气渐衰，寒凝气滞，日益壅于颈侧而成结（瘿）。故此案未泥于一般瘿肿多属痰气郁结，未用一味软坚散结套药，而是从太阳少阴证论治，温经解表，以畅气血；通阳散寒，以开凝聚，同样收到消瘿散结之功，充分体现了范氏"伤寒之中有万病，仲景约法能合万病"的主张。

此案三次投方用药内容未变，但药量增减变化颇有深意。二诊时"包块变软，心累乏力略有好转"，认为"药证相符，重剂方能速效，上方姜、附、草三味加倍"，在取效的基础上，加重药量，可谓有胆识；三诊时"包块明显变小"，又减量改回初诊方，可谓审慎，体现了药随证转，"大毒治病，十去其六"的经旨。

3．善用变通之法　临床阳虚脱之症，常病情极为危重，需用四逆辈回阳救逆，然附子辛温有毒，需久煎，急救之时多有掣肘。范氏对此情

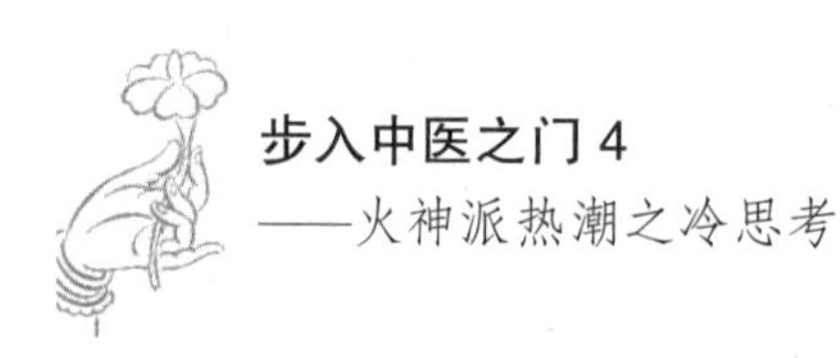

况，采用变通之法，先投以甘草干姜汤，辛甘合用，专复胸中之阳，肺气得温，呼吸通利，而垂绝之阳不致立断。然后再以大剂四逆加参，回阳益阴，救元气于垂绝之乡；加童便引阳入阴，使阳昌阴和而回生。此较李可先生用附片救治危重患者边煎边服安全得多，颇堪为法。其案治疗经过如下：

病案10 少阴寒厥案

王某，男，28岁。成都市某厂工人。久病治疗约半年，疗效不显，食欲日减，形萎神衰。虽七月炎暑，穿绒衣，夜覆被，仍觉不暖。后就地改请他医治疗，至次年四月，病势更加沉重。某日突然昏厥，家人误认为暴死，待殓。此时范老恰在邻舍诊病，有人遂请前往诊视。症见：面色苍白，唇乌，四肢厥冷。当即用细灯芯探试鼻息，略有微动。触胸窝，微热尚存。切脉，似有似无。范氏处二方。范氏断证属少阴病阳衰阴盛已极，尚存一丝微阳，有顷刻欲脱之危。应急投四逆汤驱阴回阳。但附子须久煎，恐失救逆之机，故先投以甘草干姜汤，辛甘合用，专复胸中之阳，肺气得温，呼吸通利，而垂绝之阳不致立断。然后再以大剂四逆加参，回阳益阴，救元气于垂绝之乡；加童便引阳入阴，使阳昌阴和而回生。

处方一：炙甘草30g，炮干姜15g。

处方二：炙甘草60g，干姜120g，制附片120g（久煎），党参45g，童便为引。

令其家人，将以上两剂药，同时急火分罐煎煮。先取首方煎好之汤剂半盅，频频灌之。服后约一刻钟，患者逐渐发出轻微鼻息声，手足微微蠕动。待二方煎成，又立即灌服。药后2小时许，慢慢苏醒，神志逐渐清楚。其后以温阳之剂缓缓调理，共服两个月余，诸症消除，身体复原。

另一擅用附片的著名医家李继昌治疗一亡阳危重症时，在仓促之际，灵活变通，就地取材，先济其急，亦使用同样的处理方法，颇堪吸取。《李

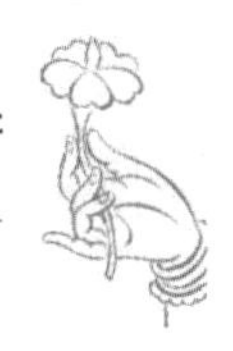

继昌医案》记有一案：尹某，男，35岁。表虚伤风，却一汗再汗，以致大汗亡阳，症见冷汗不止，腹中扭痛，两足厥冷，难以伸缩，并作呕吐。李氏因思仲景有甘草干姜汤复阳之旨，即将患者家存老干姜两块，1两余。摧火煎汤令其先服，再拟方回阳固脱。这就为之后的治疗赢得了时间，是最终获救的重要原因。

（四）不夹阴药——但有善后之法

郑钦安在《医法圆通》的"阳虚一切病证忌滋阴也"一节中明确表示："凡阳虚之人，多属气衰血盛，无论发何疾病，多缘阴邪为殃，切不可再滋其阴。若更滋其阴，则阴愈盛而阳愈消，每每酿出真阳外越之候，不可不知。"范氏在投用姜附热药之际，亦讲究单刀直入，不夹阴药，显示了火神派的这一独特风格。查其医案中初诊选用理中汤、桂枝汤、真武汤、小青龙汤等方时，一般均去掉方中的人参、白芍、五味子等阴药。推其用意，嫌其恋阴，不利于阴盛病机，这一点可以说是很好地继承了郑钦安的学术思想。

但与郑氏不同的是范氏注重善后之法，对久病阳虚阴盛病症，用大剂姜附取得显效后，一般加入人参、枸杞子、冬虫夏草等甘平调补之品，**以求阴阳平衡，或者以丸剂缓图收功，体现了阳复之际滋阴善后的观点。**下面一案转方即可窥其一斑。

病案11　少阴证头痛案

张某，症见头暴痛如裂，不敢睁眼，兼见心烦、气短、四肢厥逆、面色青暗萎白，舌质淡而暗，边缘有明显齿痕，苔灰白薄润，脉沉微。断为真阳不能内守，少阴阳衰阴盛头痛，有阴阳格拒头痛。法宜通脉回阳，宣上通下，先以白通汤逐阴回阳，葱白60g，干姜30g，制附片（久煎）60g。

4剂后，头痛缓解，精神好转，以四逆汤加**枸杞子、菟丝子**等味温阳驱阴，兼以调和阴阳。制附片（久煎）60g，干姜30g，炙甘草20g，生晒参30g，炒白术30g，茯苓30g，上肉桂15g，宁枸杞20g，菟丝子30g。

（五）正确鉴别附片用后反应

附子临床若使用不当，极易出现毒副反应，如何区别服药后的正常反应和不良作用，范氏对此独有心法："阳虚阴盛之人，初服辛温大热之品，常有心中烦躁，鼻出黑血，喉干，目涩或赤，咳嗽痰多，面目及周身浮肿，或腹痛泄泻，或更加困倦等，此并非药误，而是阳药运行，阴去阳升，邪消正长，从阴出阳之佳兆。**服药后比较理想的反应，是周身暖和，舌质和面色均现红润。此时即可用少量滋阴之品，以敛其所复之阳，阳得阴敛，则阳有所依，自然阴阳互根相济，邪去正安**。"从这段话我们可以明白，如何区别服用附片后反应是正常的还是不良的，关键在于是否有阳回之象，"周身暖和，舌质和面色均现红润"是其辨别要点。这与目前有些火神的追捧者，不加分析地把药后出现的所有状况都归为"排病反应"迥然不同。"排病反应"之说实是误人不浅，网络上时有持"排病反应"之说，不加辨证地坚守大剂桂附引起不良反应的报道，应当引起当今火神拥趸者的重视。

如使用附子出现皮疹等反应时，范氏常改为他药，或停用几天后再用，且间断服药，既要治病，又防蓄积中毒。可见其并非不加分析地将附子服用后出现的症状都定为所谓的"排病反应"。严格地说，大量使用附子出现皮疹应当归为辛温之药的毒性反应，范氏之说来源于临床，当引起重视，笔者就曾碰到类似病例。下面看此案的整个治疗过程。

这个患者来自深圳，是个网诊的病例（友情提示：网诊四诊不全，不宜提倡）。其治疗全是靠电话和信件了解四诊必需的资料，当然脉诊缺，舌诊靠数码照片，下面是家属提供的资料。

2008年1月9日初诊：黄某，男，73岁。2001年因冠心病急性广泛前壁心梗，装2个支架（前降支，回旋支）。因溶栓时间过晚，部分心肌

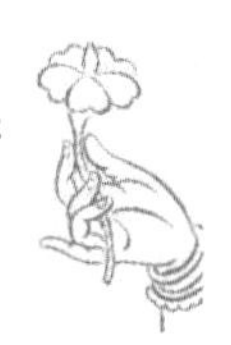

坏死，不可逆。心功能很差，心衰。因心率过缓，房室传导阻滞Ⅲ度，2007年11月5日安装单腔起搏器于右心室（因有房颤）。现症见：平卧不能入睡，喘息，呼吸困难，咳泡沫痰，有时痰中有粉红血丝或瘀血块，但不多，四肢不温，畏寒，双脚浮肿，尤以右脚为主，肿至膝关节，时间约有一个半月。大便每天2～3次，软便，偶尔次数稍多。超声显示：肝脏轻微淤血，腹部无积水。

既往有磺胺过敏史；有高血压病史，现药物控制，血压为100～120/70～80mmHg；有糖尿病病史，现用胰岛素控制，餐前5～6 mmol/L，餐后9～11mmol/L；前列腺肥大增生，排尿困难，特别在22点至凌晨1点，现口服“保列治”。肾功能差，肌酐130～140 μ mol/L，尿素氮10mmol/L左右，尿酸600 μ mol/L。

现正住院接受西医治疗，近3日，每天服速尿和安体舒通各120mg利尿治疗。每天水分摄入约1600mL，排出2000mL左右，但腿部不见消肿。双腿做了彩超，结论是血管没有明显堵塞现象，动脉血管有粥样斑块。

心脏超声显示（深圳市人民医院200712260017）：LV71mm，LA51mm，RV37mm，LVEF15%，FS14%。结果提示全心扩大，左室心尖部、前间隔（心肌纤维化）及前壁心肌病变，左室舒张及收缩功能显著降低，轻中度二、三尖瓣反流，右房压及肺动脉压增高，主动脉硬化，起搏器位置正常。

B超（深圳市人民医院200712240004）示：肝淤血。

胸片（深圳市人民医院X148744）示：双下肺感染，左侧少量胸腔积液。

传来的数码照片显示：舌暗红而干，中心有少量燥苔；下肢重度凹陷性水肿。

现在我们根据以上提供的资料来进行辨证分析。

四肢不温，畏寒，双下肢浮肿，提示下焦肾阳气亏虚，不能气化，水饮内停；卧不能入睡，喘气困难，咳泡沫痰，提示水饮上射于肺；大便每

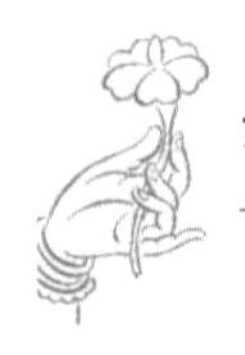

天 2～3 次，质软，偶尔次数稍多，提示脾气亏虚，脾虚不能健运也为水肿的病机之一。因此，其病机关键为肾阳亏虚、脾失健运，治当温阳化气、健脾利水。方用真武汤温阳化水，合参苓白术散健脾祛湿，联用苓桂术甘汤温化痰饮。用方如下：

制附片 10g（先煎 40 分钟），桂枝 10g，白参 10g，生黄芪 50g，白茯苓 30g，五味子 10g，麦冬 15g，山茱萸 20g，炒白术 15g，生姜皮 6g，大腹皮 10g，桔梗 10g。5 剂。

为什么又合用了生脉散，因患者传来的照片显示有舌干红，并有燥苔位于舌中，提示在阳虚的基础上兼有阴亏的原因。另加桔梗宣肺，有助于利水，佐生姜皮、大腹皮利水消肿，实乃“提壶揭盖”之法。

另告之，“地高辛、倍他乐克、安体舒通、消心痛”等按原医嘱服用，速尿片建议每周使用 2～3 次，视情况再进行调整，不宜过度利尿，以免产生严重低钾、低钠。中药对症后有很好的利尿作用，如有效，可逐渐减少速尿的用量。

患者 1 月 11 日开始服药，至 16 日患者的女儿发来邮件说：“谢谢您解决了困扰我们一个多月的问题，吃您一剂药就见效，五剂药后两小腿肿胀基本消除，恳请您继续给予治疗。”

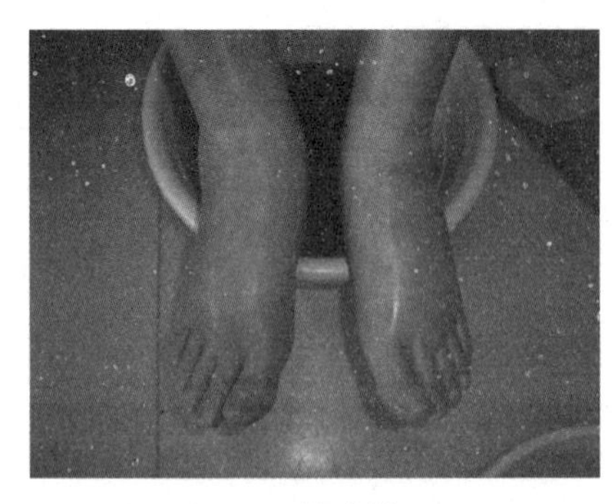

治疗前

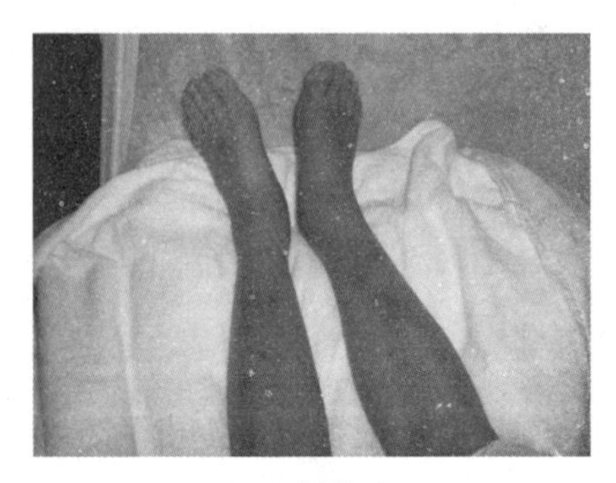

5 剂药后

在此方基础上化裁三诊后，患者喘、肿、痰好转后出院，其后失去联系。至5月中旬，患者再次出现下肢水肿，与我联系索方，说服药病情缓解后，不好意思再给我增加麻烦，所以守方连用3个月，病情一直很稳定。后来出现了全身起红疹，瘙痒不堪，经西医抗过敏治疗无效，停服中药后红疹消失。其后停药近月，最近双下肢又有轻度水肿。

根据了解的情况，予以真武汤加减组方，未想次日传来两张照片，说服方后再次出现全身红疹，同上次的完全一样。

查了一下最后一诊的处方，其中附片为15g。3个月共用了1350g，当为久服附、桂以致热毒内郁而发疹，此次真武汤加减组方，方中又有附片，故而毒疹再现。遂改以健脾利湿法治疗，未服用抗过敏药，肿消疹退。可见，纵是阳虚阴盛之人，辛温之品亦不可用之过极。经云“谨和阴阳以调之，以平为期”，不可忘也。

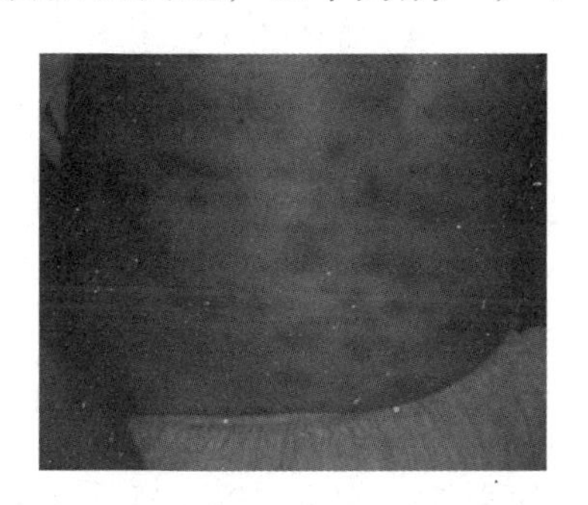
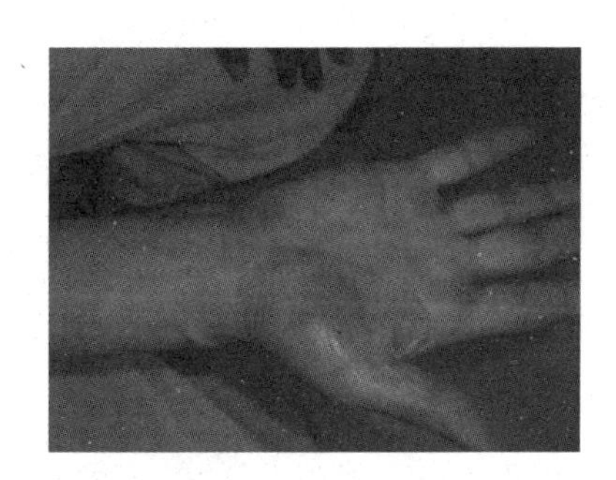

对于服用附子后出现“阳药运行，阴邪化去”或云“阳药运行，阴去阳升，邪消正长，从阴出阳之佳兆”现象，仅见于郑钦安和范中林著作中，而其他医家的医籍中几乎无此记载，由此思之，其之所以出现这些现象是否与过量、大量使用温热药物有关？是否能通过改变配伍得到解决？仍值得我们思考和临床探索。

当今的火神追随者们，把温阳一法奉若神明，万病不离温阳，甚至有人说，“久用附片百利而无一害”。此案初以温阳得以挽救败局，其阳虚当无异议，但久用附片则害出矣，希望大家能从此案中吸取教训。

四、正确看待范氏医案中的个别案例

在《范中林六经辨证医案选》中记载有一案例。

病案 13　太阳少阴证头痛案

李某，男，48 岁。1957 年 12 月，患剧烈头痛，夜间尤甚。痛时自觉头部紧缩似鸡蛋大小，如铁箍紧束，不能入睡。久治不愈，每日剧痛发作一至数次。发展严重时，舌强目呆，手不能抬，脚不能移，说不出话。1965 年求诊时，头剧痛，连及肩背，每日发作数次。神衰气短，四肢无力，手足不温，经常下利。面色萎黄，舌质暗淡，苔黄夹白，根部厚腻。范氏诊断此为太阳少阴证，多年陈寒凝聚已深，表里之邪交织难解。法宜扶阳解表，峻逐阴寒，以麻黄细辛附子汤加味主之。处方：

麻黄 10g，制附片 60g（久煎），辽细辛 6g，桂枝 12g，干姜 60g，生姜 120g，甘草 30g。

二诊：上方连服 10 余剂，头痛减轻，余症同前。病重药轻，熟附久煎，难奏其功。遂令将上方加倍重用附子，改久煎制附片为略煎（煮沸后 20 分钟下群药）。嘱其尽量多服，若身麻，甚则失去知觉，不必惊骇，任其自行恢复。处方：

麻黄 10g，制附片 120g（略煎），辽细辛 6g，桂枝 12g，干姜 60g，生姜 120g，甘草 30g。

患者遵法服之，服后等待药性发作。半小时后，信步庭院，忽然倒下。被家人抬进卧室，很快清醒。除全身发麻外，无明显不适。起身后，又倒在地上，口中流出不少清涎黏液。数小时后，逐渐恢复常态。间隔数日，依上法又重复一次。从此，多年剧痛明显减轻，头、肩、背如紧箍重压之苦，皆如释。其后将初诊方附片久煎又连续服用 2 个月，病遂基本治愈。十余年来，未再复发。

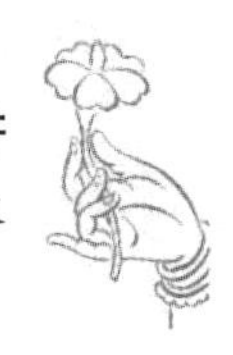

对于此案例中，附子的“略煎”之法，“火神派”研究者张存悌先生，认为“显示了范氏对附子药性的熟谙应用”，其实就患者出现的“晕厥、全身发麻、口中流出不少清涎黏液”，显然不能排除附子中毒现象。从另一角度说，既然一诊头痛已为减轻，久病当缓缓图治，且其后仍服药2个月病方得解，也说明沉寒痼疾，需经久图之。从临床安全角度说，这种使用方法十分危险，尤其在当今的医疗环境下，附子的这种“煎法”在前贤医疗记录中十分罕见，其可行性不肯定。此案之煎药法不值得提倡，更不能以此个案彰显“火神”大家擅用附子之灼见。当今推崇“排病反应”的部分火神追随者们，常引用此案为佐证，去印证“药不瞑眩，厥疾弗瘳”，客观上误导了很多人。在本书“触目惊心的乌附中毒警示”一文中就有小剂量（6克）使用附片，由于煎煮时间不够，而造成中毒抢救的案例。

第6讲　补偏救弊的鼻祖郑钦安

郑钦安（1824—1911），清末四川名医，学宗《伤寒论》，擅用干姜、附子等温热之药，有“姜附先生”之誉，被当今“火神派”尊为鼻祖。著有《医理真传》《医法圆通》《伤寒恒论》等书，对当时医界习用寒凉之品起到了很好的补偏救弊作用，其临证主张“认证只分阴阳”“功夫全在阴阳上打算”，强调治病以明辨阴阳为前提，对阳虚者扶阳抑阴、阴虚者益阴以破阳。

当今部分火神派代表人物，如卢崇汉教授倡导的“以火立极”的“扶阳”理念，已与郑氏学术思想相去甚远。

评说“火神派”不能不谈被尊为“火神之祖”的郑钦安先生。郑钦安，名寿全，钦安其字也，四川邛崃人。查其著作《医理真传》《医法圆通》二书刊印的时间分别是在清同治8年和13年，即公元1869年和1874年，又据《医法圆通》书中提及“余业斯道三十余年”，可以推论出他是道光生人，其著书的年纪，应在50～60岁左右。据《邛崃县志》，郑钦安出自成都名医刘芷塘门下。郑氏擅用大剂姜附，咸称其为“姜附先生”。郑氏的学术思想在本书的第1讲中已做了一些讨论。

当今的“火神”拥趸者，为了给自己广用大剂量姜附找到理论依据，每多将郑氏注重元阳的一面大加渲染，而对其擅于辨治实热的一面不加阐述。对于初学中医的人，尤其是没有阅读过郑氏原书的后学者来说，常易被误导。

一、注重元阳，实乃救偏之举

《医法圆通·用药弊端说》："用药一道，关系生死。原不可以执方，亦不可以执药，贵在认证之有实据耳。实据者何？阴阳虚实而已。阴阳二字，万变万化。在上有在上之阴阳实据，在中有在中之阴阳实据，在下有在下之阴阳实据。无奈仲景而后，自唐、宋、元、明以逮本朝，识此者固有，不识此者最多。"

郑氏著书，实为了扭转时弊，批判当时喜寒凉、惧温热的错误倾向，针对当时众医家不辨阴阳、习用寒凉之品，而不敢用辛温之剂以救人的时弊所做的救偏之举。他说："**近阅市习，一见此等病情，每称为阴虚，所用药品，多半甘寒养阴，并未见几个胆大用辛温者，故一成虚劳，十个九死。非死于病，实死于药，非死于药，实死于医。皆由医家不明阴阳至理，病家深畏辛温，故罕有几个得生，真大憾也**。"

他在书中批评时医不能精研古贤之说，对《伤寒论》不加深究时说："无奈仲景而后，自唐、宋、元、明以逮本朝，识此者固有，不识此者最多。其在不识者，徒记几个汤头，几味药品，不求至理，不探玄奥，自谓知医。一遇危症，大海茫茫，阴阳莫晓，虚实莫辨，吉凶莫分，一味见头治头，见脚治脚。"指出这种情况的产生，"溯本穷源，实由于不读仲景书"所致，批评时医："徒记几个幸中方子，略记得些各品药性，悬壶于市，外著几件好衣服，轿马往来，目空一世。并不虚心求理，自谓金针在握。仔细追究，书且点不过两篇，字且画不清几个，试问尚能知得阴阳之至理乎？"认为"病家甘死于参、芪、归、地之流，怕亡于姜、附、硝、黄之辈。此皆医门之不幸，亦当世之通弊也"。

因此，他才写了《医理真传》《医法圆通》《伤寒恒论》等著作，于"阳虚、阴虚病情实据，用方用法活泼圆通之妙，详言数十条，以明仲景立法垂方之苦心，亦足以补修园先生之未逮"。

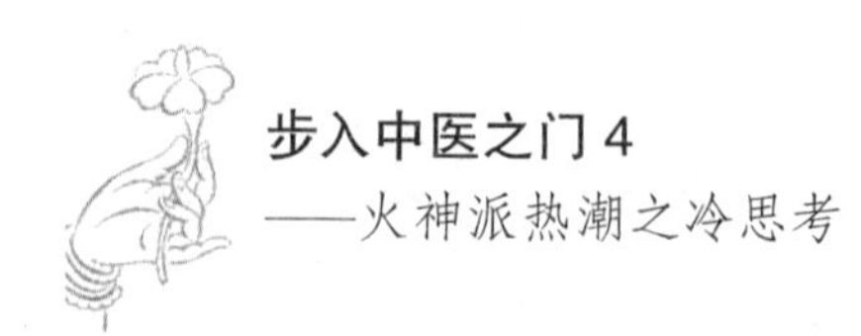

与现在“火神派”宣扬的观点不同，郑氏并不重阳贱阴，只是由于时医不知顾护人体阳气，滥用寒凉，以致阳损虚寒证由生，因此在其书中反复强调“阳气”的重要性，详细阐述仲景伤寒三阴证的病理方药，但同时亦指出“阴虚一切病证忌温补也”，对伤寒三阳证亦颇多发挥。他说：“仲景一生学问，就在这阴、阳两字，不可偏盛，**偏于阳者则阳旺，非辛热所宜；偏于阴者则阴旺，非苦寒所可**。偏于阴者，外邪一入，即**从阴化为病，阴邪盛则灭阳，故用药宜扶阳；邪从阳化为病，阳邪盛则灭阴，故用药宜扶阴**。此论外感从阴从阳之道也。学者苟能于阴阳上探求至理，便可入仲景之门也。”

他指出：“医学一途，至微至精，古人立法立方，皆原探得阴阳盈虚消长，生机化机至理，始开渡世之法门，立不朽之功业，诚非易事也……发病损伤，即有不同，总以阴、阳两字为主。阴盛则阳必衰，阳盛则阴必弱，不易之理也。然阴虚与阳虚，俱有相似处，学者每多不识，以致杀人。全不佞，采取阳虚、阴虚症各数十条，作为问答，阴、阳二症，判若眉列，以便学者参究，知得立解之意，则不为他症所惑，非有补于医门者哉？”因此，在《医理真传》卷二、卷三中，列举31条阳虚病症、29条阴虚病症，采取问答形式，详加论证，反复推明，示人把握阴阳实据之方法。又在《医法圆通》卷一、卷二中，对心病不安、肺病咳嗽等51种病症，逐证逐条进行分辨，充分体现了仲景辨证论治以阴阳为纲，并联系实际的具体运用方法。同时，郑氏几乎在每一病证之后，对时医习用套方、过用寒凉等情况进行了尖锐的批评。批评时医不思治病求本，见咳止咳，见痰化痰，见血投凉，如一见便秘即用大黄、当归、白芍、蜂蜜、麻仁、郁李仁，一见小便不利，便是木通、车前、滑石之类；更视峻药如虎，力图平淡稳当。小病犹可，大病则往往误人。

如在《医法圆通》讨论“心病不安”说：

按心病不安一证，有心血不足为病者，有心气不足为病者。

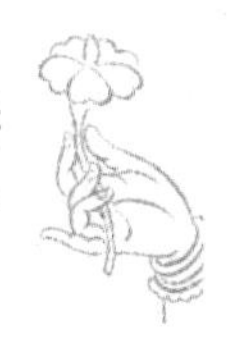

心血不足为病者，其人多烦，小便短赤而咽中干，肌肤枯槁憔悴，而神不大衰，甚则狂妄喜笑，脉必细数，或洪大，喜食甘凉清淡油润之品者是也。

心气不足为病者，其人少神，喜卧懒言，小便清长，或多言、多劳力、多用心一刻，心中便潮热而自汗出，甚至发呕欲吐，脉必细微，抑或浮空，喜食辛辣煎炒极热之品者是也。

目下市习，不辨阴阳，听说心不安宁，一味重在心血不足一边，故治之有效、有不效。其所用药品，无非人参、酸枣仁、茯神、远志、琥珀、龙骨、朱砂、地黄、当归、元肉之类，与夫天王补心、定志、宁神诸方。然此等方药，全在养血，果系心血不足则甚宜。若系心阳衰败则不当。此属当世混淆莫察之弊，不忍坐视不言，姑酌一治心阳虚方，以补市习之漏。补坎益离丹：附子八钱，桂心八钱，蛤粉五钱，炙甘草四钱，生姜五片。

心不安宁之病，即是病者自觉心中跳动，心慌不安的一种证候。有心血不足与心气不足之不同。郑氏指出当时市习，不分血气阴阳，统以人参、酸枣仁、茯神、地黄、当归等养血药，或天王补心、定志、宁神诸方治之，故对心血虚有效，而对心阳虚者无效，皆因不讲辨证，不别阴阳所致。

又如在讨论"呃逆"时说：

按呃逆一条，有阳虚、阴虚、元气将绝之别，不可不知也。

因阳虚者，由中宫之阳不足，以致阴邪隔据于中，阻其呼吸往来接续之机，其人定见无神，安静，不食不渴，法宜温中降逆为主，如理中汤加吴茱萸、半夏之类。因阴虚者，盖以阴虚由于火旺，火邪隔拒于中，阻其上下交接之气，其人定见躁暴，饮冷恶热，精神不衰，二便不利，法宜苦寒降逆为主，如大、小承气汤之类。因元气将绝而致者，盖以元阳将绝，群阴顿起，阻其升降交接之机，其人或大汗自汗出，或气喘唇青，或腹痛囊缩，或爪甲青黑，或头痛如劈，目眦欲裂，耳肿喉痛，种种病情，皆宜

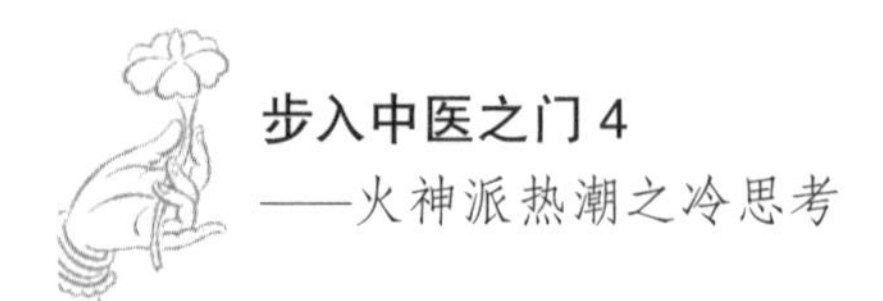

大剂回阳降逆，十中亦可救二三，如吴茱萸四逆汤、白通汤之类。

近来市习，一见呃逆，阴阳不分，一味以橘皮、半夏、竹茹、丁香、柿蒂等药治之，亦有见效，终不若辨明阴阳治之为当也。

郑氏在指出呃逆，有阳虚、阴虚、元气将绝之别之后，详言辨证与用方。并对时医近来市习，一见呃逆，阴阳不分，一味习用套方做出批评。

由此，我们可得出一个结论，郑钦安的代表作《医理真传》《医法圆通》，是为补偏救弊而设，他强调阴证，是因为人们往往忽视阴证的缘故。但综观全书，他之持论并不偏颇，这是其可贵之处，也是他区别于明清贵阳贱阴论医家的地方。

二、明辨阴阳，乃施治之前提

《素问·阴阳应象大论》谓："善诊者，察色按脉，先别阴阳，审清浊而知部分，视喘息，听声音而知所苦，观权衡规矩而知病所主，按尺寸，观浮、沉、滑、涩而知病所生，以治则无过，以诊则不失矣。"突出了辨识阴阳在临床诊治中的重要性。唐步祺在《郑钦安医书阐释》"阴阳为纲，辨证论治（代序）"中评价说："郑钦安在《医理真传》自序云：'医学一途，不难于用药，而难于识症。亦不难于识症，而难于识阴阳。'《医法圆通》自序亦说：'以病参究，一病有一病之虚实，一病有一病之阴阳。知此始明仲景之六经还是一经，人身之五气还是一气，三焦还是一焦，万病总是在阴阳之中。'从这两篇自序可以看出郑氏抓住仲景以阴阳为总纲的核心思想，贯穿在全书之中而大加发挥。及《素问·生气通天论》：'阴平阳秘，精神乃治；阴阳离绝，精气乃绝'的阐发，以此立论，联系人体病理则认为'此阴阳二气原是均平，自然百病不生，人不能使之均平，故有盛衰之别，水盛则火衰，火旺则水弱，此阴证、阳证所由来也'。并强调'要知阴阳调和之人，六邪不侵，七情不损''发病损伤即有不同，总以阴阳两字为主'。在辨证论治中，也始终突出阴阳这个总纲，阴盛者阳必衰，阳盛者阴必弱，不易之理也。"

在《医法圆通》所载用姜、附所治内妇儿科杂病所列之病证，就有60 余种，加上伤寒温病，则远逾百种之多。诸如咳嗽、呕吐、泄泻、腰痛、头痛、口唇红肿、齿牙肿痛、口臭、喉蛾、臂痛、痉挛、心痛、胃痛、二便不利、淋证、失眠、健忘、胀满、中风、淋浊、痿躄……门类遍及五脏六腑、外感内伤。但郑氏之用并非像目前有些"火神派"拥趸者，不加辨证，不分病症，偏执一端，而是以明辨阴阳为前提的。

如在讨论"厥证"时说：

按厥证一条，有阳虚阴虚之别。阳厥者何？由其外邪入内，合阳经热化，热极则阴生，阳伏于内，阴呈于外，故现四肢冰冷，或脉如丝，或无脉，其人虽外见纯阴，而口气必蒸手，小便必短赤，精力不衰，法宜清热下夺为主。如大、小承气，调胃承气汤等是也。

阴厥者何？由其正气已虚，阴寒四起，阴盛阳微，闭塞经络，阳气不能达于四肢，故见四肢冰冷，其人目瞑倦卧，少气懒言。法宜回阳祛阴。如四逆汤、回阳饮之类。

此阴阳生死攸关，不容不辨。

明确指出厥有阴、阳证之不同，临证表现各有特点，病机、选方用药迥异，"生死攸关，不容不辨"，示人证治之大法。

在讨论"谵语"时说：

按谵语一证，有阴阳之别，不可不知。阳证之谵语，由其外邪伏热，热乘于心，浊火乱其神明，神无所主，其人口中妄言，必见张目不眠，口臭气粗，身轻恶热，精神不衰，轻者可用导赤散加黄连，重者可用大、小承气汤，三黄石膏汤。

阴证之谵语，由其正气已衰，阴邪顿起，神为阴气闭塞，则神识不清，其人多闭目妄言，四肢无力，倦卧畏寒，身重、汗出，即有欲饮冷水一二口者，其人无神，定当以回阳为准，切不可以为饮冷，而即以凉药投之，则害人多矣。须知积阴在内，生有微热，积阴一化，热自消亡。此处下手，便是高一着法。余曾经验多人，不问发热、汗出、谵语、口渴、饮冷，但见无神，便以大剂回阳饮治之，百治百生。

强调治疗谵语时“阴阳之别，不可不知”，并示人以辨证之要点、治疗之大法。

“万病总是在阴阳之中”“认证只分阴阳”“功夫全在阴阳上打算”，突出阴阳作为辨证总纲的地位和作用，是郑氏临床辨证最基本的学术思想，这一学术思想始终贯穿在他的各部著作中。

三、证分阴阳，各有辨识要点

临床如何辨别阴阳，郑氏在《医理真传》中设有专节加以论述。

（一）阴虚阳虚证辨识要领

1. 阳虚证辨识要领　郑氏在《医理真传·辨认一切阳虚证法》中详论阳虚证的辨证要点。他说：“凡阳虚之人，阴气自然必盛”“阳虚病，其人必面色唇口青白无神，目瞑倦卧，声低息短，少气懒言，身重畏寒，口吐清水，饮食无味，舌青滑，或黑润青白色，淡黄润滑色，满口津液，不思水饮，即饮亦喜热汤，二便自利，脉浮空，细微无力，自汗肢冷，爪甲青，腹痛囊缩，种种病形，皆是**阳虚的真面目，用药即当扶阳抑阴**。”

但郑氏同时指出，在临床上有很多真寒假热证，“然又有近似实火处，又当指陈。阳虚证，有面赤如朱而似实火者，有脉极大劲如石者，有身大热者，有满口齿缝流血者，有气喘促、咳嗽痰涌者，有大、小便不利者”，尤当分清，所以又设阳虚门问答详加论述。

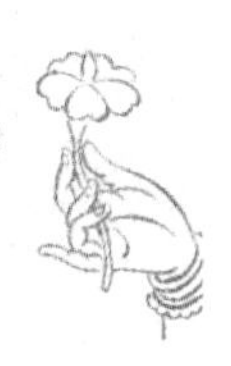

2. 阴虚证辨证要领　在《医理真传·辨认一切阴虚证法》中，郑氏说："凡阴虚之人，阳气自然必盛"，有一点需要说明的是郑氏所说的阴虚证实际包括阳热实证和阴虚火旺证，他说"阳气二字，指火旺。火旺则水亏，此阴虚之所由来也"。关于阴虚证的辨证要点，他根据临床经验总结为："阴虚病，其人必面目唇口红色，精神不倦，张目不眠，声音响亮，口臭气粗，身轻恶热，二便不利，口渴饮冷，舌苔干黄或黑黄，全无津液，芒刺满口，烦躁谵语，或潮热盗汗，干咳无痰，饮水不休，六脉长大有力，种种病形，皆是阴虚的真面目，用药即当益阴以破阳。"

同时指出，阴虚证"亦有近似阳虚者，历指数端。阴虚症，有脉伏不见，或细如丝，而若阳虚极者；有四肢冷如冰，而若阳绝者；有忽然吐泻，大汗如阳脱者；有欲言不能，而若气夺者"。对于此等真热假寒之证必须明辨，方不致误诊。故阴虚证问答数十条，反复推明，示教后人。有志于研究"温阳"法的学者们应详细阅读《医理真传》原著，必能获益匪浅。

（二）脉分阴阳，合证取舍

在《医理真传·切脉约言》中，郑氏论脉，强调虚实，可谓简明扼要，他说："盛者气之盈，脉动有力，如洪、大、长、实、浮、紧、数之类，皆为太过、为有余、为火旺，火旺则阴必亏，用药即当平其有余之气，以协于和平。衰者气之缩，如迟、微、沉、细、濡、弱、短、小之类，皆为不及、为不足、为火虚，火虚则水必盛，用药即当助其不足之气，以协于和平。只此两法，为切脉用药至简至便至当不易之总口诀也。"指出切脉，无非借寸口动脉以决人身气血之盛衰，只有平其有余、益其不足二法，为切脉用药至当不易之总口诀，可谓言简意赅。

脉无定体，认证为要。当脉病不符时，舍脉从病。在《医理真传·辨认脉法》中，指出倘病现阴色，而脉见浮、洪、实、数等阳脉，脉病不合之际，不为脉所囿，“舍脉从病”，判为阴证，反之亦然。他在《医法圆通·切脉金针》中说脉“随邪之浅深、脏腑之盛衰，人性之刚柔、身体之长短、肌肉之肥瘦、老幼男女之不同，变化万端。其纲在浮、沉、迟、数，**其妙在有神、无神。即有力、无力也。有神无神者，即盈缩机关，内外秘诀**。他如浮、洪、长、大、数、实，皆为盈，为有余之候。果病情相符，则为脉与病合，当从有余立法施治。如脉虽具以上等象，而病现不足已极，则为脉不合病，当舍脉从病，急宜扶其不足，培其本源”。

总之，“脉分上、中、下，浮、沉、迟、数、衡，有力与无力，虚、实自然明，大、小兼长、短，阴阳盛衰情，二十八脉象，堪为学者绳”。

（三）详论舌诊，鉴别阴阳

舌诊在中医临床诊治中有着极为重要的地位，但舌象有真有假，初学者临床极难把握要领。郑氏认为：“舌之分辨，实属繁冗，亦难尽举。姑无论其舌之青、黄、赤、白、黑、干润、燥裂、芒刺满口、红白相间、黄黑相兼，统以阴阳两字尽之矣。”如论黑苔，“病人虽舌现黑苔，无论干黑色、青黑色、润黑色，虽现阴象，切不可即作阴证施治。如其人烦躁，口渴饮冷，恶热身轻，气粗口臭，二便闭结，即当攻下，不可迟延。如其人安静懒言，困倦，不渴不食，二便自利，即当回阳，不可迟延”。论舌上黄苔，亦是以阴阳二证对比加以阐释，有便于后学者不至于成为刻舟求剑之流，其曰：“病人虽舌现黄苔，无论干黄色、润黄色、老黄色、黑黄色，并未见口渴饮冷，烦躁，恶热，便闭等情，切不可便谓火旺热极，当于阳虚，真气不上升处理会，病情上理会，治法即在其中。如果见便闭，口臭气粗，身轻恶热，必烦饮冷，精神有余等情，便当攻下，不可迟延。”强调舌、症互参，明确指出：“是阴证则有阴证象征，是阳证则有阳证可凭。”若死守书中教义，不知变通，“皆是刻舟求剑之流，不可为法”。“学者务于平日，先将阴阳病情，真真假假，熟悉胸中，自然一见便知，

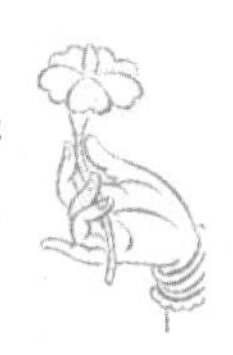

亦是认证要着”（《医法圆通·相舌切要》）。

不仅设专节论舌，在《伤寒恒论》中，郑氏评点仲景“三阳合病”相关条文时，根据自己的经验，阐述了舌证在三阴三阳证鉴别中的重要意义。郑氏指出：“有似此三阳者，余亦详而验之，但其人舌无苔而润，口不渴者，余即不按三阳法治之，专主回阳，屡试屡效。”也就是说，只要“其人舌无苔而润，口不渴者”，即使“有似此三阳者”，也按阴证处理，专主回阳，而且“屡试屡效”。

在对三阳证使用汗下之法前，郑氏指出，“学者务于未汗下时，详其舌之润与不润，苔之燥与不燥，口气之粗与不粗，口之渴与不渴，饮之喜凉喜热，二便之利与不利，而三阳合病之真假自得矣”，仍旧强调从舌象、口气、二便中判认“三阳合病之真假”。

在评点“伤寒脉滑而厥者，里有热也，白虎汤主之”这一条文时，郑氏认为不可仅凭“脉滑而厥”就判为“里有热”，主用白虎汤。认为还要看“其时口燥舌干欤？气粗口渴饮冷欤？”

在评点“少阴病，得之二三日，而口燥咽干者，急下之，宜大承气汤”这一条文时，不可仅凭“口燥咽干”就定为“急下”之证，应当参考其他症状综合分析。他说：“余每常见口燥咽干而不渴，舌尚润滑，小便清长，治之不外扶阳，阳气上升，则口燥咽干自愈。”可谓运用舌象辨识阴阳，独有心得。

（四）重视口气，判别阴阳

郑氏特别在“辨口气”中指出，凡“气有余（阳证）：所现气粗，气出蒸手，出言厉壮之类。气不足（阴证）：所现气微，气短，气冷，出言微细之类”。指出，呼出之口气是“气出蒸手”还是“气冷”，借以辨别阴阳。如在讨论“身冷如冰，形如死人”，说：“病人八九日，初发热口渴饮冷，二便不利，烦躁谵语，忽见身冷如冰，形如死人，此是热极内伏，

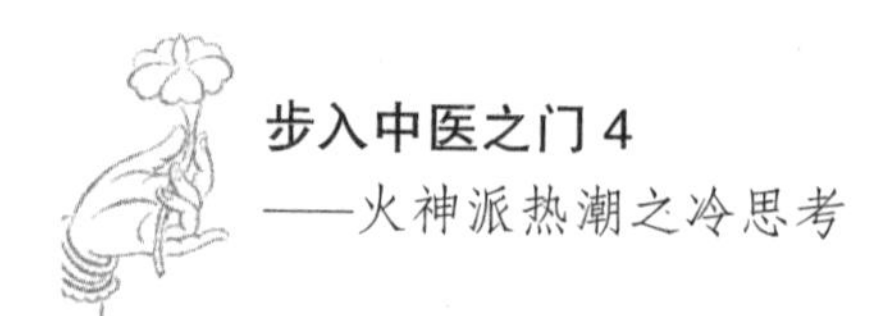

阳气不达于外，证似纯阴，此刻审治，不可粗心，**当于口气中求之**，二便处求之。余经验多人，口气虽微，极其蒸手，舌根红而不青，小便短赤，急宜攻下，不可因循姑惜，切切不可妄用姜、附。”有时在错综复杂、阴阳难辨之际，凭此一点就可做出判断，这是他非常独特的辨证方法，这点在临床上对辨识阴阳证极为重要。

此外，他指出，辨别阴阳，特别要询问口渴与否，进一步还要探明是渴喜热饮还是渴喜凉饮，此是郑氏辨证精妙之处，往往由此判决阴阳。

笔者曾到某西医院会诊一重度心力衰竭患者，根据郑氏所谓“饮冷饮滚（指滚烫热水）兮，阴阳之行踪已判”之经验，明辨阴阳，而取佳效，记录如下，与同道共赏。

博士师兄之岳母，年 70 余，素有“糖尿病”“冠心病”，2008 年 12 月中旬感寒，继发肺部感染，诱发重度心力衰竭，入住某县人民医院。经治疗 10 天，血糖得以控制在正常范围内，肺部感染明显好转，然心力衰竭未能有效控制，应师兄之请，驱车 4 小时前往会诊。

患者面色晦暗，不能平卧，端坐于床，心悸，喘息气促，咳痰白稀，面浮肢肿，1 周未能入睡，小便量少，舌干无苔，脉沉细结代。问之喜饮热水否，答曰“越滚越好”。

查阅病历，西医之治疗极为规范，其科主任与我均跟随过湖南西医心血管名家孙明教授学习心内科，所以在西医的治疗方法上无出左右。遂建议在原方上加用中医药。处方如下：

制附片 10g（先煎），干姜 10g，炙甘草 10g，桂枝 10g，白茯苓 10g，白术 10g，白芍 10g，磁石 30g（先煎），怀牛膝 15g。

辨证分析：根据面色晦暗，不能平卧，端坐于床，心悸，喘息气促，咳痰白稀，面浮肢肿，脉沉细结代，断为肾阳亏虚，水气内停，凌心射肺。

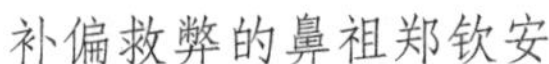
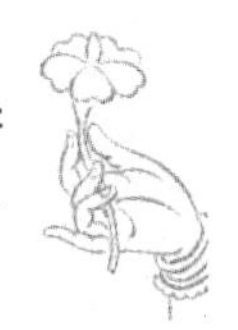

然舌干无苔颇似元阴亏虚，从其喜热饮“越滚越好”，断为其舌干无苔乃真阳亏虚，不能蒸津上承于舌。故舍舌从症，方以四逆汤大补真火，真武汤温阳化水，加磁石、怀牛膝与附桂相伍，实系祝味菊之温潜法。

次年正月，患者来长沙我处就诊，言当日下午2时服上方后略半小时，睡去，至次日中午方醒，即感病情大为好转，接服上方3剂，水肿、喘息均平，会诊后第5日出院。

另外，温病大家王孟英判别真假寒热证，症见一身冷，四肢冰凉，脉沉微，每以口气是否秽臭作为辨证要点，十分可取。

（五）真假寒热辨证要点

对于寒热疑似、阴阳难辨这种复杂局面，最是关键时刻，乃所谓识见不明，“误用即死”的紧要之处。郑氏的“用药真机”是他对阴证和阳证最精辟的概括，对指导我们辨认阴证有着极其重要的临床价值，也为以后辨认虚火上炎和虚阳外越所致的种种假热阴火等证奠定了基础。从中我们可以分析出郑氏明辨真假阴阳证的要点。《医理真传》在“钦安用药金针”中说：“予考究多年，用药有一点真机，与众不同。无论一切上中下诸病，不同男妇老幼，但见舌青，满口津液，脉息无神，其人安静，唇口淡白，口不渴，即渴而喜热饮，二便自利者，即外现大热，身疼头痛，目肿，口疮，一切诸症，一概不究，用药专在这先天立极真种子上治之，百发百中。若见舌苔干黄，津液枯槁，口渴饮冷，脉息有神，其人烦躁，即身冷如冰，一概不究，专在这先天立极之元阴上求之，百发百中。”可以将其辨真假寒热的要点归纳为几点：脉之有神如否？舌象如否？及饮热与冷如否？二便如否？其说：**“当知阳证邪火，其人脉息、声音一切有神。若阴气上腾之阴火，脉息，起居一切无神，阴象全具。此乃认证关键，不可不知。”**陈修园曾谓：“良医之救人，不过能辨认此阴阳而已；庸医之杀人，不过错认此阴阳而已。”可见，临证明辨阴阳的重要性。郑钦安在这方面总结

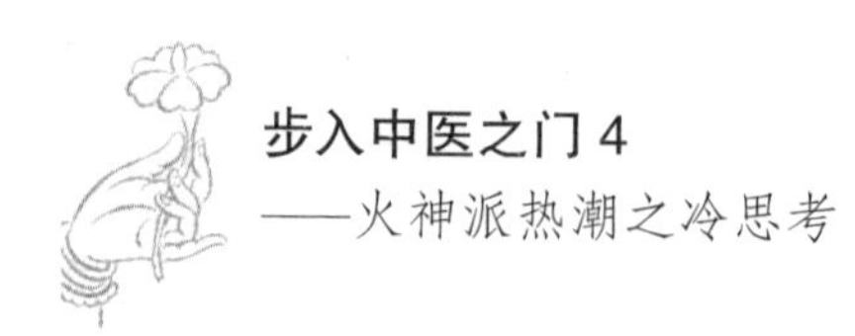

出的“阴阳实据”或“阴阳辨诀”“用药真机”，应该说是他的一大贡献。

四、治分阴阳，非只用姜附

“善诊者，察色按脉，先别阴阳”，临床上由于疾病的属性和本质不同，治法就不同，只有牢牢抓住阴阳二字，才能执简驭繁，把握复杂的证候。郑氏说：“发病损伤即有不同，总以阴阳二字为主，阴盛则阳必衰，阳盛则阴必弱，不易之理也。”其在论治伤寒和杂病时，首先确定阴阳的偏颇，**“阴盛者扶阳为急，阳盛者扶阴为先”**。在这一大前提下，郑氏充分地运用了表里、寒热、虚实，及脏腑、气血津液等辨证方法。他深得仲景之心法，强调阴阳辨证，说：**“凡阳虚之人，多属气衰而盛……切不可更滋其阴，则阴愈盛而阳愈消，每每酿出其阳外越之候”；“凡阴虚之人，多属气盛血衰……切不可更扶其阳，若扶其阳则阳愈旺而阴愈消”**。又云：**“予治一切病证，即握定阴阳盈缩治之。”**

至于其治法，对于火热阳证，主张清热救阴。而具体细分，则有宜甘寒养阴的，如导赤散之类；有宜苦寒攻下存阴的，如大、小承气之类；有宜清凉滋阴的，如人参白虎汤之类；有宜利水育阴的，如四苓滑石阿胶汤、六味地黄汤之类；有宜润燥救阴的，如黄连阿胶汤、芍甘汤之类，其方药均备，还有须要甘温扶阳救阴的。若果系阳虚阴盛，又当治宜扶阳抑阴。如周身寒重，厥逆欲脱，必须重用四逆汤、回阳饮等大辛大热之剂以温经而回阳。如寒在中焦，脾胃虚弱，则当用理中汤、甘草干姜汤等温中以扶阳。如下焦真元亏损，寒水太盛，则须用附子细辛汤、真武汤等温肾助阳。

郑氏认为“**用药一道，关系生死，原不可执方，亦不可以执药，贵在认证之有实据耳**”，明示用药选方的基础是以“证”为前提的。同时强调“用药如用兵”，病情应该与药相符，把握“病之阴阳实据，与夫用药之

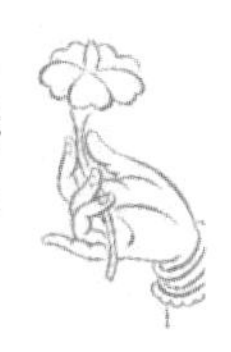

阴阳实据”，这样才不至于药不对证，强调“病之当服，附子大黄皆是至宝，病之不当服，参芪鹿茸枸杞都是砒霜”。并尖锐地指出：“**今人之不察病情，而只计忌服药品，此皆医方捷径，一家之私言，未明变化神而明之之道也，学者切切不可为药所惑，而酿成死亡之候**。”这在目前情况下仍有着重要警示作用。郑氏之书原为纠正当时盛行寒凉之药之用药世风，戕害人之性命之弊端而作。时至今日，在某些名家们的推崇下，却又走向了另一极端，用温阳一法取代八法，实是贻害匪浅。郑氏在其书中明确指出：“**人咸曰予为姜附先生，不知余专用者也，只因病当服此。**”“**余非爱姜附而恶归地，功夫全在阴阳上打算耳，学者若能洞达阴阳之理，自然头头是道，又奚疑姜附之不可用哉**。”此论致远钩深，针砭时弊，发人醒聩。奈何当今“火神派”拥趸者偏信重阳一说，不加辨证地大量使用姜附，实是与郑氏的学术思想相去甚远。

当今的几位“火神”大家，极力宣扬郑氏重阳、擅用大剂姜附，而对郑氏详于阳阴辨证略带而过，给后学者造成了郑氏用药只重温阳的错误看法。其实，郑氏同时也重存阴，从他所言的数十条辨认邪盛热炽，损伤津血的病症来看，其亦擅于使用清热泻火、救阴补液之法。其学术思想在《医法圆通》一书中体现得淋漓尽致，所论证治无不以突出阴阳辨证为要点，论方选药无不以辨证为前提，并不偏执温阳一端。

再节录部分相关章节，从中我们可能会领悟到一些郑氏之说的原貌，不为当今某些不当之言论所障目。

《医法圆通》卷二、卷三部分章节选读

鼻　衄

有由火旺而逼出，定有火形可征，如口渴饮冷、大小便不利之类，法宜清火攻下，如大小承气、犀角地黄汤、导赤散之类。

有由元阳久虚，不能镇纳僭上阴血，阴血外越，亦鼻血不止（不仅鼻血一端，如吐血、齿缝血、耳血、毛孔血、便血等），其人定无火形可征，二便自利，唇舌淡白，人困无神，法宜扶阳收纳，如潜阳、封髓、甘草干姜或加安桂、吴萸之类。

唇口红肿

按唇口红肿一证，有胃火旺极者，有元阳上浮者。

因胃火旺而致者，其人定见烦渴饮冷，恶热，或二便不利，或由积滞太重，抑郁生热，或过食醇醴辛辣，不尽属外邪而成。若兼外感，必有外感可征。挟外感者，可与麻杏石甘汤、升麻葛根汤。无外感者，可与人参白虎、凉膈散、大小承气之类。积滞者，可与平胃加莪术、丑牛、大黄之类。

若久病之人，元阳外越，气机上浮，其人定见满身纯阴实据。其中唇色有红而含青、含黑、惨红、老红、嫩红等形。亦有兼见面如桃花，面色光泽夺目，人困无神，皆是脱绝危候。法在不治之例。若欲救之，急宜收纳为主，如潜阳、回阳、白通、金匮肾气等方，服一二剂。如红光彩收回，可许重生，否则旦夕之间耳。切宜早推，勿治为上。

齿牙肿痛

有因胃中积热而致者，有真阳虚而阴气上攻者，有元阴虚而元阳为害者。

因风火抑郁而致者，先有发热、身痛可征。法宜宣散，如升阳散火汤、消风散、清胃散、麻杏汤之类。

因积热上攻而致者，定多饱闷吞酸，口渴饮冷，面赤唇红，气粗蒸手。法宜去其积滞为主，如平胃散加大黄、石膏、丑牛、槟榔之类。

因真阳虚而阴气上攻者，其人齿牙虽痛，面色必青白无神，舌多青滑黑润、黄润、白黄而润，津液满口，不思茶水，口中上下肉色，多滞青色而不红活，或白惨黄而无红色。以上等情，不仅此症，一切阳虚病多见此情。法宜扶阳抑阴，如白通汤、姜桂饮、阳八味、潜阳丹之类。

因阴虚而火邪为病者，其人定多心烦饮冷、便赤等情。法宜养阴，如

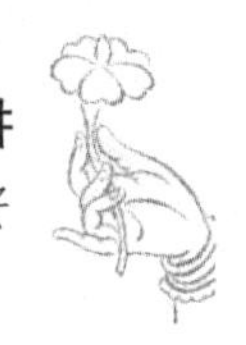

六味地黄汤、鸡子黄连汤、导赤散之类。

喉　蛾

按喉蛾一证，有少阴君火为病者，有肾气为病者，有胃中积热上攻而致者，有怒动肝火上攻而致者。

……若挟风热，多现发热，身疼，头痛。法当祛风清热，如导赤散加荆、防、银花之类。

无风热而独君火旺为病者，轻则甘桔汤，重则黄连解毒汤之类。

因肾气不藏，上攻于喉而致者，……原由君火弱而不能制阴，阴气上僭，逆于咽喉而生蛾子。其人口内肉色，必含青黑色，或惨黄淡白色。即或唇红甚，而口气温，痛亦不甚，人困无神，脉必浮空。法宜扶阳，如封髓丹，姜桂饮、白通、潜阳等方，皆可令服。

因积热上攻而致者，其人必过食厚味，或胃中素有伏热，上攻于肺，亦生蛾子。多烦渴饮冷，二便不利，口臭气粗，红肿痛甚。法宜去积热，如大小承气汤，或平胃散加丑牛、槟榔、大黄、三棱、莪术之类。

因怒动肝火，上攻于肺而生蛾子。其人两胁必痛，动辄躁烦，面青口苦，脉必弦洪。法宜清肝，如丹栀逍遥散、大青饮、柴胡汤加丹、栀之类。

心　痛

按心痛一证，有寒热之别。……热与阴上逆，皆能致心痛，当以寒热两字判之便了。若邪热上干而痛者，其人必面赤，心烦热，小便短赤，口渴饮冷。法宜养阴清火，如黄连木香汤、导赤散、当归散之类。若阴寒上干而痛者，其人多面青唇白，或舌青黑，喜热饮、揉按，二便自利。法宜扶阳祛阴为主，如甘草干姜汤，加行气药姜、桂、吴萸之类。亦有阴寒已极，上攻于心，鼻如煤烟，唇口黧黑，爪甲青黑，满身纯阴。法在不救，急以回阳诸方，大剂投之，十中可救一二。

汗　证

按汗证一条，有阳虚者，有阴虚者，有太阳风伤卫者，有阳明热盛者。

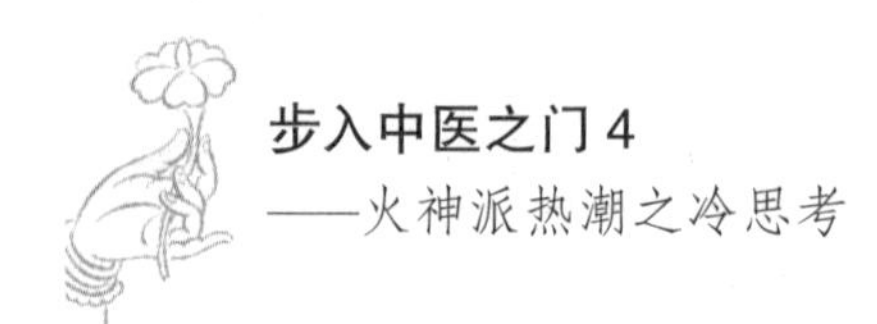

因阳虚者，由人素秉阳虚，或用心过度而损心阳，心阳衰，不能统摄心中之液而汗出。或脾胃阳衰，不能收摄脾胃中之血液而汗出。或肝肾阳衰，不能收束肝肾中血液而汗出。上中下三部阳衰，皆能出汗，统以阳名之。其人定多嗜卧，少气懒言为准。法宜扶阳，阳旺始能镇纳群阴，阴气始得下降，阳气始得潜藏，乃不外亡。法宜回阳、收纳、温固为要，如封髓丹、潜阳丹、黄芪建中汤、回阳饮之类。

因阴虚者，则为盗汗。由其人血液久亏，不能收藏元气，元气无依而外越，血液亦与俱出，多在夜分。夜分乃元气下藏之时，而无阴以恋之，故汗出也。非汗自出，实气浮之征也。法宜养血，如当归六黄汤、封髓丹倍黄柏加地骨皮之类。

更有一等阴盛隔阳于外之证，夜间亦汗出，此为阳欲下交而不得下交，阳浮于外，故汗出。法宜扶阳，阳旺而阴不敢与争，阳气始得下交，如白通汤、补坎益离丹之类。

务要知得阴虚、阴盛之旨，阴虚则火旺，其人定然有神，烦渴饮冷为据。阴盛则阳衰，其人定然无神，少气懒言，不渴不食，即渴喜滚为据。

因风伤太阳卫分者，由太阳之气不足，不能充周于腠理，毛窍空疏，风入于内，风为阳邪，善行而动，卫外血液不得潜藏，随发热之气机而外出，故自汗淋漓。法宜扶太阳之气，太阳气旺，始能胜邪，仲景之桂枝汤是也。

因阳明火旺而致者，由胃中有火，热蒸于外，大汗如雨。非若久病大汗亡阳之证。此则其人大渴饮冷，二便闭塞，烦躁身轻，气粗口臭。法宜专清胃热，如人参白虎汤、大小承气汤之类是也。

更有一等汗证，如战汗、狂汗、黄汗、热汗、冷汗、上身汗、下身汗、头汗、饮酒食肉汗出之例，亦不可不知。夫曰战汗者，由正气鼓动，与外入之邪气相攻，客邪外越，骤然战栗不已，汗大出，汗止而战栗自然不作，病即立瘳。瘟疫证中有此一证。又曰狂汗者，由外邪入内，随热而化，热乘于心，神识不明，当正邪相攻，客邪突出，心神不定，其人如狂，大汗

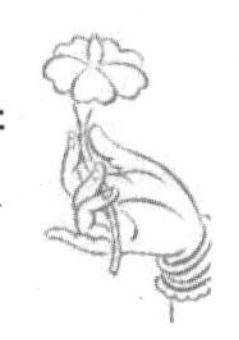

如注，邪尽汗止，而病可立瘳。又曰黄汗者，汗出沾衣，而衣皆黄也。由脾液发泄不藏，法宜收纳脾胃之元气，如姜、砂、草、理中汤之类。又曰热汗者，阳分之征。冷汗者，阴分之验。

上身独汗者，阳竭于上也。下身独汗者，阴脱于下也。上下二证，是为久病虚极者言也，总以收纳为要。若病未大虚，而上身汗者，责在气分有热，下身汗者，责在血分有火，不可拘执，务在这阴阳互根处理会。至于头汗出至颈而还，有风淫于上，有湿热蒸于上，有蓄血生热而蒸于上，须当变通。若是饮酒食肉而即汗出者，多由其人素缘胃热，一遇饮酒食肉，胃气即动，热气沸腾，熏蒸于上，而汗出于外，不药无伤。此有余之候，非不足可比。

痢 证

按痢证一条，舒驰远先生为四纲，曰秋燥，曰时毒，曰滑脱，曰虚寒，甚为恰切。予谓此四法中，燥证十居其八，时毒十居二三，滑脱与虚寒十居四五。但辨察之间，不可无法。

燥证之痢，里急后重，日虽数十次，精神不衰，喜饮清凉。法宜清润，始甘桔二冬汤是也。

时毒之痢，里急后重，多见发热身疼，一乡一邑，病形皆相似也，乃是时行不正之气，由外入内，伏于肠胃，与时令之燥气相合，胶固肠胃而成痢。法宜升解，如人参败毒散、葛根芩连之类。

滑脱与虚寒之痢，二证情形虽异，病原则同，总缘中宫阳衰，运转力微，阴邪盘踞肠胃，阻滞元气运行之机，虽有里急后重之势，粪出尚多，非若秋燥时毒之痢，每次便时，不过几点而已，其人多见面白无神，四肢困倦。法宜温固为主，如附子理中汤，理脾涤饮之类。

总之，白痢、赤痢，痛甚，里急后重剧者，燥热之征。不痛，里急后重微者，虚寒之验。他如纯白如鱼脑，如猪肝，如尘腐，大热不休，口噤不食，呃逆频添，种种危候，虽在死例，然治得其法，十中亦可救二三。

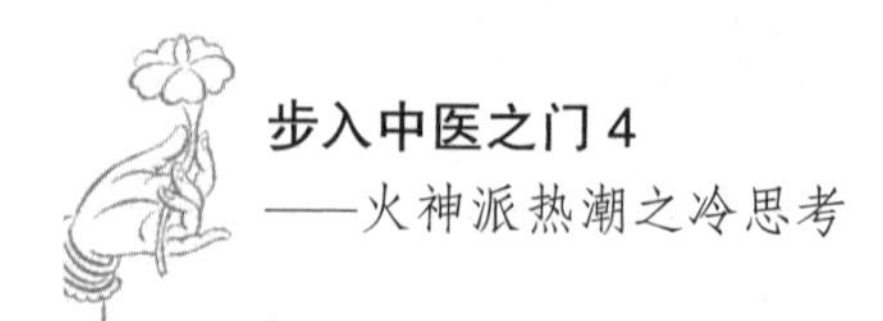

予亦尝遇此等危证，审无外感，无邪热，每以回阳收纳法治之多效。但大热不休一条，审察其人烦躁饮冷有神者，以调胃承气治之。若无神，安静不渴，急以回阳大剂治之，亦易见效。若妄以为阴虚，而以养阴法治之，百无一生。

呃 逆

按呃逆一条，有阳虚、阴虚、元气将绝之别，不可不知也。

因阳虚者，由中宫之阳不足，以致阴邪隔据于中，阻其呼吸往来接续之机，其人定见无神，安静，不食不渴。法宜温中降逆为主，如理中汤加吴萸、半夏之类。

因阴虚者，盖以阴虚由于火烧火旺，火邪隔拒于中，阻其上下交接之气。其人定见躁暴，饮冷恶热，精神不衰，二便不利。法宜苦寒降逆为主，如大小承气汤之类。

因元气将绝而致者，盖以元阳将绝，群阴顿起，阻其升降交接之机，其人或大汗自汗出，或气喘唇青，或腹痛囊缩，或爪甲青黑，或头痛如劈，目眦欲裂，耳肿喉痛，种种病情，皆宜大剂回阳降逆，十中亦可救二三，如吴萸四逆汤、白通汤之类。

癫 狂

按癫狂一证，名异而源同。同者，同在心经也。癫虚而狂实。癫为心阳之不足，神识昏迷。癫者，言语重复，嬉笑无常，做事无绪，皆由心阳不足，神识不清，寒痰易生，上闭心窍，亦能使人癫倒。然专于治痰，便是舍本逐末，不可为法。交通上下，是为治本握要法，宜细心体会之。狂乃邪火之横行，神无定主。狂者，本由邪火乘心，乱其神明，神无所主，大叫狂妄，登高弃衣，亲疏不避，治之专以下夺、清热为主。治癫贵以养正，兼以行痰。治狂务于祛邪，灭火为要。白通、栀、豉，主于交通，阴癫、阳癫可疗。大、小承气，专行攻下，狂妄能医，其中尚有夙孽冤凭，尤当急作善功忏悔。

脱 肛

按脱肛一证，有下焦阳衰，而不能统束者，有三焦火旺而逼出者。

因下焦阳衰而致者，由其人或房劳过度，或大吐大泻大病后，元气损伤，不能收束。其人定见少气懒言，精神萎靡，面白唇青，喜食辛辣热物者是也。法宜温固脾肾之阳，阳回气足，肛脱自收，如附子理中汤加葛根，黄芪建中汤，与市习之补中益气汤之类。

因火旺逼出者，或由过食厚味、醇酒、椒、姜辛辣之物，热毒流注下焦，或感受外热燥热之邪，流注肠胃，热邪从下发泄，火气下趋，渐渐逼迫，直肠遂出。其人定见躁烦，善饮清凉，或大便不利，或小便赤热，或善食易饥，种种病情者是也。法宜清热，如黄连解毒汤，三黄石膏汤之类，专清肠胃之热，热清而肠自收矣。

发 斑

按发斑一证，有由外入而致者，有由内出而致者。

由外入而致者，由外感一切不正之气，伏于阳明。阳明主肌肉，邪气遏郁，热毒愈旺，忽然发泄，轻则疹痒，重则斑点，或如桃花瓣，或如紫云色，大小块片不等。其人口臭气粗，壮热饮冷，脉大而实，或周身疼痛，二便不利者，此为外感，阳证发斑是也。法宜随其机而导之，如升麻葛根汤，举斑、化斑、消斑等法，皆可酌用。

因内伤而致者，或饮食伤中，克伐过度；或房劳损阳，过于滋阴；或思虑用心过度；或偶感外邪，过于发散，以致元阳外越，或现斑点，或现通体紫红。其人懒言嗜卧，不渴不食，精神困倦。或现身热，而却无痛苦情状，行动如常。或身不热，而斑片累累，色多娇嫩，或含青色者是也。粗工不识，一见斑点，不察此中虚实，照三阳法治之，为害不浅。法宜回阳收纳为主，如封髓丹、潜阳丹、回阳饮之类。

厥 证

按厥证一条，有阳厥，阴厥之别。阳厥者何？由其外邪入内，合阳经

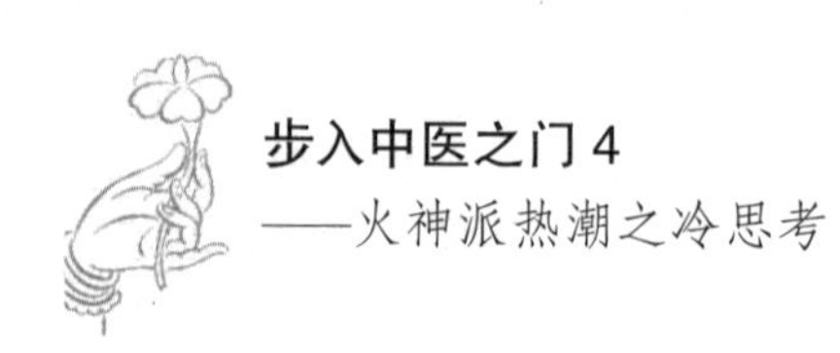

热化，热极则阴生，阳伏于内，阴呈于外，故现四肢冰冷，或脉如丝，或无脉，其人虽外见纯阴，而口气必蒸手，小便必短赤，精力不衰。法宜清热下夺为主，如大小承气，调胃承气汤等是也。

阴厥者何？由其正气已虚，阴寒四起，阴盛阳微，闭塞经络，阳气不能达于四肢，故见四肢冰冷，其人目瞑倦卧，少气懒言。法宜回阳祛阴，如四逆汤，回阳饮之类，此阴阳生死攸关，不容不辨。

谵 语

按谵语一证，有阴阳之别，不可不知。阳证之谵语，由其外邪伏热，热乘于心，浊火乱其神明，神明无所主，蕻人口中妄言，必见张目不眠，口臭气粗，身轻恶热，精神不衰。轻者可用导赤散加黄连，重者可用大小承气汤，三黄石膏汤。

阴证之谵语，由其正气已衰，阴邪顿起，神为阴气蔽塞，则神识不清。其人多闭目妄言，四肢无力，倦卧畏寒，身重汗出，即有欲饮冷水一二口者，其人无神，定当以回阳为准，切不可以为饮冷，而即以凉药投之，则害人多矣。须知积阴在内，生有微热，积阴一化，热自消亡，此处下手，便是高一着法。

外科约言

外科者，疮科谓也。凡疮之生，无论发于何部，统以阴阳两字判之为准。

阴证其疮皮色如常，漫肿微疼，疮溃多半清水，清脓，黄水，血水，豆汁水，辛臭水。其人言语、声音、脉息、起居动静，一切无神，口必不渴，即渴定喜滚饮，舌必青滑，大小便必成疮。阴盛阳微，不能化阴血以成脓，故见以上病形。法宜辛甘化阳为主。化阳者，化阴气为阳气也，阴气化去，真正自复，脓自稠粘，疮自收敛而病即愈。初起无论现在何部，或以桂枝汤加香附、麦芽、附子，调和营卫之气。佐香附、麦芽者，取其行滞而消凝也。加附子者，取其温经而散寒也。或麻黄附子细辛汤，阳旦

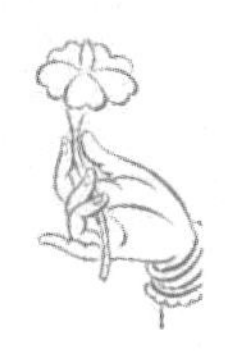

汤皆可。疮溃而脓不稠，可用黄芪建中汤，附子理中汤。阴最盛者，可用回阳饮，白通汤，或黄芪、甜酒炖七孔猪蹄，羊肉生姜汤之类，皆可酌用。

阳证其疮红肿痛甚，寒热往来，人多烦躁，喜清凉而恶热，大便多坚实，小便多短赤，饮食精神如常，脉息有力，声音响亮，疮溃多稠脓。此等疮最易治，皆由邪火伏于其中，火旺则血伤。法宜苦甘化阴为主。化阴者，化阳气为阴气也，阳气化去，正气自复，疮自收敛而病自愈。初起无论发于何部，或以桂枝汤倍白芍，加香附、麦芽、栀子治之。或麻杏石甘汤，或人参败毒散加连翘、花粉之类。疮溃可用当归补血汤加银花、生地、白芍之类；或补中益气汤加生地、银花之类，皆可用也。

总之，阴阳理明，法自我立，药自我施，不无妙处也。

由以上原文，我们可以明确断定，郑氏治病实在“阴阳”二字之上求虚实。郑氏在重元阳不足的同时，也十分注重邪热为患，通过阅读“辨温约言”“辨认邪盛热炽血伤病情”，我们更可以得出一个结论，郑氏擅用姜、附，亦擅用膏、黄。

《医法圆通·辨温约言》

今人于春令偶感外邪，发热，身疼，口渴饮冷，汗出谵语，便闭，恶热等情。举世皆云温病，动用达原饮、三消饮、升解散、三黄石膏、大小承气、普济消毒散，种种方法。予思此等施治，皆是治客邪。

《医法圆通·辨认邪盛热炽血伤病情》

干呕不止

病人二三日，发热不退，脉息、声音一切有神，干呕不止者，此热壅于阳明也。法宜解肌清热。

张目谵语

病人四五日，发热恶热，烦躁不宁，张目不眠，时而妄言，脉健者，

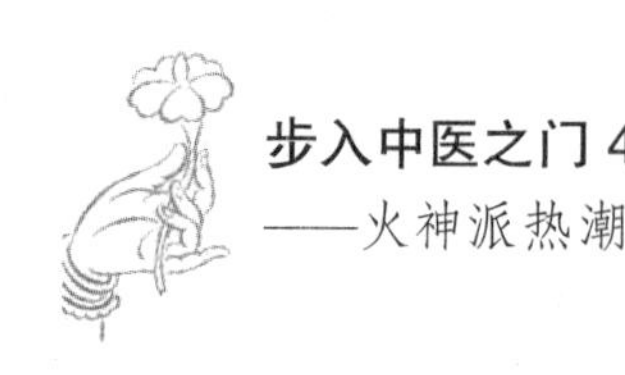

此热邪气盛，气主上升，故张目不眠，谵语频临，属邪热乘心，而神昏也。法宜清热。热清而正复，张目谵语自已。若瞑目谵诂，脉空无神，又当回阳，不可养阴。

口渴饮冷不止

病人六七日，发热不退，脉洪有力，饮冷不止者，此邪热太甚，伤及津液也。法宜灭火存阴为主。

大汗如雨

病人或六七日，发热汗出如雨，脉大有力，口臭气粗，声音洪亮，口渴饮冷，此乃热蒸于内，胃火旺极也。法宜急清肌热。此有余之候，并非久病亡阳可比。

舌苔干黄烦躁不宁

病人或七八日，发热不退，舌苔干黄，烦躁不宁，脉健身轻，肠胃已实。此胃火太甚，津液将枯，急宜滋阴攻下为主。

狂叫不避亲疏

病人或八九日，发热不退，气粗身轻，脉健，狂叫，目无亲疏，弃衣奔走。此邪火旺极，乱其神明，神无所主也。急宜清凉攻下，云灭邪火，不可迟延。

二便不利

病人或七八日，发热恶热，烦躁不宁，口渴饮冷，脉健身轻，二便不利。此邪热伤阴，血液不能滋润沟渠，通体皆是一团邪火，急宜攻下，不可迟延。

鼻如煤烟

病人或八九日，发热不退，烦躁饮冷，胸满不食，口臭气粗，忽现鼻如煤烟。此由邪火旺极，炎薰于上也。急宜攻下。

肛门似烙

病人或十余日，发热不退，脉健气粗，烦躁不宁，饮水不已，自觉肛门

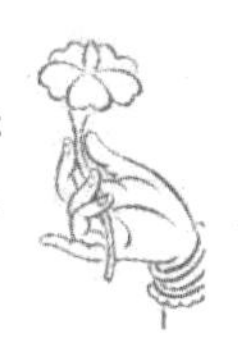

似烙。此邪热下攻于大肠，真阴有立亡之势。急宜攻下，不可因循姑惜。

小便涓滴作痛

病人或八九日，发热恶热，烦渴饮冷，舌黄而芒刺满口，脉健身轻，小便涓滴痛者。此邪热下趋小肠，结于膀胱也。急宜清热利水。

食入即吐

病人发热恶热，口臭气粗，脉健，食入即吐者。此是邪热伏于胃口，阻其下行之机，热主上升，此刻邪热为祟，升多降少，故食入即吐。急宜攻其邪火，邪火一灭，食自能下矣。

昏沉不省人事

病人或八九日，身热不退，气粗舌干，小便短赤，大便极黄而溏，或清水、血水，脉健有力，或脉细如丝，或四肢厥逆，人虽昏沉，其口气蒸手，舌根必红活，即舌黑起刺。此是邪热入里，伏于其内。急宜攻下清里，切不可妄用辛温。

日晡发热饮冷妄言鬼神

病人或八九日，十余日，外邪未解，入于里分，身虽发热，日晡更甚，饮冷不已，妄方言鬼神。此是热甚伤血，神昏无主。急宜养血滋阴。并非阴火上腾，元气外越可比。

呃逆不止

病人或八九日，发热不退，口渴转增，饮水不辍，忽见呃逆连声。此由邪热隔中，阻其交通之气机也。法宜攻下。

鼻血如注

病人发热烦躁，二便不利，口臭气粗，忽见鼻血如注，发热更甚者。此由邪火太甚，逼血妄行也。法宜清热攻下，苟血出而热退便通，又是解病佳兆。

斑疹频发

病人发热不退，烦躁不宁，饮冷气粗，脉健声洪，烦渴饮冷，人时恍惚，干咳不已，吐涎胶粘。此乃火旺津枯，热逼于肺，宜润燥清金泻火为要。

喉痛厥逆

病人或八九日，发热不退，或不身热，脉健身轻，口气极热，小便短赤，神气衰减，肌肤干粗，忽见喉痛厥逆。此邪入厥阴，热深厥深，上攻而为喉痹是也。急宜清润泻火养阴为主。

脓血下行不止

病人或八九日，身热不退，或身不热，时而烦渴，时而厥逆，烦躁不宁。此厥阴邪热，下攻于肠也。法宜清火养阴为主。

皮毛干粗

病人或七八日，发热不退，或身不热，必烦气衰，小便短而咽中干，忽见皮肤干粗，毛发枯槁。此邪火伤阴，血液失运，急宜泻火养阴为主。

筋挛拘急

病人或七八日，或十余日，发热不退，或不身热，烦渴咽干，小便短赤，恶热喜冷，忽然四肢拘急不仁。此由邪火伤阴，血液不荣于筋，故见拘急。法宜滋阴泻火为主。

阴囊如斗

病人或十余日，身热未退，或不身热，脉健身轻，心烦口渴，声音洪亮，忽见阴囊红肿，其大如斗，疼痛异常。此热邪下攻宗筋，宗筋之脉，贯于阴囊，急宜泻火养阴滋肝为主。

周身红块

病人身热脉健，烦躁不宁，忽现周身红块，痛痒异常。此是邪热壅于肌肉也。宜解肌清热泻火为主。

身冷如冰形如死人

病人八九日，初发热口渴饮冷，二便不利，烦躁谵语，忽见身冷如水，形如死人。此是热极内伏，阳气不达于外，证似纯阴。此刻审治，

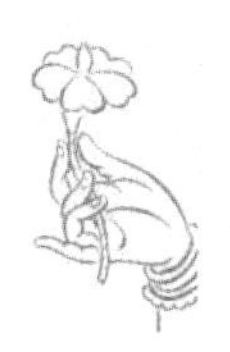

不可粗心，当于气口中求之，二便处求之。予经验多人，口气虽微，极其蒸手，舌根红而不青，小便短赤，急宜攻下，不可因循姑惜，切切不可妄用姜、附。

头面肿痛

病人二三日，头面肿痛，此邪热壅于三阳也。急宣散清热为主。

以上数十条，略言其概，其中尚有许多火证情形。有当用甘寒养阴法者，有当用苦寒攻下存阴法者，有当用清凉滋阴法者，有当用利水育阴法者，有当用润燥救阴法者，有当用甘温回阳救阴法者。种种不一，全在临时变通。总之正气生人，邪气死人，用养阴等法，皆为阳证邪火立说，而非为阴气上腾之阴火立说。当知阳证邪火，其人脉息、声音一切有神。若阴气上腾之阴火，脉息，起居一切无神，阴象全具。此乃认证关键，不可不知。

由此，追溯郑钦安的学术渊源，其理论实以《内经》为宗，其临床则“用仲景之法”，宗《内经》则在“洞明阴阳之理”，宗仲景则“功夫全在阴阳上打算”，因此，他的真传就是：“认证只分阴阳”“病情变化，非一端能尽，万变万化，不越阴阳两法。”

郑钦安虽善用姜附，影响了几代人，但他并不专用姜附，也不是偏爱姜附，恶当归、地黄，而是当用则用，并十分强调“予非专用姜附者也，只因病当服此。”他批评的市习，一见什么病、就用什么病的套方套药，而不问阴阳，不辨证候，这样的毛病，是医生的通病。很遗憾，当今有些追逐火神派者不分阴阳，万病皆以姜附为治，此正与郑氏著书目的南辕北辙，重蹈古人覆辙，是应当引以为戒的。

第7讲　轻剂取胜的大家蒲辅周

蒲辅周（1888—1975），原名启宇，四川省梓潼县长溪人。祖父蒲国桢、父亲蒲仲思均精通医道。15 岁起，在祖父潜心教授下，他掌握了不少医药知识。于是，白天随祖父临床侍诊，入晚苦读到深夜。他以《黄帝内经》《难经》《伤寒论》《金匮要略》为基本研读之书，以《外台秘要》《备急千金要方》及历代诸家之书为参考之学。经3年的苦读与侍诊，蒲辅周积累了一定的临床经验。18 岁便悬壶于乡里。1955 年，原卫生部中医研究院成立，蒲辅周奉命调京，在中医研究院广安门医院内科工作。1960 年任中医研究院内科研究所主任，1965 年任中医研究院副院长。曾任全国政协第三、四届常委，以及第四届全国人大代表、国家科委中医专题委员会委员、中华医学会常务理事、中国农工民主党中央委员等职务。

蒲氏一生勤于临床，著述较少，除发表的几篇论文外，其临证医案经学生门人整理出版者有《蒲辅周医案》和《蒲辅周医疗经验》等。

蒲氏与任应秋、李斯炽等均为四川名家，皆善用附子，然与大部分云、贵、川医师不同，他们用量很小，每能轻剂取胜，起危重于生死间。

既然当今“火神”们认为“火神派”源于云、贵、川，那就不能不谈到一位重要的川籍名医蒲辅周。蒲氏系名医世家出身，以擅治疑难杂症、疗效卓著而誉满全国。蒲氏生于 1888 年，与擅用附子而成名的祝味菊、吴佩衡同时代。所以，不论从地域、时代的角度来看，谈“火神派”对附子温法的运用而不谈蒲辅周，不免有以偏概全之憾。

蒲氏虽无论附子之专文留世，但在《蒲辅周医案》《蒲辅周医疗经验》《百年百名中医临床家·蒲辅周》《名老中医之路·蒲辅周篇》等书中，

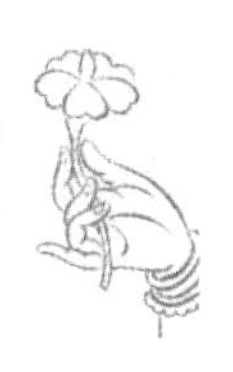

相关医论、医案颇多，细细品味，我们不难发现其亦是擅用附子的名家之一，但与不少的川派医师不一样，其用附片有着自己的见解，且与“火神派”不同，其常以小剂附片获得满意的临床疗效。下面我们就手头所拥有的资料谈谈蒲氏对附子、附子类方及温法的运用规律。

一、强调辨证施治，不以一法代八法

当今的“火神派”以四川之医擅用大剂量附片，而推论出“火神派”先祖们注重扶阳之理，治病以扶阳气为先。尽管有人以蒲氏亦擅用附片，而将其归于火神派，但通过学习蒲氏著作，可以发现，当今的“火神”们为了宣扬“扶阳”一法高于“八法”，万病以“扶阳”为根本，在总结宣传蒲氏学术思想时，采用了断章取义的方式，使未能详细读过蒲氏著作的后学者大受误导，实是在客观上给中医的继承和发展带来了负面作用。

蒲氏在《八法运用》一文中指出：“以法治病，不以方应病；若固执一病一方，则失辨证论治之精神。**八法是治疗大法，当用而用**，并得其法，自然应手取效，**若不当用而用之，则为误治**。”从他的这段论述中，我们可以看出，其治病强调不可固守一方一法，而是要讲辨证；八法各有其适用证，对于八法的使用，强调“当用而用，并得其法”。使用八法必须达到“**汗而勿伤，下而勿夺，温而勿燥，寒而勿凝，消而勿伐，补而勿滞，和而勿泛，吐而勿损**”的境界。

二、擅用温阳之药，强调温而勿燥

归纳蒲氏运用附子规律可知，其用附子及温法的规律与火神派存在着明显的区别，集中表现在：中病即止，不一温到底；注重配伍，不用纯温热药组方；多以小剂量为主，小量宜可急救等几个方面。蒲氏运用温法的

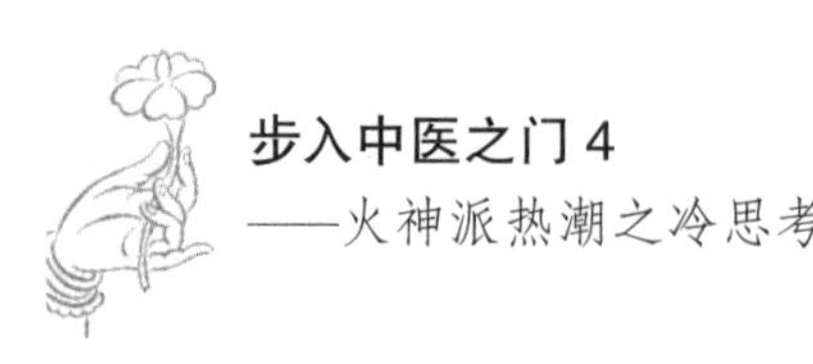

具体规律如下。

（一）辨证为先，明辨寒热

蒲氏认为使用温法当以辨证准确为前提，经云“阴盛则寒”“阳虚则寒”，寒证的形成各有不同。他在《蒲辅周医疗经验·八法运用》一文中说：“形寒饮冷：形寒，指风寒所袭；饮冷，指伤于生冷食物，说明寒有内外之伤不同，而冷水沐浴亦为外伤寒。寒邪入脏，名曰中寒。而阳虚生寒，则为虚寒，临床要具体分析，虚在何脏。”同时说温法就是“寒者温之”，有温散、温热、温补等。“既有参、芪、术、草平和之温；也有附、姜、桂燥热之温”。认为温法并非只有附子、肉桂、干姜等辛温一途，并着重指出温法适用于寒证，临证必须辨证准确，不可为假象所惑，以防误投温剂，遗祸患者。若“邪热深入，厥逆渐进，脉细涩或沉伏，舌干苔燥反不知渴，或挟热下痢，但小便赤，形如枯木，唇齿干燥，筋脉拘挛，望之似脱，要透过现象看本质，此真热假寒，切不可温，误投温热下咽即危；又有真寒假热，阴盛格阳，要用白通汤加童便、猪胆汁反佐温之。寒痰壅闭，神昏不醒者，温而开之，如苏合香丸”。

在使用温阳一法的问题上，与郑钦安、范中林等一样，蒲氏十分强调明辨阴阳寒热，尤其要注意真假寒热的鉴别，不可误治。他说：“外感风温之邪，误用辛温发表，过汗则伤津，违反了温病存津液的告诫，故不可误，郁热内蓄，身反恶寒，皮肤反冷，**舌苔必秽腻**，脉必沉滞，小便必数，大便或秘，或溏泄，此属湿热，切不可温，必须用清宣之法；邪热入里，伤于温燥，变证随起，可导致衄血、吐血、烦躁不安。总之，温、清两法譬如水火，阳盛之证，桂枝下咽则殆；阴盛之证，承气入胃则呕。”但在使用温药上与火神派有所不同，除附、姜、桂之辛温外，主张应辨证使用甘温。

（二）温而有度，主张小剂

蒲氏认为使用温法不仅要以明辨寒热之证为前提，而且强调**“温法要掌握尺度”**，他说：“药既要对症，用也必须适中，药过病所，温热药的刚燥之性就难免有伤阴之弊。”并举例说：“临床见到个别处方，砂、蔻、木香用数钱，这类药物辛温香燥，少用化湿悦脾，舒气开胃，用之太过则耗胃液而伤气。丁香亦有用五钱者，其味何能入口？马勃有用一两者，药锅如何盛放？从医者尝药、识药、制药，都是必要的。”明确指出使用温药要剂量适度，不可盲目大量使用，医者当识药性、明药质、晓药弊。**不主张或反对大剂量使用桂附，蒲氏用附子多从3g开始，9g则需先煎，医案中最大量仅为18g。急救时量亦不大，多为小量浓煎频服法而取效**，如阳虚欲脱（腺病毒肺炎）案。这与当今火神派以桂、附剂量大小论水平高低有着显然的区别。

同时，蒲氏注重运用时机，其用温法并非一温到底，非常重视时机的把握，有虽用温法而不用附子者，如中虚脾弱案；有生用附子类方，效后则转方或减去附子者，如便血案；有先用应证方，效后再用附子类方善后者，如肺脾同病案。充分反映了蒲氏擅用温法，擅用附子而又不偏执、不拘泥的灵活运用法度。

（三）强调配伍，以防伤阴

尽管蒲氏为四川籍名医，但与四川的火神派对于使用温药认识上有明显的不同。火神派主张“使用温药不夹阴药”，蒲氏则强调温药当掌握配伍，以防止辛温之剂伤阴之弊。他说：“温药要掌握配伍：《伤寒论》附子汤中配用白芍就起温而不燥的作用；急救回阳的‘四逆汤’有甘草，甘以缓之；《金匮要略》肾气丸是在水中补火，皆取温而不燥之意，故一般不能用纯温热之药拼凑起来去治病。”这与火神派有着显然的区别。他一般不用纯温热药物拼凑起来去治病，并举例要注意附子汤中之白芍、四逆汤中之甘草、肾气丸中熟地黄的含义，即言或温而不燥，或甘以缓之，或水中补火。

在《八法运用》中他特别强调温法使用不当，则有伤阴之弊端，且谆谆告诫，他说：**“温法用之不当就要伤阴……温而勿燥，免伤其津，实为温法要诀。”**

三、精通温法，擅用配伍

从蒲氏医案中我们可以看到，蒲氏用温法的医案（含虽用温法但未用附子者）广泛涉及内、妇、儿各科，当中用温法取效的病种较多，广泛涉及呼吸、消化、泌尿、生殖系统疾病，包括中虚脾弱、阳虚脾湿、中气不足、阳虚水逆、震颤、类中风、眩晕、感冒、肺脾同病、便血、老年腰痛兼二便秘涩、月经不调、痛经、口疮、热病转寒中、阳虚欲脱、麻疹后伤阳、痢疾（急性中毒性痢疾）等几十种，基本涵盖了急性亡阳、慢性虚损、真寒假热等多种类型，包括了肺、脾、心、肝、肾、肠、女子胞等多个脏腑。从蒲氏留下来的文献中，我们可以寻找到其用温法的大致脉络。李兴培撰文“蒲辅周附子运用 23 法”系统总结了蒲氏用附子之经验。在此，仅讨论其数法，从中我们可窥其一斑。

（一）温阳潜镇法

蒲氏尤擅用温潜法，其医案中以高血压患者的处理为代表。当今医者常以病论治，予泻肝息风，或平肝潜阳。但临床此病属阳虚者不少，蒲老常在以附子汤温阳同时，佐以牡蛎、龙骨潜阳。

案 1　阳虚水逆（高血压病）

马某，女，70 岁。1964 年 4 月 17 日初诊。发现高血压病已 3 年。头晕，耳鸣不聪，劳累则加重，形体日渐发胖，小便有时失禁，夜间尿频，痰多，

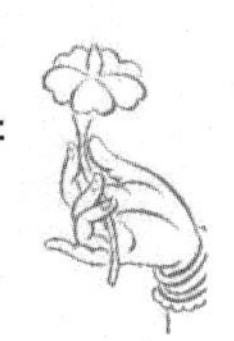

怕冷，手足偏凉。饮水则腹胀，饮食喜温，不能吃生冷。血压230/118mmHg。六脉沉细，右甚。舌偏淡，苔滑。属阳虚水逆，治当温阳镇水，健脾化痰。处方：

茯苓三钱，生白术二钱，白芍二钱，川附片二钱，生姜一钱半，法半夏三钱，生龙牡各四钱。

4月25日复诊：头晕减轻，睡眠好转，血压210/108mmHg，舌脉如前。原方加五味子一钱（打），龟甲四钱。

5月7日三诊：头晕、头痛已轻微，精神好转，已能上班，小便正常，痰明显减少。舌苔薄，脉沉细滑。原方加橘红一钱半，白芥子二钱（炒）。药后，血压维持在200/100mmHg左右，自觉症状明显减轻。

此案蒲氏以患者年已70岁，小便有时失禁，夜间尿频，痰多，怕冷，手足偏凉，喜热食断为阳虚，头晕，头晕耳鸣不聪，劳累则加重，形体日渐发胖则提示内有痰湿，辨证为阳虚痰湿盛的高血压，用温阳镇水之真武汤加味，痰多用半夏，虽与附子相反，病情需要，却起相反而相成的作用，另加生龙牡以潜镇，使火归肾宅。其用法与祝味菊潜阳法有异曲同工之妙。与火神派不同的是，其附片仅用二钱，亦取良效。

若系肾之阴阳两亏，虚阳上越，则以仲景附子汤佐入益阴之品如枸杞子、龟甲、怀牛膝滋阴以潜阳。

案2　虚阳上越（脑动脉硬化、冠心病）

张某，男，74岁。1965年10月4日初诊。1963年患过脑血管痉挛，劳累后血压波动。头晕胸闷，周身疲乏，健忘思睡，气短懒言，自汗畏风，不耐久坐，胃纳欠佳，口干欲饮，小便少。既往有腿痛病史，最近加重。检查提示：①脑动脉硬化；②冠状动脉硬化性心脏病。脉两寸沉细，两关弦急左甚，两尺沉涩，舌淡红无苔。属气血不足，虚阳上越。治宜补益气阴，滋阴潜阳。处方：

西洋参一钱半，制川附子一钱，白芍二钱，炙龟甲五钱（打），云茯神二钱，山茱萸一钱，枸杞子二钱，怀牛膝三钱，杜仲三钱（盐水炒）。

7 剂，上药慢火浓煎 2 次，共取 300mL，分早晚温服。

10 月 12 日复诊：服药后头晕、胸闷、疲乏、自汗皆明显好转，食欲增加，二便正常。脉转为强缓有力，左关亦不急。原方继服 7 剂，煎服法同前。

11 月 18 日三诊：服药后诸症继有好转。食量增加。脉缓有力，寸口仍感不足，舌正中间微有白苔。原方加女贞子二钱，五味子一钱（打）。7 剂。煎法同前，兑蜂蜜少许，2 次温服。

此患者动脉硬化，年高体弱。脉证属肾气已衰，髓海不足，阴阳两亏，且兼有中气不强，心气不足。故用附子汤温阳益气，加山茱萸、枸杞子、龟甲等育阴潜阳而获效。

（二）温中祛湿法

若系脾胃虚寒，蒲氏常以理中丸、小建中汤加减温补脾胃，常佐砂仁、木香理气和脾，泽泻、云茯苓以祛湿，厚朴以宽中，寒甚者加附子益火补土。然其姜、附剂量每服均小，以取“微微生少火”之义。

案 3　阳虚脾湿（腹泻）

陈某，男，59 岁。1959 年 7 月 6 日初诊。20 天前患腹泻，现已减少，但仍日二三次，精神差。脉沉迟，左关微弦，舌正苔白。属脾湿，治宜温中利湿。处方：

红参二钱，广木香六分，白术三钱，炮干姜一钱，炙甘草一钱，砂仁钱半（打），厚朴一钱，茯苓三钱，法半夏二钱。4 剂，1 剂二煎，共取 160mL，分 2 次温服。

7 月 14 日复诊：大便已恢复正常。平时恶冷自汗有力，舌苔已退。

治宜调营卫，健脾胃。处方：

炙黄芪四钱，桂枝二钱，杭白芍三钱，炙甘草一钱，白术三钱，黑附子三钱（先煎），生姜三片，大枣五枚。6剂，煎服法同前。

7月20日三诊：感肠微鸣，精神稍差，腹凉，尚自汗。脉沉缓，舌正无苔。治宜益火补土，拟丸剂常服。处方：

红参二两，白术三两，干姜一两（炮黄），炙甘草一两，黑附子一两，砂仁一两，木香三钱，茯苓三两，上肉桂三钱，怀山药三两，芡实四两。

共研为细末，炼蜜为丸，每丸重三钱，早晚各服1丸。红糖水送服，以资调理。

此患者腹泻，大便日二三次，神疲，脉沉迟，为中阳不足、脾胃虚寒之证。采用理中汤加味，温运中焦，补益脾胃，药后大便即恢复正常。平时恶寒、自汗、脉缓，故拟桂枝汤加味，调营卫，健脾胃。终以温阳健脾，制丸剂缓服。

（三）补火服土法

对于久治不愈口腔溃疡，蒲老认为此证有属中虚脾热者，常常借用封髓丹，取“补土服火”之义，而收效甚速，于通常清胃火之法另开一法门。

案4　口腔溃疡

周某，男，33岁，已婚，干部。于1962年6月5日初诊。多年来常生口腔溃疡，时发时愈，现口黏膜、舌及牙龈等处都仍有溃疡，历时较久未愈，三个多月来每晨一次溏便，量多而臭，无黏滞及里急后重感，食欲不佳，不知味，口渴，喜热饮，睡眠及小便正常，形体清瘦，口唇红，脉两寸弱，关弦大，尺沉细，舌质红，微有黄腻苔。诊断属中虚脾热，治宜益气清脾，方宗封髓丹加减：

炙甘草二钱，黄柏一钱五分（盐水炒），砂仁一钱（打），炒白术一钱五分，党参一钱五分，大枣四枚。服 4 剂。

11 日二诊：服药后口腔溃疡及大便溏臭均减，食欲好转而知饥，脉寸弱，关稍缓，尺沉细，舌如前，原方加生扁豆三钱，荷叶二钱。服 5 剂。

18 日三诊：口内溃疡已消失，消化好转，但大便尚未成形，关节酸，口微干喜饮，脉寸小、尺大、关弦虚，舌质正常无苔。据脉舌属脾肾阳不足之证，宜脾肾分治，用补中益气丸每日早服二钱，金匮肾气丸每日晚服二钱，以后大便逐渐成形，口腔未再发溃疡。

口腔溃疡为病，一由胃火，一由脾热。本例患者脉虚便溏，消化弱，喜热饮则不属胃火，故以脾虚治之。采用封髓丹加味治疗。考黄柏主泻相火而清湿热，又是治疗口疮的要药；砂仁温胃醒脾，除咽喉及口齿浮热；甘草补脾胃、清解热毒。封髓丹虽主治相火旺、肾精不固，但蒲老在临床几十年的实践中证明，封髓丹乃补土伏火之方，土虚则浮热上炎，常用于多年反复发生的口疮，脉虚者屡效。其次患者兼有腹泻、消化不良，故加白术、党参、大枣、扁豆等药，健脾益中养胃，药后口疮愈，便溏好转。最后以补中气、温肾阳而腹泻亦逐渐痊愈。由此可见，封髓丹不仅泻相火而固精，且能治虚热上炎。根据辨证论治的原则，详察病机，辨明虚实，掌握一方可治数病，或一病需用数方，就能收到异病同治、同病异治之效。

与中虚夹湿热用封髓丹不同，脾胃虚火上冲，每每形成口腔溃疡，常医不知，每以清胃散、泻黄汤等加减治疗，病症不愈，其寒愈增，病久延而不能愈，余宗喻嘉言《寓意草》内治法，予附子理中汤屡取佳效，可资参考。

（四）温阳回逆法

对于阳气欲脱者，蒲氏常以参附汤、四逆汤加减回阳救逆，痰浊内阻、神志不清者加石菖蒲以化浊醒神。

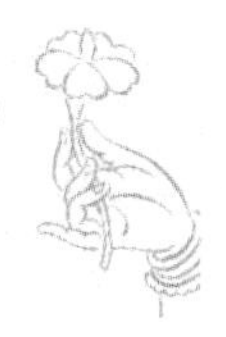

案5　阳虚欲脱（腺病毒肺炎）

陈某，男，1岁半。因高烧8天，咳嗽，4天来加重，于1961年3月16日住院。入院前8日高烧一直不退，伴有腹泻，日十多次，水样有块，色绿，近4天来下利减为日三四次，发黏绿色，食纳差，有时吐奶瓣，嗜睡，咳喘，小便正常。体温38～40℃之间，呼吸36次/分，发育、营养中等，鼻翼微煽，咽红，膈动腹满，两肺湿性啰音较重，叩诊浊音。血常规：白细胞总数由11.4×10^9/L上升到19.1×10^9/L，中性粒细胞51%，淋巴细胞42%，杆状7%。痰培养：金黄色葡萄球菌生长，凝固酶试验阴性，咽拭子分离出Ⅱ型腺病毒。胸片提示：右肺门阴影较致密，右肺野内带沿纹理存在小片状阴影，下肺野明显，左下肺亦可见致密片状阴影。临床诊断：腺病毒肺炎。

入院后即以青霉素小剂量穴位注射及中药麻杏石甘汤、麦门冬汤等方加味，病不解，改用金霉素、红霉素、血浆输入及其他对症支持疗法亦未改善。于3月20日请蒲老会诊，患儿已深度昏迷，仍高热无汗，喘急痰阻，面灰腹满，唇干，舌红少津，苔薄白而干，指纹粗大而暗，直透三关，脉左沉数，右浮大，呈呼吸衰竭的危候，延长达两天半，堵塞性喘息样呼吸，肺大片实化，出现腹胀，逐渐发展到不完全的麻痹性肠梗阻。中西医共同讨论，综合治疗。中医认为病程较长，邪稽不解，肺胃大伤，浊痰上逆，肺窍阻塞，属正虚邪实之象，急宜扶正，不宜再攻。治法主以益气生津，开窍化痰。处方：

沙参一钱五分，五味子十粒，诃子二枚，法半夏一钱五分，川贝母一钱，射干八分，瓜蒌壳八分，竹茹一钱。1剂，频频给服。

次日加西洋参一钱五分，知母五分续服。

西医治疗采用人工呼吸，随时吸痰，持续给氧气吸入，并以高渗盐水保留灌肠、补给血浆等。

22日复诊：体温突然急剧下降，两足发凉，呼吸微弱，昏迷仍深，

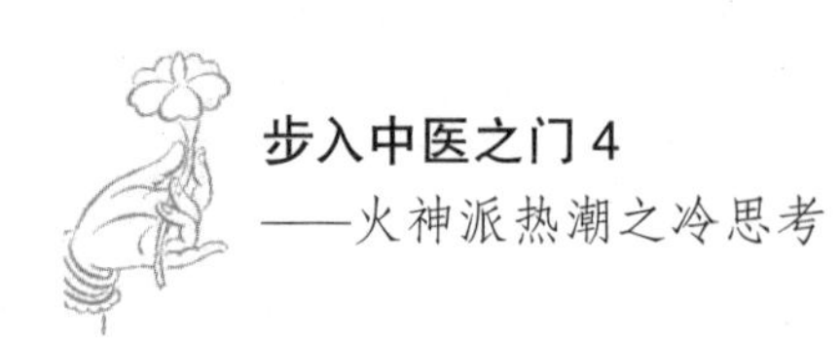

脉沉弦细无力，舌上少津。分析患儿阴津既伤，阳气又有欲脱之势，急宜回阳救脱，参附汤加石菖蒲主之。处方：

西洋参二钱，川附子一钱，石菖蒲七分。浓煎频服。

当夜四肢渐回温，由昏迷嗜睡状态转为微烦，痰能咳出。

23 日复诊：呼吸衰竭情况已缓和，痰亦不堵塞，诸般危象渐趋稳定，舌红津回，脉沉细稍有力，乃用生津益气之法，扶助正气。处方：

沙参一钱，麦冬一钱，五味子十粒，石菖蒲七分，远志七分。

调理 5 日，停药观察。痊愈出院。

本例呼吸衰竭持续两天半之久，如果不是中西医的共同抢救，是不易转危为安的。观其在呼吸突然停止时，西医立即进行人工呼吸，结合吸痰及强心等措施，使患儿呼吸再现，并转平稳；当肠麻痹性梗阻时，又以高渗盐水保留灌肠，使之逐渐缓解，这些紧急措施，对挽回生命是有决定性作用的。而中医积极采用益气生津之治，斡旋病机，特别在阳气欲脱之际，全仗参附力挽欲绝之阳，使患儿终于由危亡而得生机，也是有决定性作用。

蒲氏其他常用的温法有：①温肝和脾法，用于肝病及脾、脾胃虚寒者，用柴胡桂姜汤或理中汤加吴茱萸、草果；②温肝化湿法，用于肝炎阳虚，可用附子汤、肾气丸；③温肺固表法，用于自汗、阳虚卫弱、背恶寒、易感冒者，玉屏风散加附子；④温肾固涩法，用于肾虚五更泻用四神丸；⑤从阳化阴法，用于津液亏损，用生津药不能获效者，属釜底无火，不能气化，必加附子，但此点必须指出，**是在养阴的基础上用少量附子，正合景岳“善补阴者，必于阳中求阴，则阴得阳升，而泉源不竭”之说，与火神派用大量桂附化阴之法绝非相同**；⑥清中佐温法，案载夏邦佐治白喉热痹，用黄连解毒汤佐僵蚕、附子，用附子者，用寒不远热，驾诸药而不凝滞，而能捣其巢，攻坚破结；⑦温阳止血法，以侧柏叶汤治溃疡出血；⑧寒温并用法，以椒梅汤治乙脑高热寒中等；⑨温宫散寒法，以温经汤加鹿角霜等治疗宫寒月经不调。种种温法，尽展各家之长，体现了中医大家

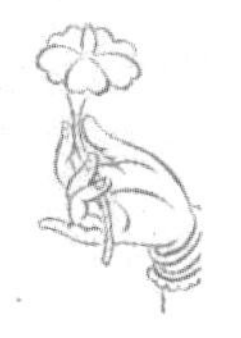

的风范，与当今火神派者一味强调大剂桂、附、姜形成鲜明的对比！

四、寒温两途，不可偏执

蒲氏与当今火神派对中医学术的理解不同。他认为寒、温不同流派各有所长，应当相互补充，方为完备。他在《对病的治疗经验》一文中强调："治疗外感热病，融会贯通'伤寒''温病'和'瘟疫'学说。方能运用自如。"他说："六经、三焦、营卫气血等辨证，皆说是生理之体用、病理之变化。其辨治的规律和治疗原则，当相互为用，融会贯通。"认为外邪以寒温之性分，《伤寒论》详于寒而略于温；温病学说在伤寒的基础上详论其温，有所发扬创新，但又离不开《伤寒论》理法方药的源泉。《伤寒论》《瘟疫论》、温病学说，一源三歧，并非流派之争，而是在不同历史时期、不同地理环境、不同气候条件、不同发病原因下而发展起来的不同治病方法。他将《伤寒论》与温病学说两者有机地结合起来，丰富和扩充了热病的辨证论治内容，他说："温病学说，温热在卫用辛凉透邪；湿温留恋气分立通阳利湿法；瘟疫初起，即宜解毒逐秽为先，为热病初起祛邪增添治疗新法；热入营血，开创透热转气、凉血散血、开窍宣闭、育阴息风等法，其为抢救热病血热妄行、昏迷痉厥、真阴欲绝等重症开辟了新的治疗途径，实补《伤寒论》之不足。然辛温解表、温阳散寒等伤寒之法亦不可废。《伤寒论》已有麻杏石甘汤的辛凉法，是否不需要桑菊饮、银翘散；或温病创立桑菊饮，银翘散而再不需要麻石甘汤呢？"蒲氏认为各有所长，必须并存，酌情选用，以治疗腺病毒肺炎为例，蒲氏总结的正治法有轻宣透邪、表里双解、清热养阴、生津固脱等，如寒邪闭表，用三拗汤加前胡、桔梗、僵蚕、葱白；温邪郁表，用桑菊饮加蝉蜕、豆豉、葱白；肺热表寒，用麻杏石甘汤加前胡、桑白皮、竹叶、芦根；表寒停饮，用射干麻黄汤加厚朴、杏仁；热陷胸膈，用凉膈散加豆豉、桔梗、石膏；表里

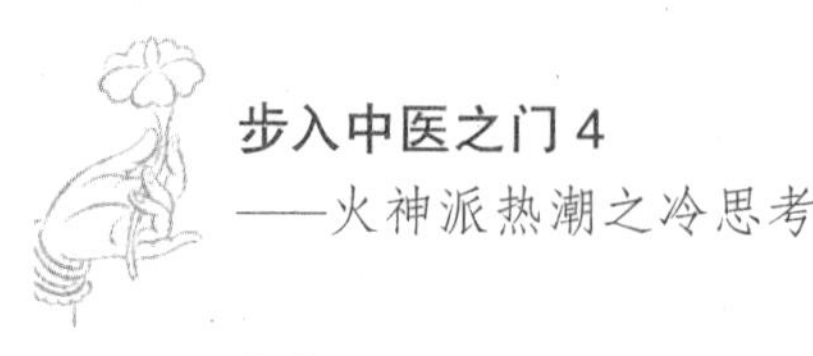

郁闭，三焦不通，急用三黄石膏汤加蝉蜕、僵蚕、竹叶、葱白；病至恢复期，多是余热伤津，大都遣用竹叶石膏汤加芦根、白茅根；脉虚汗出欲脱，用生脉散加味。至于救逆法也有多种，并非一概用至宝、紫雪。在蒲氏所抢救的重症肺炎病例中，有用甘草干姜汤救逆而愈者，亦有用人参汤送服牛黄丸抢救而愈者；热急生风，常用紫雪丹而获效；邪陷厥阴，用椒梅汤而瘳。总之，从正治法到救逆法，皆融汇伤寒与温病两法于一炉，无不应手取效。有些医案，看上去症状非常危重，但观蒲氏所用之药，却是平平无奇，无非桑菊饮、银翘散，或是两方化裁，均收显著疗效，真可谓“平淡之极，便为神奇”。

蒲老在几十年的医疗实践中，尤其在治疗外感热病的过程中，总结出了自己的一套理论体系，即“熔寒温于一炉，会百家于一流”。用他自己的话说：“治疗热病，必须博采众长，融会贯通，才能得心应手，药到病除。”

需要指出的是，有人以蒲氏用温法效著而将其归为火神派，是极为不妥的。蒲氏虽擅用温法，但并不能代表其全部的学术观点。他不仅擅用伤寒法，对《温病条辨》亦极推崇，擅用叶、吴之法治温病。其弟子高辉远教授认为，蒲氏是真正的不偏不倚，全凭临证所需，辨证施治。邢斌说：“中医的最高境界是杂家，不为一法所囿，蒲氏已经达到了这种至上的境界。将其单纯地归为辛温派、扶阳派，实际上是对他的贬低。”

第8讲　值得思考的“排病反应”

“火神派”兴起后，出现了一个新名词，那就是“排病反应”。网络上“三七生”及“火神派”新秀庄严先生倡导此说，庄氏在《姜附剂临证经验谈》一书中对此进行了较多讨论。“排病反应”一说，影响深远，源出于何处不清，很难考证，不仅大多数古医籍中并无此说法，连“火神鼻祖”郑钦安的书中亦无记载。庄严在《姜附剂临证经验谈》一书中说，他最早看到此说法是三七生在“民间中医”网上所发帖子中提出的。很多“火神派”拥趸者受其影响，临证刻意追求“排病反应”，网络上已有多起受医者盲目追求“排病反应”而致不良后果之案例。中医界对于“排病反应”，是捧者有之，批者亦不少，其说在某种程度上确实存在需进一步探讨和商榷之处。

在“火神派”大争论中有人发帖说：“‘排病反应’至少百分之九十八，都属于治坏患者并愚弄患者的遮羞布。”（http://tieba.baidu.com/f?kz=688397683）原文有这样一段话：

“什么是排病反应呢？

很简单啦。如果我开出的药或者提供的方法，你实践之后，原本无病的，显出疾病的症状来；或者原本有病的，原有的疾病症状加重或出现其他更多的症状，那么，你在服药后或实践我提供的种种方法之后，出现的疾病的加重症状，就是排病反应啦。——恭喜恭喜，你出现排病反应啦，这说明我的药物起作用啦。

说实话，我真的不明白为何就有那么多的人容易被人糊弄。一句‘排病反应’，就能掩盖一个人因几乎不懂医学而给患者额外添加的种种痛苦。

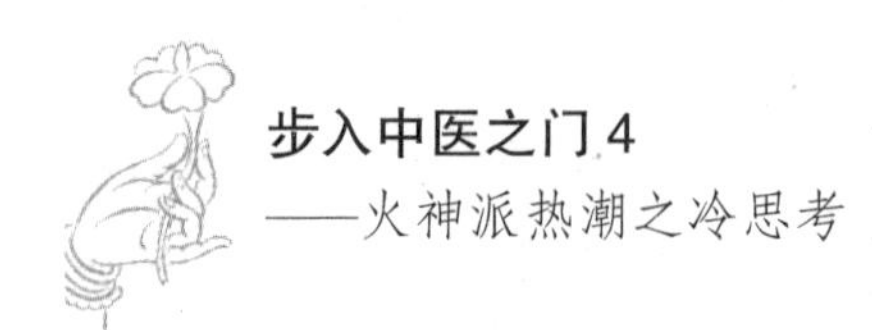

而且，不仅仅只是掩盖疾病，**一句‘排病反应’，就把一个水平低劣的人包装成了无所不能的‘神医’**。竟有许多的患者，因没有出现所谓的‘排病反应’而表现得很失望；更有许多的患者，在出现‘排病反应’后在网络上大声欢呼：终于出现‘排病反应’啦。”

不可否认地说，这位作者所描述的情况，在当今“火神派”过火的今天，盲目、刻意追求“排病反应”的情况确实客观存在。不仅如此，在网络上也出现了很多因为误信“排病反应”而带来医疗事故的报道，着实让人心惊！谈论“火神派”热的现象，有必要对“排病反应”做一个客观的分析。

一、当代“火神”倡导“排病反应”的理论依据

通过对“火神派”倡导的“排病反应”理论依据的分析，我们可以发现，其主要存在以下文献中：

1. 《尚书》中说：“若药弗瞑眩，厥疾弗瘳。”

2. 《金匮要略·痉湿暍病脉证治第二》曰：“白术附子汤　伤寒八九日，风湿相搏，身体疼烦，不能自转侧，不呕不渴，脉浮虚而涩者，桂枝附子汤主之；若大便坚，小便自利者，去桂加白术汤主之。白术附子汤方：白术二两，附子一枚半（炮去皮），甘草一两（炙），生姜一两半（切），大枣六枚。右五味，以水三升，煮取一升，去滓，分温三服。一服觉身痹，半日许再服，**三服都尽，其人如冒状，勿怪，即是术、附并走皮中，逐水气，未得除故耳。**”

3. 《金匮要略·腹满寒疝宿食病脉证治第十》曰：“乌头桂枝汤方：乌头，右一味，以蜜二斤，煎减半，去滓，以桂枝汤五合解之，得一升后，初服二合，不知，即取三合；又不知，复加至五合。**其知者，如醉状，得**

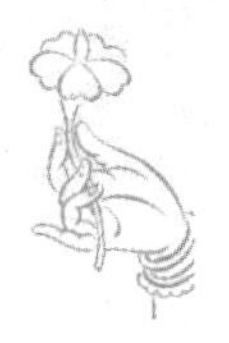

吐者，为中病。”

4.《医法圆通•服药须知》：“大凡阳虚阴盛之人……皆宜扶阳，驱逐阴邪，阳旺阴消，邪尽正复，方可了扶阳之品。但初服辛温，有胸中烦躁者，有昏死一二时者，有鼻血出者，有满口起泡者，有喉干喉痛目赤者。此是阳药运行，阴邪化去，从上窍而出也，以不思冷水吃为准，即吃一二口冷水皆无妨。服辛温四五剂，或七八剂，忽咳嗽痰多，日夜不辍，此是肺胃之阴邪，从上出也，切不可清润。服辛温十余剂后，忽然周身面目浮肿，或发现斑点，痛痒异常，或汗出，此是阳药运行，阴邪化去，从七窍而出也，**以饮食渐加为准**。服辛温十余剂，或二十余剂，或腹痛泄泻，此是阳药运行，阴邪化去，从下窍而出也，但人必困倦数日，饮食懒餐，三五日自已。其中尚有辛温回阳，而周身反见大痛大热者，阴陷于内，得阳运而外解也，半日即愈。凡服此等热药，总要服至周身腹中发热难安时，然后与以一剂滋阴，此乃全身阴邪化去，真阳已复，即与以一剂滋阴之品，以敛其所复之阳，**阳得阴敛，而阳有所依，自然互根相济**，而体健身轻矣。虽然邪之情形，万变莫测，以上所论，不过略陈大意耳，学者须知。”

5.《范中林六经辨证医案选》：“阳虚阴盛之人，初服辛温大热之品，常有心中烦燥，鼻出黑血，喉干，目涩或赤，咳嗽痰多，面目及周身浮肿，或腹痛泄泻，或更加困倦等，此并非药误，而是阳药运行，阴去阳升，邪消正长，从阴出阳之佳兆。**服药后比较理想的反应，是周身暖和，舌质和面色均现红润**。此时即可用少量滋阴之品，以敛其所复之阳，阳得阴敛，则阳有所依，自然阴阳互根相济，邪去正安。”

不可否认地说，在古代医籍中记载了大量的用药反应及出现反应后疾病得以缓解的情况。从客观上分析，这些反应有轻重之分，有正常的祛病现象，也有服药后出现的不良反应，但不可一概而论，把一切服药过程中出现的新情况都作为“排病反应”。若如此，则极易出现临床失误。依笔者临床经验，如服用白术附子汤，很少有患者出现“一服觉身痹”的症状，

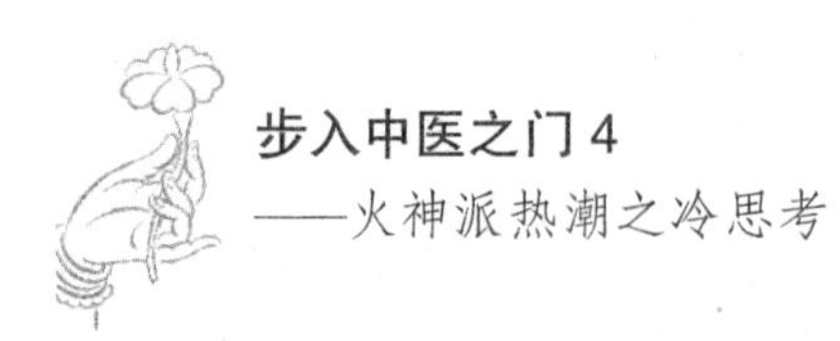

也同样有效，如果出现了则要注意与附子中毒症状相鉴别，不可以古有文献记载不加以重视。同时阅读古籍，不可断章取义，如《医法圆通·服药须知》有言“大凡阳虚阴盛之人……皆宜扶阳”，但“阳药运行，阴邪化去”，常出现种种不同的临床表现，极易误为药误，其文中指出**“……以不思冷水吃为准……以饮食渐加为准”是判断正常的祛病反应，还是药物不良反应的“法眼”，“以不思冷水吃为准”则提示温阳之剂未化燥助火损伤阴津，“以饮食渐加为准”则提示胃气来复的好征兆。**《范中林六经辨证医案选》在指出阳虚阴盛之人初服辛温大热之品常见的一些正常反应后，同时也指出了鉴别要点，**“服药后比较理想的反应，是周身暖和，舌质和面色均现红润”**，并指出进一步的处理方法：“此时即可用少量滋阴之品，以敛其所复之阳，阳得阴敛，则阳有所依，自然阴阳互根相济，邪去正安。”

除“火神派”之郑钦安、范中林有相关明确的“排病反应”描述外，在为数众多的擅用附子的医家著作中很少能见到相关论述，从这点入手分析，在辨证正确的情况下，服用桂、附本属对证之药，按常理一般不会出现大的不良反应，郑、范所述的种种反应是否与桂、附超大剂量以致阳热骤积、横肆体内有关呢？这点在通过阅读众多擅用小剂量附、桂愈病的医家病案可以得到佐证，擅用小剂量附、桂的医家著作中几无这种记载。尽管郑、范都不直接承认这点，但二者都主张在服用辛温剂出现这些症状后使用滋阴药以达到“敛其所复之阳”，使“阴阳互根相济，邪祛正安”。是否在某种程度上提示过用阳药、阴液有损的问题呢？

古今医学临床实践表明，某些方药应用的最佳有效量已超过最低中毒量，但尚未达到致死量，服药后出现轻度的中毒反应但同时又产生了临床疗效，由于中毒不深，通过代谢可自行缓解。《尚书·说命篇》所谓“若药弗瞑眩，厥疾弗瘳”，《金匮要略》记载的有服白术附子汤后“一服觉身痹，半日许再服，三服都尽，其人如冒状”等，可能都属于这种情况。受科学发展的限制，古人可能就将此作为“瞑眩反应”。鉴于“瞑眩反应”

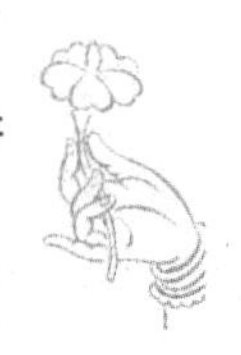

发生早期尚无可靠的预知方法加以判断，其发生原因也有待于运用现代科学方法来阐明。故从临证用药安全有效考虑，必须正确对待附子的“瞑眩反应”。应在辨证论治的基础上结合“三因制宜”，提倡用药“以知为度”，注意避免盲目追求“瞑眩反应”，或将中毒反应误认为“瞑眩反应”。若出现类似情况，应运用医学知识加以鉴别，同时准备好中毒抢救措施，以杜绝严重医疗事故的发生。

我的恩师马继松教授据其四十年的临证经验，在其《闻过喜医辑》中提出“瞑眩”与中毒反应鉴别要点如下：一是服无毒药物的反应，虽较剧，亦可看作“瞑眩”；而服用药书上注明有毒的药物，虽反应较轻，亦应视为“中毒”。二是药后原来的症状减轻或消失，虽有反应，多为“瞑眩”；若原症不减，甚至反而加重，应考虑中毒。三是“瞑眩”反应即使剧烈，但较少有四大生命体征（呼吸、血压、脉搏、体温）同时发生改变；而中毒反应常会发生四大生命体征同时改变的危重情况。四是若二者难以明辨，可暂停药观察，服药反应很快消失者为“瞑眩”；若反应消失较慢，或不消失持续加重则为中毒，应立即抢救。以上鉴别要点，可作临证借鉴。

当今“火神派”大力推崇“排病反应”，甚至刻意追求“排病反应”，把出现“排病反应”当作疾病好转的重要判断标准，实是对后学者所误不浅。读庄严先生《姜附剂临症经验谈》，感触颇深，给人一种印象——仿佛若无“排病反应”，则病不愈之感！

其实，中医与西医学同样也在发展中，由于种种原因，就诊者中阳虚者并不少见，笔者在临床亦每日不离附片，但前提是辨证。不可否认，过去在临床上亦碰到过服阳药出现鼻衄、咽干、心胸腹烦热难忍、肤起红疹等状况，后读祝味菊之书，感其“温潜”之妙，对于阳虚已极，易出现虚阳上扰之病例，每多在温阳方中佐入磁石、怀牛膝、生牡蛎、生龙骨等味，或先以吴茱萸打粉外敷涌泉穴以引火归原，或以祝氏“温滋”法，基本上未再出现类似的情况。应该说，祝氏在温阳一法上的拓展对中医学的发展

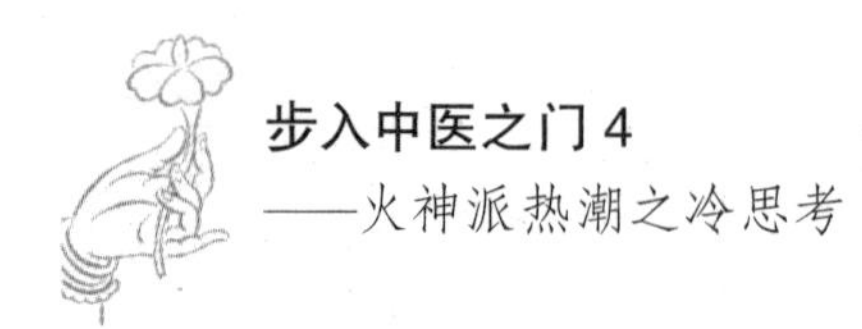

功不可没。郑钦安、范中林所提出的种种“排病反应”，通过临床探索，或调整剂量，或改变配伍，可以在某种程度上得到解决，这需要有志之士进行不懈的研究。

下举笔者数案以阐述之。

鼻衄案

初诊（2009 年 1 月 8 日）：杨某，女，60 岁。反复左侧鼻衄 3 天，经西医治疗未能有效控制，昨日流血尤甚，量多盈口，血色鲜红，口干，大便秘结，畏寒背冷，舌质淡红，苔薄白，脉沉细。先治其标，后复其本。

赭石 30g（先煎），黄芩 10g，制大黄 10g，生地黄 20g，玄参 10g，生白芍 15g，白茅根 15g，肉桂 1.5g，川牛膝 10g，生甘草 10g。3 剂。

辨治思路：患者鼻衄量多盈口，血色鲜红，口干，大便秘结，为肺胃积热，损络动血；畏寒背冷，舌质淡红，苔薄白，脉沉细，为素体阳气不足。古人有云，“留得一分津液，便有一份生机”，急则治标，先以苦寒折其亢盛之火，凉血止血。方以赭石以降气，此缪仲淳降气止血之法也；黄芩、制大黄、生地黄、白茅根清热泻火，凉血止血；川牛膝引火下行；热盛则津伤，故佐以玄参、白芍以益阴；少伍肉桂以顾元阳；甘草调和诸药。

二诊（2009 年 1 月 12 日）：诉上方 1 剂后未再大量鼻出血，唯晨起鼻中仍有血丝。但出现口腔颊部溃疡疼痛，口唇多处溃破，疼痛难忍，背寒加重，膝冷，双下肢不温，口不干，大便正常，舌质淡胖边有齿痕，舌苔薄白，脉沉细。此素体阳亏，服用寒凉，以致浮阳上越为患。治当以温潜。

制附片 6g，生磁石 30g（先煎），细辛 3g，干姜 3g，生地黄 20g，侧柏叶 6g，白茅根 15g，藕节 10g，白及 10g，怀牛膝 20g，炙甘草 10g。3 剂。

辨治思路：服上方凉血，血止。然素体阳亏，复因寒凉更伤其阳，以

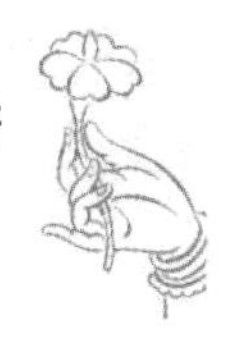

致浮阳上越，而现口腔溃疡，故以祝味菊温潜法，用四逆汤扶阳抑阴，加磁石、怀牛膝以潜镇，引火归宅。背寒肢冷，故入细辛温通经脉。佐生地黄、侧柏叶、白茅根、藕节、白及止血，甘草调和诸药。

三诊（2009 年 1 月 20 日）：诉服上方后第二日口腔溃疡大为好转，口唇溃破处即结痂，鼻衄即愈，服药毕，口腔溃疡即愈，畏寒肢冷大为减轻。因喝“酸奶”而致腹泻水样便，次日泻止，但畏寒症再显，纳差，乏味，舌质淡胖，苔薄白，脉沉细无力。予附子理中法。

制附片 10g，党参 15g，干姜 5g，云茯苓 30g，炙甘草 10g，砂仁 6g，藿梗 10g，苏梗 10g，川牛膝 10g，生磁石 30g（先煎）。5 剂。

辨治思路：用温潜法效显，足证素体阳气不足。复因饮食致腹泻水样便，次日泻止，但畏寒症再显，纳差，乏味，舌质淡胖，苔薄白，脉沉细无力，证合脾胃阳虚，故方以附子理中丸温补脾胃之阳，配磁石、川牛膝潜镇以防虚阳上浮，伍砂仁、藿梗、苏梗调理脾胃之气兼以祛湿。

四诊（2009 年 1 月 26 日）：服上方，腹泻止，纳可，畏寒除。予理中丸 100g，10g/次，每日 3 次。继服以巩固。

笔者于此案中先以苦寒直折亢盛之虚火，急则治其标，后以温潜法温补元阳，引火归宅，回避了辛温药易动血之弊。

二、当代“火神”提倡“排病反应”现象分析

分析当代部分“火神”及其追随者对“排病反应”的阐述，不难发现有以下几种情况。

（一）把临床常见的服药后正常反应归于其类

中医治病，首当辨证，证有寒、热、虚、实之不同，治有“汗、吐、

下、和、温、清、消、补”之异，各种治法，在临床上都可能会出现相应的服药后现象。如汗法适用外邪束表，肺气不畅，用发汗解表药常可出现汗出；吐法用于治疗痰、饮、宿食、毒物停留于胃脘，催吐之后，当吐出相应之病邪；下法用于祛除停留于肠中的积滞、瘀血、痰饮，攻下之后，相关病邪从大便排出等，正合治疗之理，本无可厚非，如将其归类于“排病反应”，则有标新立异之疑！

（二）强调“排病反应”的臆想新说

“火神派”的拥趸者们，相当一部分是中医的初学者，或业医不久缺乏对中医深层次认识者，受当今“火神”们的影响，在网络上大发追风文章，大吹“排病反应”，然对其所描述的医理来看，很多都是“臆想新说”。对此，我们不可轻信，至少要辩证地看待。

对很多“火神”追随者推崇的“三七生”（亦为倡导“扶阳”人物之一）发表的“退病反应须知”一文（http：//www.37ct.com/viewthread.php?tid=10033）进行分析，就存在这种情况。其文中说道：“**用扶正祛邪药物后出现血压一时升高或降低，心跳过速或过缓，神志清醒，身体无力之类现象，为药物调解反应，最多数小时即可恢复正常，并非中毒，不要去医院抢救，反致逆乱。**”分析此段，一是药物不清，二是出现了“血压一时升高或降低，心跳过速或过缓”，若“神志清醒，身体无力之类”，则不要入院就诊，这是对西医知识极不了解而提出的不负责任之说法，从其论述来看，有可能包括服药出现的“严重心律失常”在内，若病情不能及时缓解，进一步发展，则将危及患者生命！岂能一言以蔽之？！

再如文中所说：“**病进则实质加重，病退则实质减轻。必须认清症状变化的实质，不可为症状本身所迷惑：……喘（根在脾，略深）变为湿疹是为退病；喘（根在肾，较深）变为水肿是为退病；内脏病变成肢体疼痛或水肿是在退病。反之则为病进，同一症状，性质相反，不可混淆。**”就

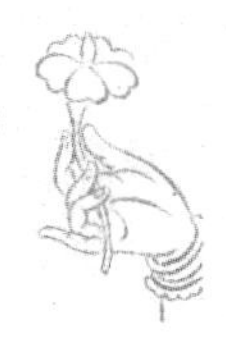

笔者的临床经验看，很难苟同这些说法，“喘（根在脾，略深）变为湿疹是为退病；喘（根在肾，较深）变为水肿是为退病”实是臆断新说，其理论可能系脾主运化，脾不健运，痰浊内生，上蓄于肺，则为喘，今服药脾健，则运湿于表，则病轻；喘发于肾，乃水气所作，肾气复则不再聚饮以上凌心肺而为喘，而运水于肢体而为肿。但喘于临床常与水肿并见，亦有先肿后喘。比如说支气管哮喘最早的临床表现是喘，但随着病情的发展而并发肺心病，出现了全身水肿，你能说是“喘变为水肿是病退”吗？从中医基础理论分析，其说也难以立足。其他的类似文章颇多，后学者不可盲目遵从，当根据所掌握的医学知识加以正确判断分析。

（三）缺乏临床经验，把不良反应当作“排病反应”

从很多网络或“火神”拥趸者们宣扬的作品看，由于缺乏临床实践，抑或对中医理论、疾病转归、服药正常反应了解不够，误把一些辨证失误出现的临床症状当作“排病反应”，这样的情况屡有发生。在内行人看来，在客观上“排病反应”之说为之起到了“遮羞布”的作用，也难免有人会发文指责。

下面我们来看一则病案，本文只作学术交流，不作非议之争，故不标明其出处，但可以告诉大家，系取自当今非常活跃的“火神派”人物之一的著作。此案从其描述来看，即一外感症，历9天方症平，从治疗开始，病情未能迅速缓解，而且还出现了很多新的病症，病情逐渐加重，但原作者认为系“排病反应”，不仅原作者对病情发展的分析，且其疗效实是让人着疑。现看其案（评析为笔者对其案的看法）：

原案：杜某，男，17岁。2005年12月9日中午1时电话求诊，当天天气冷，诉上午10时突然全身发冷，随即发热。回家后覆衣加被仍畏寒，体温渐升，38.5℃，口干不欲饮，喜温水，饮多但不解渴。浑身酸痛，尤以后脑勺更甚，无汗，痰多黏稠黄色，容易咳出，无咳嗽，无吐泻。小

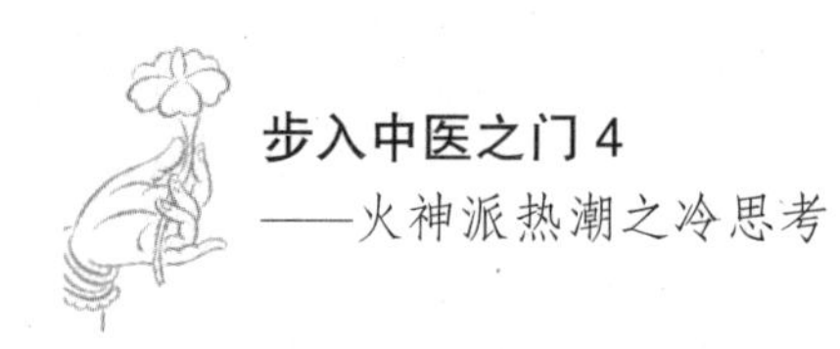

便不黄。我电话问其母脸色红否？答曰：与常人无异，嘱其母以手护口，自己和患者呵气，两相对比热气是否不同，答曰：相差无几。于是电话口授一方：炙甘草 20g，干姜 15g，黑附子 10g，麻黄 6g，细辛 6g，桂枝 15g。一煎。嘱其立即急煎，水开 2 分钟即可。

评析：时天寒，突发发热、恶寒（恶寒与畏寒不同，前者覆被加衣不减，后者近火则轻。医者谓其“畏寒”，实则为“恶寒”），口干不欲饮，喜温水，饮多但不解渴，浑身酸痛，尤以后脑勺更甚，无汗。其以恶寒尤重，患者覆被为明征，当辨为风寒夹湿袭表，后脑勺痛提示病及太阳经脉。兼有咳痰黄稠，当内有蕴热。患者系复合证型，即风寒湿袭于表，痰热蕴于内。治当疏风散寒祛湿，兼清内热，可能方以九味羌活汤加减较为合拍。药以羌活、防风、川芎、白芷、细辛、苍术、生姜、葱白疏风散寒祛湿，以黄芩、甘草清解肺之蕴热。一般临床可以一二剂热退而症状缓解。

原作者述患者以其前多用温药，故弃咳痰黄稠一证，断为太少两感，方以麻附细辛汤为主方，认为其元气亏，另加四逆汤，佐桂枝以助麻黄发汗解表。果系太少两感，用麻黄附子细辛汤足矣，何需四逆汤大温肾阳？以“口气”冷、热分阴阳之证，出自郑钦安之书，但郑氏用此方多与证脉参照，或作为真假寒热的辨别要点。原作者偏执一端，弃他证而不作参考，实为中医临证辨证施治之大忌。此杜某案之处理乃有认证有偏、表里轻重不清之嫌，过用温里必助长里热之邪。另附片之煎法亦有孟浪之虑亦不可仿效。

原案：1 时服第一煎，畏寒解除，无汗出，1 小时内解小便 2 次，色黄。下午 3 时面诊：脸红，其母诉较中午更红，足自觉冷感明显，但身及脸、双手觉热。口仍干，喜温水，后脑勺仍痛，较中午减轻。背仍酸痛，大腿酸痛。咽痛，但双侧扁桃体不红不肿，体温 39℃。脉寸关浮细，尺部取在中部，弱，重按无力。舌质淡嫩而胖，苔水滑，边有齿印。处方：

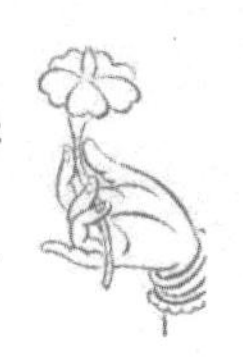

炙甘草25g，黑附子15g，干姜20g，肉桂10g。

2剂，1剂煎3次，两三个小时服一煎。就在拿完药时，患者诉脸部较刚才不烫。嘱桂枝另拿20g，首剂加入15g。如手足转热，第二剂不必加入桂枝。告之今晚体温会上升，病痛会加重，特别是在晚9时至下半夜3时这个时段，不必惊慌，注意如有汗出，及时更衣。

评析：服上辛温之剂，表寒因麻、桂之力似有解除，然患者头痛、背酸痛、大腿痛仍在，表明在太阳之表寒湿未除，苔水滑，寸脉浮亦可为佐证。过用辛温，里热渐盛，出现小便转黄、脸红、身热、双手热、咽痛、体温增高即是明证。虽有感足冷，未查冷过膝没有，难以断定系少阴阳气不足。古人云：“热深厥亦深。”高热之肢厥，必冷不过肘膝且胸腹灼手。如此，则内有里热，外有表寒湿，治当以外解表邪，内清里热。何以四逆汤加肉桂徒补少阴？即使有尺部取在中部，弱、重按无力，舌质淡嫩而胖，苔水滑，边有齿印亦只是提示患者素体阳虚，亦当在解表清里方中稍佐温阳扶正之品顾扶正气即可，何以仅以大剂温补，视里热表证之不见？如此用药必致里热蜂起，变端频出！更可叹“告之病人体温会升高”，后又在书中言及系与“运用阳药，蓄积元气”有关，实是让人难以苟同！

吾曾治一我院手术室麻醉师之表姐，时在2009年酷暑天气，高热8天，在西医院输液、使用大量抗生素、抗病毒药物治疗无效改求中医者，首诊患者虽高热40℃，但自觉恶寒尤重，极度疲乏，就诊时依诊桌而卧不能自起，舌质淡嫩，苔白厚腻，脉沉细数，断为太少两感，兼夹暑湿，以麻黄附子细辛汤加藿香、佩兰，1服4小时热退净，病入坦途。一般说，外病之病，若方证对应，基本都可以做到“一剂知，二剂已”，何来病情逐渐加重。接着再看此病例接下来的治疗。

原案：2005年12月10日上午复诊，患者诉昨天隔两三小时服一煎中药，第二剂未加桂枝，共服六煎。昨晚持续高热，体温维持在39℃以上，浑身发烫，不畏寒，手足均热。口干甚，大量饮温水，刚饮后不久又口干，每隔 1 小时饮 1 杯水，量约 150mL。每喝一口水，咳出大量黄黏痰，夹有血丝，易于咳出，咳出时咽喉疼痛加剧。喝药时恶心欲呕。每隔 2 小时小便 1 次，量多色黄，咽喉持续疼痛。上半夜有矢气，次数不多。下半夜迷迷糊糊，似睡非睡，间有梦话。凌晨 4 时身上出了些汗。8 时排便 1 次，质较溏不臭量不多，黏滞不爽。今早脑勺及背仍酸痛，较昨日减轻。咽喉部疼痛较昨晚更剧，双侧扁桃体不红不肿，左侧有少许脓点。体温 37.8℃，人疲软，思睡，手足热。今早不思食，鼻塞，痰仍多色黄稠。脉寸关转弦，关部浮弦无力，尺部仍弱，较昨日有力。舌质仍淡胖嫩，苔水滑，齿印明显，处方：

炙甘草 25g，干姜 20g，炮附子 15g，桔梗 10g。

2 剂。每剂煎 3 次，水开两三分钟即可，每隔两三小时服 1 次。嘱出现腹泻是正常排病反应，而且腹泻次数多，量可能会大，味会极臭，腹泻后注意口干情况。下午体温会复升，为晚上病情演变必然经过。

评析：服上方大剂辛温里热旋升，而症见高热，体温维持在 39℃以上，浑身发烫，不畏寒，手足均热，口干甚，大量饮水，刚饮后不久又口干，咳出大量黄黏痰，夹有血丝，易于咳出，咳出时咽喉疼痛加剧，咽喉持续疼痛，里热一证无可争议。然医者仍以喜温饮为证，断为少阴阳气不足。恕不知，病在严冬，虽有高热之患者，亦常不饮冷，而以温水非热水、滚开水代之，果真系里大寒证，必喜滚烫之开水。且频饮不解其渴，津液损伤已明，更有里热郁肺，灼伤肺络之咯黄痰痰中带血、热邪客于咽喉之咽喉剧痛、热扰心神之“迷迷糊糊、似睡非睡、间有梦话”之兼证。虽有人疲软，思睡，亦不可轻断为少阴证，《黄帝内经》有云“少火生气，壮火食气”，临证高热不退之患者，每多有此证，岂少阴病独有？舌质仍淡胖嫩，苔水滑，齿印明显，就临床来看，阳虚体质，复感寒湿，亦恒多有之。且结合舌象仍有鼻塞、脑勺及背仍酸痛在表之寒湿客于太阳经未解之

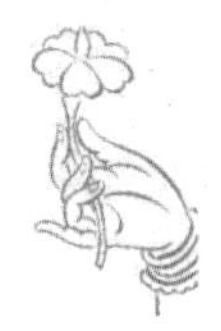

征象，为何医者于此时仍守“扶阳”一说，不与精思熟虑，唯守温阳一法，予四逆汤温补少阴，仅合桔梗甘草汤以缓咽喉之痛，实是让人难以理解。

原案：晚8时，患者电话诉又腹泻六七次，呈稀水样，臭，口又转干，饮水多。晚餐食饮可，足冷手脸烫，不畏寒，无明显咳痰，人稍动则疲软，后脑勺及背仍酸痛，体温39℃。处方：

炙甘草25g，干姜20g，炮附子15g，肉桂10g。

每隔两三小时服1次。2剂，嘱其还会再腹泻，不必担心脱水，也不急于补液。晚上寅时热更高，可能有汗出的排病反应，之后热渐退，汗出要及时更衣、避风。

评析：医者似有预测疾病发展之先知，何也？上诊已有矢气、腹泻黏滞便，现里热更甚，故言会多次排稀臭便。医者在其书中后面的讨论中认为系“排病反应”，以笔者所见，患者排出稀臭便非为排病，而是在排出热毒，此亦人体之自我保护之功能，如无此便，里热将更甚，病情将更为严重，中医自古也有通便泻热一法。此案到此，让人看的是心惊魄动，本可一二剂能除之病，愈治愈烈，古今医案实为罕见之。

其案颇长，此诊之后，仍以四逆汤为基础，或加肉桂，后又以理中汤为基础方，前后历经9日，治疗期间反复腹泻3日，其咳嗽、咽痛之症状数日方得缓解，案中多次提到“排病反应”。限于篇幅，不再加以过多评析，有兴趣的学友，可看其原著，其病是因药愈？还是因自然病程而愈？实是让人费解。

此案医者，似乎对于《伤寒论》颇有研究，然其案给人之印象，似乎泥于“扶阳”一说、病无六经而只有少阴病之一经病、中医无八法而只有温阳一法之感觉，且对“排病反应”情有独钟，其书中屡屡论及“排病反应”之重要，然细读其书，似给人偏执于扶阳一说之感，仿佛除扶阳一派，中医无其他学术可推崇，诚可叹也！

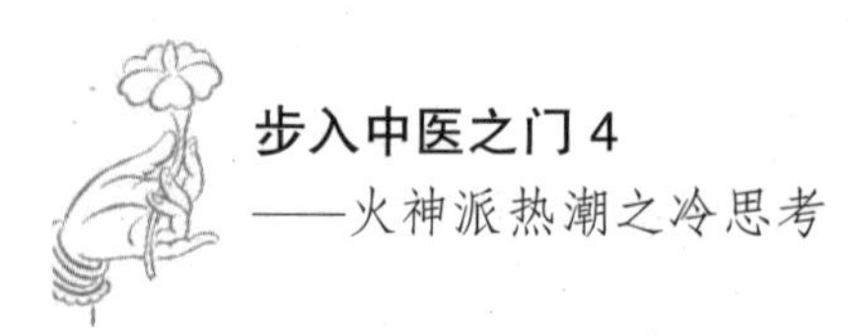

三、正确看待“排病反应”

笔者临证近40载，在临床中也曾多次碰到过服药后，出现呕吐、腹泻、小便多、出汗等情况，但多在出现这些情况后，病情迅速缓解。也曾多次接诊过服用乌附出现类似“瞑眩”现象的病例，但经诊断分析多为中毒反应。现择录几案共同分析。

案1　辰时咳嗽

周某，女，68岁。2010年11月10日初诊。诉6个月以来，每日上午8、9时（辰时）左右喉痒，胸闷，必咳出两块白色黏痰，其证方解，全天其他时间不咳，胸亦无不适。经治半年，病无改善。进一步问诊得知，患者平素胃脘不适，畏冷受凉则，腹部不适。舌质淡嫩，边有齿痕，苔薄白，脉沉细。断为肺胃阳虚，痰浊内阻。方以附子理中丸合苓甘五味姜辛汤加减。

附子10g，党参10g，干姜6g，白术10g，茯苓15g，五味子10g，细辛3g，炙甘草10g。5剂。

服首剂，腹泻水样便2次，胃部不适缓解，感腹中舒畅，3剂而咳止，后予前方5剂巩固之。

患者胃脘不适，畏冷受凉则腹部不适，舌质淡嫩，边有齿痕，苔薄白，脉沉细，证属脾胃虚寒。手太阴肺经“起于中焦，下络大肠，还循胃口，上膈属肺”，中焦之虚寒每每循经脉上凌犯肺，损伤肺阳，阳不化津而为痰，辰时为经气流注胃经之时，故病位定在肺胃。结合脉舌，断为肺胃虚寒，故方以附子理中丸温散中焦之虚寒，以苓甘五味姜辛汤温肺化饮。一剂胃阳得振，逐阴外出，故见服泻且感舒适，药中病机，故其效也著，经云“五脏六腑皆令人咳”，信不诬也！

患者服药后，仅出现腹泻2次，且感到舒适，其后并未再腹泻，实因

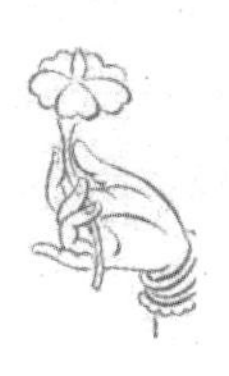

胃阳得复，逐痰饮之邪外出，然并非像某些“火神”所说的，出现“排病反应”常可短时间有病情加重的情况。

案2 胸部板闷案

接下来再看一个病例，这位患者是湖南郴州市某中学的一位教师。

曾某，男，30岁，自述患“慢性消化道炎症”，病了2年，看过很多医生，也在网上网诊了一年多，查其自我记录的网诊处方，值得一提的是，其中有一张处方，系当今在网络上非常活跃的某火神通过网诊开的：附片300g，干姜60g，炙甘草30g。患者说：“吃了那药时，就像吞下一团烈火，喉间极为难受。”

2008年5月12初诊：胸骨后板闷，两胁、腹部胀痛，呃逆嗳气，大便先硬后溏，阳痿，二足麻木，小便正常，寐安，舌质淡胖，苔薄白，脉沉细。久病已入络，先以肝着汤和四逆散辛润通络，肝强脾弱，合痛泻要方缓肝补脾。

柴胡10g，枳实10g，生白芍30g，旋覆花6g，茜草10g，当归20g，鹿角霜25g，白术10g，陈皮6g，防风10g，丝瓜络10g，姜半夏10g，云茯苓15g，炙甘草10g。5剂。

辨证思路：胸骨后板闷，两胁、腹部胀痛，为肝气郁滞之证。肝气犯胃，胃气上逆则呃逆嗳气；肝气犯脾则脾失健运，故大便先硬后溏，此亦为肝强脾弱之病；气滞则血脉不畅，故见足麻木。故方以四逆散疏肝理气，肝着汤、当归、鹿角霜、丝瓜络辛润通络，痛泻要方泻肝扶脾，加姜半夏降气止逆，云茯苓健脾渗湿。

或云阳痿，舌质淡胖，苔薄白，脉沉细为阳虚之证。其实不然，湖南地气潮湿，淡胖舌质恒多见之，阳痿亦非仅元阳亏虚可见，肝郁者亦不少。果系肾阳不足，必见四肢不温、喜热饮、小便清长等症状。

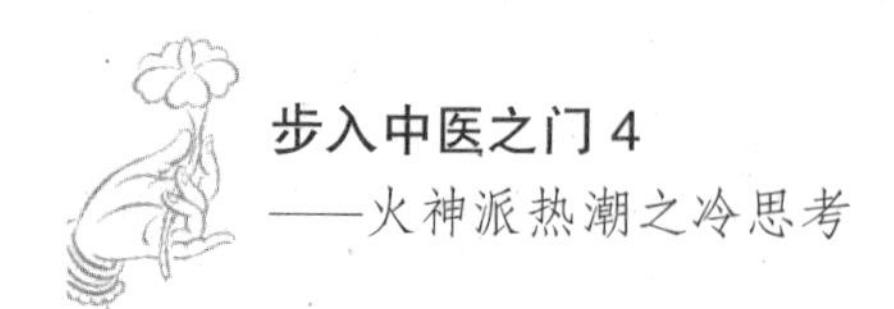

2008 年 5 月 17 日电话联系，说上方吃到第 2 剂时，胸部宽松，气能顺利走到腹部。但腹痛反有所加重，大便溏泻 3 次，但到第 3 剂已减轻。今天是第 5 剂，自觉已得大效，胸部不适已很轻微，腹痛也有减轻，以剑突下减轻明显，左右侧腹痛减轻。当时回复再进 5 剂。

辨证思路：服上方气机得以顺畅，肝强得抑，脾弱得扶，脾能健运，运湿外出，故见便溏 3 次。服理气药，感腹痛者，临床小部分患者有此反应，当留心观察。患者腹泻后病情很快缓解，且仅 1 日腹泻 3 次，其后病情迅速好转。此种反应，乃系服药后的正常反应。

5 月 22 日三诊：胸部板闷已缓解，唯胃脘、腹部时胀，大便基本正常，二足麻木缓解。舌质淡红，苔薄白，脉沉细。上焦气机已顺，再理中焦气机。

藿香 10g，苏梗 10g，党参 10g，白术 10g，云苓 10g，陈皮 10g，旋覆花 6g，茜草 10g，白芍 15g，炙甘草 10g。10 剂。

辨治思路：患者胸胁胀痛已除，以唯胃脘、腹部时胀为主证，故治以理中焦脾胃之气为主。方以党参、白术、云茯苓健脾，藿香、苏梗、陈皮同调理脾胃气机，肝着汤疏肝，芍药甘草缓急。

后患者来长沙参加学术会议，来我处告之，上方服毕，诸症皆除。

此案治疗中也出现了腹泻，但很快缓解，随之病情好转。并非某些火神所说的出现“排病反应”会数日症状加重而病情不解。其出现腹泻亦非刻意追求所得。写此案，提醒中医当以辨证施治为法，“火神派”固有其神妙之处，但虎狼之药不可乱投，否则害人不浅。

对于“排病反应”一说，作为初学者，应当抱着辩证的态度加以认识，对于网络、书籍中宣扬的“排病反应”，我们要学会以中医基本理论加以分析。诚然，在临床治疗当中，服用中药后可能会出现汗出、呕吐痰涎、排稀便、泻下瘀血等情况，但要根据患者的病情演变加以判断。若这些情

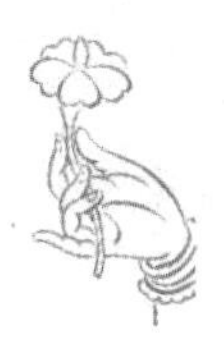

况出现后，病情转安，则为祛邪之象；若病情加重，当细加分析，判断是否辨证用方有误；对于“瞑眩”现象更应密切观察，注意辨别是药物中毒，还是治疗的正常服药反应，尤其是服用大量乌附的患者，要结合西医学有关乌头碱中毒的理论知识，加以判断，不可盲目断为“排病反应”，以防医疗事故的发生。更不能盲目地追求“排病反应”，把“排病反应”当作是否有疗效的判断标准。

作为医者，应穷极医源，博采众方，不可以持一家之说，更不应不加辨证地把“扶阳”一法凌驾于“八法”之上，孟浪地大剂量使用乌附、硝黄之峻剂。如此，才可步入良医之途。

文中所述，仅为个人观点，欢迎争鸣。

第9讲　触目惊心的乌附中毒警示

乌头、附子中毒事件的发生屡见不鲜，网络、学术杂志、古今医籍及我们临床随处可见。今选择其有代表性的案件如下，供大家参考，希冀从其中我们能有所获益。

一、附子多服致积毒——久用中毒

长期使用乌附会造成蓄积中毒，古今医案中均有记载，临证亦不少见，摘古案1例如下。

清代名医徐大椿治洞庭卜夫人，先患畏寒，一医以参附治之，以热治寒，方药对证，每服必效，遂习以为常，十年计服附子数十斤，反而畏寒转剧。时方初冬，即四面火炉环列，棉衣数重，仍畏寒战栗。（昧者见此，必谓病重药轻，更加大附子剂量矣）徐大椿曰：此热邪并于内，逼阴于外，《内经》云：热深厥亦深，又云：热极生寒。当散其热使达于外，用芦根数两，煎清凉疏散之药止之，三剂而去火，十剂而减衣，常服养阴之品而身温。

畏寒治愈年余，附子积毒尽发于外，身如火烧，继又发生热疮，遍及头面口鼻，下体也腐烂，脓血淋漓。徐大椿用治热毒之法治之，历一年始得康复。

徐氏叹曰：治寒以热，久则热并于内，寒并于外，阴阳离决而死。死之后，人亦终以为阳虚而死也。（《洄溪医案》）

二、乱用乌头遭狱灾——不懂毒理

当今为医者，必须遵守相关法律，若违背医疗原则而带来不良后果，必给医者带来麻烦，甚则有牢狱之灾。下面两则报道，制方者虽非正统中医，亦未按乌头服用的特殊要求处理，但从中我们仍可以得到一些启迪。类似报道，媒体尤多。

民间“神医”自制药酒治疗风湿毒死两人

（来源：北京晚报，摘自 http：//news.163.com/08/1013/15/4O569NVE000120GU.html）

54 岁的宋某凭着道听途说得来的药方，自制药酒为人治疗风湿病，结果连害两命。密云法院近日审理了这起过失致人死亡案。

检察机关指控，宋某于今年 3 月用生草乌、草乌、川乌等中药自制了药酒。他明知自己配制的药酒具有毒性，却轻信自己配制的甘草汤可以解毒。宋某先后将药酒给 3 人服用，致使 3 人出现中毒反应，其中两人经抢救无效死亡。

据宋某讲，在“行医”之前，他在家务农，没有接受过正规的医学教育和培训，也不了解中医知识，却敢照着道听途说的药酒配制方法给人抓药治病。庭审中，公诉人问宋某对生草乌、草乌和川乌含有的成分是否清楚。宋某竟回答不清楚，他说用这 3 种药配制药酒是听别人说的。他曾服过这种药酒，用来治疗自己的风湿病。因为一名被害人也有风湿病，宋某就照方抓药，配制了药酒。他知道药酒具有毒性，所以“出诊”的时候还带了甘草汤用以解毒。结果一名被害人服用药酒之后出现了呕吐、抽搐，最后死亡；另一名送医抢救无效死亡。经法医鉴定，死者死于乌头碱中毒。

检察机关认为，宋某明知自己所配制的药酒具有毒性，仍轻信自己配制的甘草汤可以避免中毒，造成两人死亡、一人受伤的严重后果，构成过失致人死亡罪。

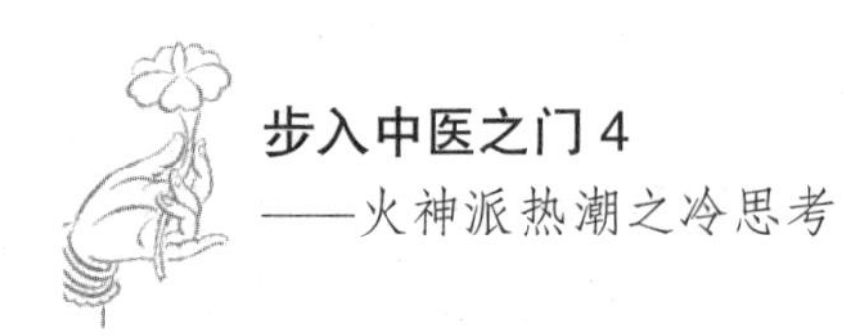

类似的新闻报道还有很多，如“自制药酒致人死亡，‘江湖郎中’获刑 4 年”（http：//news.163.com/08/0417/14/49O4DVEF000120GU.html），“上海一男子病急乱投医喝下庸医自制药酒丧命”（http：//news.163.com/08/0129/10/43C918A1000120GU.html）。

笔者恩师马继松在安徽芜湖工作期间，曾一次接诊 4 例共饮乌头药酒中毒的患者，经抢救，仅 1 例幸免，其他 3 例均死亡。饮乌头酒中毒死亡者，其多系生用川、草乌浸酒以致乌头碱中毒，若能了解此类药物需以高温煎煮方能降低毒性，则可避祸。然医中亦有喜用该品泡制药酒治病者，当从中吸取教训。

三、七剂附片一次煎——医嘱不明

2010 年 10 月，一患者就诊于笔者。

患者胸闷，心悸，喘息气促，咳吐白泡沫痰，下肢水肿，四肢不温，舌质淡嫩，苔薄白，脉沉细无力。断为少阴阳气不足，水气内停，于真武汤加减：制附片 10g（先煎），茯苓 20g，白术 10g，生姜 10g，白芍 15g，生黄芪 30g，大腹皮 10g，防己 10g。7 剂。

患者晚 7 时电话与我联系，说下午 3 时服下首剂后出现手麻、口舌麻、心悸难忍，虑其为药物中毒，请其带药急到我院处理。查其药，7 剂中药均在，唯单包之附片不见。患者大悟，原来药工将 70g 附子放一袋另装，上写“分 7 剂煎服”，然未对患者言明，致使患者将 70g 附子当 1 剂中药煎服，因而中毒。经处理患者转危为安。

此等情况，本不当发生，若仔细告之患者，其祸当免，此种失误，我辈当共勉之。

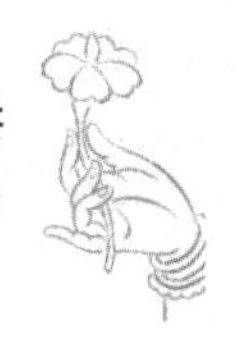

四、久有宿病难解毒——不明体质

唐氏所报道的1例中毒病案(中国中药杂志,2002年第12期954页),则警示医者在使用乌附毒性药时,一定要将患者的既往病史弄清,凡有肝、肾功能损害,解毒、排毒能力降低者,尤当慎重。

患者,男,53岁。主因右上腹疼痛10余年,加重20天入院。患者右上腹及右胁肋部胀满疼痛,消瘦,乏力,食欲不振。查体:体温 37℃,脉搏76次/分,呼吸19次/分,血压110/80 mmHg。精神不振,慢性病容,全身皮肤黏膜无黄染、出血点及蜘蛛痣。心肺听诊无异常,腹平软,肝剑下触及约5cm,质韧,轻度触痛,表面光滑,脾未触及,腹水征阴性,余未见异常。心电图:正常范围。B超:肝硬化。实验室检查:肝功能正常,空腹血糖:9.7 mmol/L。西医诊断:肝硬化,2型糖尿病。中医诊断:胁痛(肝阴虚型)。予服中药"一贯煎"加减。服中药3剂后,肝区疼痛减轻,但仍腹胀明显,神疲倦怠。考虑到患者既往久服中药养阴滋腻之品,使胃气呆滞,脾阳不振。遂于原方中加入附子、干姜。处方如下:生地黄10g,沙参10g,当归10g,枸杞子15g,何首乌30g,茵陈10g,川楝子5g,怀牛膝15g,炮附子10g(先煎),干姜10g,茯苓10g,白术15g,水煎服,每日1剂。服药后约1小时,自觉口舌麻木,心慌,胸闷,血压100/80mmHg,心音低,心率84次/分,律齐。诊断:乌头碱中毒(轻度)。给予输液治疗,以促进毒物排泄。约2小时,患者心慌,胸闷,憋气加重,头晕头胀,两目视物不清,口周麻木,舌硬,血压 60/40mmHg,心音低弱,心率90次/分,可闻及频发期前收缩。心电图示:频发室性早搏,立即给予静脉注射地塞米松5 mg,多巴胺20 mg,静脉滴注0.9%生理盐水250 ml加入多巴胺60mg,间羟胺20mg,配合补液、吸氧等对症处理。中药甘草30g,绿豆100g,煎水频服。经上述治疗,约半小时后,症状开始减轻,2小时后血压逐渐恢复正常,3小时后心律齐整,症状逐渐缓解。

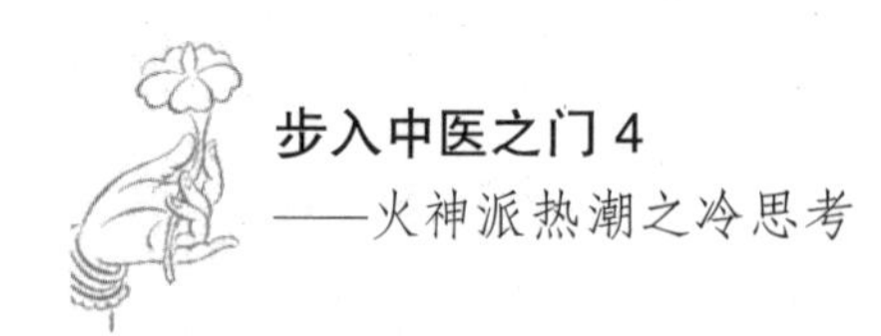

笔者通过多年临床观察认为，附子用于治疗寒湿型风湿类疾病时多用大剂量，15～60g 方能奏效（必须从小剂量开始，逐渐加量，并先煎）。治疗脾阳虚或中焦虚寒者可用中等剂量 10～15g，而对于心肾阳虚或心肾功能不全者，应以小剂量 10g 以下为宜。特别对于肝功能不全者，因肝脏解毒功能下降，更应慎用附子，以免发生中毒反应。本例中毒患者有多年慢性乙型肝炎、肝硬化病史，炮附子仅用 10g，在正常用药剂量之内，且先煎半小时，已经使部分有毒成分乌头碱破坏，降低了药物毒性，最终还是发生了中毒反应。从另一方面讲，该患者形体消瘦，有肝病、糖尿病史，素体阴虚阳亢，给予附子，与辛热燥烈之干姜配伍，辨证用药欠妥，导致机体的失调，从而加重毒性反应的发生。

五、小剂附片险丧命——煎煮不当

乌附类药物，即使在法定剂量范围内使用，但如果煎煮、炮制不当，亦可发生中毒，这样的情况并不罕见。

患者，女，60 岁。因间歇性口唇、四肢麻木 3 天，加重伴抽搐 2 小时，于 1999 年 12 月 21 日 13：00 许入急诊科。患者缘于 3 天来每天煎服单味附子 6g（每次煎煮约 5 分钟），服后当天觉口唇、面部及四肢麻木，于入院 2 小时前又同样方法煎服附子 6g，服后半小时觉口唇麻木加重，伴恶心，呕吐胃容物约 300mL，继之出现四肢抽搐，急诊入院。后又多次出现抽搐，每次数秒钟可自行停止，经心电监护示反复出现短阵心室颤动、室性心动过速，入急诊科约 1 小时出现心脏骤停，经胸外心脏按压，静注肾上腺素、利多卡因等，约 3 分钟后心跳恢复，但心电监护仍反复出现室颤、室速、室上速、房颤、完全性右束支传导阻滞，患者意识丧失，血压为零。经静注利多卡因，并以 4mg/分维持静滴，静滴多巴胺、间羟胺、5%碳酸氢钠等约 30 分钟后，血压上升为 120/80mmHg，神志清楚，观察

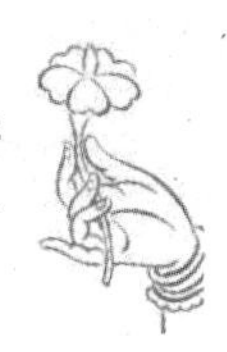

2小时，血压平稳，送入病房，经进一步治疗而愈。

附子为毛茛科多年草本植物乌头的旁生块，味辛、甘、大热、有毒，生附子为剧毒，主要成分为乌头碱，主含二萜类乌头碱，具有酯键，不稳定，炮制时经两次水解除去一分子醋酸和一分子苯甲酸，则毒性可大大减少，所以乌头类中药必须经过炮制，或经过较长时间煎煮，才能减少毒性。本例虽用量不大，但连用3天，而且煎煮方法不当（时间仅5分钟左右），致使中毒，险丧性命。其中教训，不可不重视之。（海军医学杂志，2000年第2期183-184页）

另有辨证不明，配伍、产地不同、炮制方法不一，而致乌附毒性不同，在临床尤应注意，古有言“水能浮舟，亦能覆舟”，乌头、附子用之不当，则祸不旋踵；若能正确、合理地使用乌头、附子，必能化毒以为利，造福于患者。

第10讲　个人学习心得与病案

“医非学养深者不足以鸣世，书非抉择严者不可以为法”，笔者酷爱中医，临床之余，喜读书，深感为医者，必“勤求古训，博采众方”，方能技艺渐长。

“火神派”的热潮，无疑给学习中医起到了很大的推动作用，然其带来的负面效应，也不容忽视。是故，笔者在重温经典，学习“火神”们新作的时候，从辨证的、客观的角度在网络上发表了部分学习心得，与中医界的朋友交流，其中很多观点得到了大家的认可。这些心得本无出书之意图，恐被人误以为哗众取宠，带来不必要的争议，陷于口水官司中。然而，先后得到过几个出版社编辑之邀请，建议汇编成册，更有笔者恩师马继松教授大力敦助，鼓励付梓。原人民军医出版社中医出版中心主任王显刚博士更是热诚相助，为笔者提供了大量的研究资料。盛情难却，遂将原文加以整理、充实，汇编成册。在交付出版之时，笔者想在此简要地谈谈个人学习“火神派”几部有代表性的、目前热销的著作的一些体会。

1. 必须重温《伤寒论》。“火神派”倡导“扶阳”一法，多借仲景“少阴病”之论，其论调似天下之病，唯有“少阴病”而无其他，岂不知即使是“少阴病”，也有寒化证、热化证之区别，更不说《伤寒论》还有太阳病、阳明病、少阳病、太阴病、厥阴病等。仲景既有六经病之说，其临证必以辨证为先，尚有“观其脉证，知犯何逆，随证治之”之要求。重温《伤寒论》可以正本溯源，避免被“火神派”目前某些著作误导，误认为少阴病唯有寒化一证。

2. 在学习“火神派”新作以前，首先应对郑钦安的《医理真传》《医法圆通》《伤寒恒论》原著加以学习。郑氏原作是为“补偏救弊”而设，

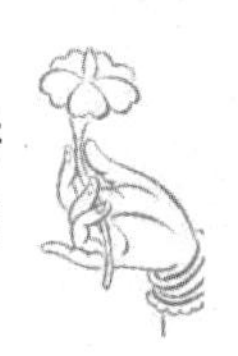

他强调阴证，是因为人们往往忽视阴证的缘故。观其原著，可以明白，郑氏立论并不偏颇，并不“重阳贱阴”，临证辨证以分阴阳为要，非只“扶阳”一法，亦重“扶阴”。读郑氏之原著，可以明白当代“火神”的学术思想已严重偏离了郑氏原意。

3．应阅读吴佩衡、范中林、李斯炽等云、贵、川医家之原案，读其案，可以明白这些医家并非只擅“扶阳”一法，在其医案中也有使用大剂寒凉之品的记录。当代“火神”们为了强调“扶阳”的重要性、其立论的可信性，常对这些医家亦擅“用寒”及其他大法视而不见，读其原著，可避免被误导。

4．邢斌之《危难重症倚附子》，其书辑录了大量当代医家用附子之经验及当代名家运用附子复方经验，忠实原作，少有评论，读其书，可以一书在手，尽览当代医家用附子之精彩，既可以学习大剂量使用附片之辨证要点，也可以品味小剂量用桂附医家配伍的精妙。该书是加深学习“温阳”一法的必读之本。

5．张存悌先生之《中医火神派探讨》，为“火神派”热潮的兴起起了很大的推动作用，其书对“火神”医家使用附子的经验加以总结，并对郑钦安、范中林、吴佩衡辨别阴阳的要领加以归纳，对后学者应用温法颇有指导价值。但其书对“火神”前贤们也擅使用寒凉、擅用温病法讨论不多，读其书，常使读者有误以为“火神”先贤们只善用“扶阳”一法，温阳之外无他法之感。另张氏将一些不属于“火神派”而擅用附子的医家也归为“火神派”，是其书之不足。该书对于有一定中医理论或临床感悟的读者研习温阳法来说，仍是一本可读之书。

6．尽管李可有“我从未见过一个真正的阴虚患者”“真正阴虚的百不见一”“我所见的这些病没有一例不需要扶阳的”等一系列偏颇之论，颇受争议。然《李可老中医急危重症疑难病经验专辑》一书，书中所论，大多医理透达、方药切实、议论客观、观点公允，其临证经验及用药处方之心法颇多可取之处，不可因其后期偏颇之言而弃之。

7.《扶阳讲记》为当代“火神派”影响最大之著作，其论已远离了郑钦安原意，将“扶阳”一法置于高于其他治疗大法之上，书中内容有很多值得商榷之处，也是争议最多之作。读其书，读者需有一定中医之功底，善于思考与鉴别，方可得其可取之处。不建议初学中医者阅读。

8.《扶阳论坛》已有两辑面世，其中大部分演讲着重于说理，与临床相去甚远，读者可根据时间充裕与否而决定是否浏览。

9. 庄严之《姜附剂临证经验谈》，强调治病积累“元气”，推崇“排病反应”，以及部分理论探讨等都存在很多值得商榷的地方，尚需更多医家临床验证之。特别是在推崇和追求“排病反应”方面，个人的看法是，可能值得思考，但会对后学者产生误导作用。

通过学习“火神派”著作，结合临床，个人的看法是，中医治病不能脱离辨证施治，“有是证，用是方”，该温则温，该清则清，当补则补，必纳各家之长为我所用，方能取得临床好疗效。对于附、桂、姜的剂量，当根据病情、地方风土、饮食习惯、患者体质等定夺之，并非只有大剂量才能有效。下面是笔者临床使用温法的病案摘录，与同道交流。

案 1　心悸

邓某，女，45 岁。2009 年 4 月 9 日初诊。反复心悸、气短 7 个月。诉 2008 年 8 月 29 日行椎间盘手术后，感心悸频发，腰部畏冷，遂由骨科转入心内科治疗，诊断为“心律失常”，经治疗后症状好转出院。其后心悸反复发作，在某院就诊，连续服用中药 6 个月，病情无明显好转。

刻诊：心悸心慌每日必发数次，气短，感吸气非常费力，气提不上来。动则乏力益甚，左胁肋胀痛，畏寒，舌质淡红而嫩，苔薄白，脉沉细无力。

制附片 10g，桂枝 6g，生黄芪 50g，白参 10g，升麻 3g，柴胡 5g，怀山药 10g，桔梗 10g，山茱萸 15g，旋覆花 6g，茜草 10g，炙甘草 10g。

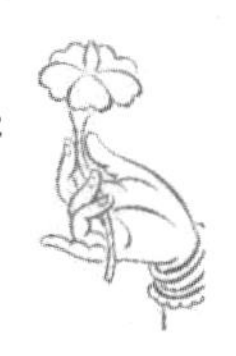

辨治思路：心悸、畏寒，舌质淡红而嫩，苔薄白，脉沉细无力，心阳不足。气短，感吸气非常费力，气提不上来，心悸心慌，动则乏力益甚，考虑为心肺气虚，也就是宗气虚，宗气司呼吸以贯心脉也。左胁肋胀痛，乃气虚不能行血脉，脉络瘀阻。故断为心阳亏虚，宗气不足，血脉瘀阻。治以制附片、桂枝温补心阳，升陷汤加山茱萸（生黄芪、白参、升麻、柴胡、怀山药、桔梗、知母、山茱萸）升补宗气，肝着汤（旋覆花、茜草）辛润通络，炙甘草调和诸药。

二诊（2009 年 4 月 16 日）：服上方 7 剂，左胁痛症除，气短、心悸，畏寒明显好转，时有胸闷如窒之感，呃逆，舌质淡嫩，苔薄白，脉沉细。

制附片 10g，桂枝 10g，生黄芪 30g，红参 10g，升麻 3g，柴胡 5g，怀山药 10g，薤白 10g，枳实 10g，竹茹 10g，枇杷叶 10g，炙甘草 20g。5 剂。

辨治思路：左胁痛症除，系络脉已通，故方去肝着汤，气短、心悸明显好转，但未消失，宗气仍亏，仍以升陷汤加大剂炙甘草补心肺之气。畏寒，胸闷如窒，呃逆，乃胸阳不振，阴浊之邪上逆充斥心胸，方以枳实薤白桂枝汤加附子振奋胸阳、通阳宽胸，竹茹、枇杷叶宣畅气机，降逆止呃。

三诊（2009 年 4 月 22 日）：心悸未再发作，气短明显好转，胸闷如窒症除，呃逆已止，患者信心大增，舌质淡红，苔薄白，脉沉细。效不更方，上方再守 5 剂。

案 2　咳喘汗出

胡某，男，71 岁。因反复咳嗽咳痰 10 年，再发加重 5 天，于 2009 年 4 月 22 日就诊。诊为慢支急发、肺气肿。入院时症见：咳嗽喘息，咳白色泡沫痰，畏寒，时至南方 4 月，仍厚衣棉袄，全身出冷汗，日湿衣、换衣数次，口干喜热饮，肚中热，大便秘结，小便可，双下肢水肿，双下肺可闻及干湿啰音、哮鸣音，舌质淡红，苔白腻，脉沉细。

桂枝 10g，白芍 10g，制附片 10g，生黄芪 30g，防风 10g，白术 10g，肉苁蓉 20g，当归 20g，怀牛膝 20g，升麻 3g，枳实 10g，五味子 10g，浮小麦 10g，麻黄根 10g。5 剂。

辨治思路：患者咳嗽喘息，咳白色泡沫痰，畏寒，舌质淡红，苔白腻，脉沉细，证属阳气不足，寒饮伏肺。阳虚不能卫外，则冷汗不止；阳虚不能化气行水，故肢肿；阳虚推动无力，则便秘。“病痰饮者，当以温药和之”，方以真武汤温阳化气祛饮，合济川煎温肾阳通便、玉屏风散益气固表，加五味子、浮小麦、麻黄根以止汗。汗出、便秘当与喘同治，久汗必更伤阳气、阴液，正气耗损，则无力抗邪，病难逆转；便秘不除，腑气不通，肺气不降，喘咳势难缓解。

二诊（2009 年 4 月 27 日）：汗止，便通。仍畏寒，喘咳，咳白色泡沫痰，下肢水肿，肺部哮鸣音消失。舌质淡红，苔薄白，脉沉细。治以温阳化饮，降气平喘，利水消肿。

制附片 10g，桂枝 10g，生黄芪 30g，云茯苓 30g，干姜 6g，五味子 10g，细辛 3g，川石斛 10g，紫苏子 10g，莱菔子 10g，白芥子 10g，大腹皮 10g，生姜皮 10g。7 剂。

辨治思路：汗止，便通，继当以治喘为重，病为寒饮伏肺，肺气不降，故方用苓甘五味姜辛汤加附、桂温阳化饮，合三子养亲汤降气化痰平喘，佐黄芪益气固表，生姜皮、大腹皮利水消肿。

7 剂毕，喘平肿消，予八味肾气丸常服。

案 3　阳虚汗出

廖某，男，69 岁。反复阵发性胸闷气促 10 年，汗出不止 5 天就诊，诊断为冠心病心绞痛，原发性高血压（2 级，高危）。就诊前曾服西药左旋氨氯地平、倍他乐克、阿司匹林肠溶片、欣康、静滴血塞通等，2 日病情无明显改善。

2009年4月24日初诊：畏寒尤甚，时至4月底，仍厚衣，阴囊以上部位汗出不止，头汗尤甚，整日如水洗，心悸，口和不渴，舌质淡嫩，边有齿痕，脉沉细无力。断为阳气亏虚，卫外不固。

制附片10g，桂枝10g，白芍10g，生黄芪30g，防风10g，白术10g，浮小麦10g，麻黄根10g，云茯苓30g，煅龙骨30g（先煎），煅牡蛎30g（先煎）。5剂。

辨治思路：阴囊以上部位汗出不止，头汗尤甚，整日如水洗，畏寒，心悸，口和不渴，舌质淡嫩，边有齿痕，脉沉细无力。断为心之阳气虚，"心在液为汗"，阳虚不能卫外，故汗出不止。方以附片、桂枝温补心阳，桂枝、白芍调和营卫，玉屏风散固表，浮小麦、麻黄根、煅龙骨、煅牡蛎，予大剂量茯苓以敛心汗。

2009年4月30日二诊：汗出基本止住，唯动甚仍有少量汗出。仍畏寒，舌质淡嫩，脉沉细。效不更方，上方加太子参15g再进。5剂。

辨治思路：前方已有效，效不更方，另加太子参增强益气功效。

5剂毕，诸症除。

案4　顽固性心绞痛

刘某，女，70岁。患冠心病多年，近2年来心绞痛发作程度、频率逐渐加重。2008年入冬以来心绞痛每日频发，疼痛十分剧烈，每次发作持续时间在半小时以上，需含服多片硝酸甘油、速效救心丸才能缓解。入我院前曾连续在3所西医院住院治疗，病情无好转。2008年12月上旬入住我院。时查心电图Ⅰ、Ⅱ、Ⅲ、aVL、aVF、V_{1-6}的ST段下移>1mm或（和）T波倒置。根据病情综合分析，建议这患者最好做介入治疗。没想

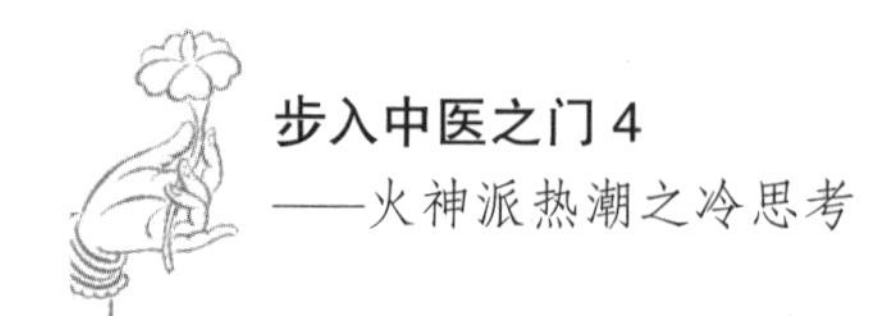

这患者说出这么一段话来："我一家都是优秀党员，我都这么大岁数了，浪费国家的钱不值，几家医院早就建议过我，我不做才到你们中医院来的。"经规范的西医药治疗，病情无好转。

2008 年 12 月 24 日初诊：诉心绞痛每到深秋就加重，夏天发作明显缓解。气短、提气不上，形寒怕冷，劳累、气温下降则病情加重，大便秘结，舌质淡红，苔薄白，脉沉细无力。

制川乌 6g，桂枝 6g，白参 10g，黄芪 30g，升麻 3g，柴胡 5g，肉苁蓉 20g，怀牛膝 20g，火麻仁 15g，丹参 20g，当归 20g，延胡索 10g，炙甘草 10g。3 剂。

辨证思路：心绞痛每到深秋就加重，夏天发作明显缓解，形寒怕冷，劳累、气温下降则病情加重，舌质淡红，苔薄白，脉沉细无力，心之阳气亏虚，寒凝心脉之病机昭然若揭；气短、提气不上（上下气不相续接）肺气不足也，心肺阳气均亏，当补宗气；大便秘结，为阳虚寒凝，治当温通。故方以川乌、桂枝通补心阳，散寒止痛；白参、黄芪、升麻、柴胡升补宗气；肉苁蓉、怀牛膝、火麻仁温补肾阳以润肠，丹参、延胡索以活血通脉止痛，甘草调和诸药。

服方 3 剂，患者诉心绞痛大减，发作时持续时间短、亦可耐受，只需含 1～2 片硝酸甘油就可缓解。同时出现了嗳气、矢气，嗳气、矢气后感到特别舒服。继予 4 剂。

2009 年 1 月 2 日二诊：心绞痛发作次数、疼痛程度进一步好转，大便已正常，唯口干。予上方加生地黄 15g，再进 3 剂。

辨证思路：药后症缓解，现口干，有辛温太过化燥之虑，加生地黄以防乌、桂伤阴。

2009 年 1 月 25 日三诊：疼痛虽进一步好转，但仍每天夜间发作 1 次，仍有口干，畏寒，胸部板闷，查舌下有瘀斑。

制川乌10g，磁石30g，桂枝10g，白参10g，黄芪30g，生地黄15g，蒲黄10g，五灵脂10g，延胡索15g，九香虫6g，法半夏10g，全瓜蒌10g，薤白10g，炙甘草10g。5剂。

辨证思路：夜间痛甚，为阳虚、阴浊之邪上犯心胸，正合仲景"阳微阴弦"之论，方以制川乌、桂枝温散心脉寒邪，法半夏、全瓜蒌、薤白通阳豁痰，白参、黄芪益心气，延胡索、九香虫、失笑散理气通络止痛。

2009年2月9日诉服上方5剂，心痛未再发作，又自服5剂，病情基本缓解。

案5　周身冷痛

周某，男，35岁。长沙某大学教师。2008年2月3日初诊，诉3年前在日本留学过2年。日本海洋性气候，潮湿，晚上特别的湿冷。除了学习，还要勤工俭学，所以常常在外面忙到很晚，因此就感受了寒湿之邪。近几年，感到周身寒冷，关节冷痛，全身就像浸在冷水中一样，腹部冷痛绞痛常常反复发作，平时稍感寒邪就易感冒，感冒了就头痛得受不了，看过几次中西医，没有明显的效果。这几年腹痛反复发作让他吃尽了苦头，腹痛每发就感到腹部的脏器都扭到一块了。视其舌，舌质淡红，边有齿痕，苔白腻，诊其脉沉细。辨证为阳气亏虚，寒湿内侵，疏方如下：

制附片6g，生黄芪30g，防风10g，白术10g，细辛3g，白芷6g，炙甘草10g，蔓荆子10g。3剂。

辨治思路：很显然患者是因长期感受寒湿，寒湿之邪损伤了阳气，于是就出现了卫阳虚，不能固表，易受外邪而感冒。阳虚不能温煦经脉，则四肢关节痛。阳虚脏腑失去温煦，则腹部冷痛反复发作。因此，在治疗上一要温阳散里寒，二要益气固卫表，三就是祛风散寒止痛，方用附片温阳，玉屏风散固卫表，细辛、白芷味辛温，通络散寒止痛，蔓荆子疏风散寒以止头痛，炙甘草调和诸药。

2008 年 2 月 7 日，药毕就来复诊，见面就说这方不仅便宜，而且很灵，腹部疼痛服药后就缓解，关节冷痛明显好转，头痛除，全身也不像以前一样畏寒了。上方既效，当守其大法，再加重温阳通络、祛风散寒的力度。转方如下：

制附片 10g，生黄芪 30g，防风 10g，白术 10g，细辛 3g，白芷 6g，羌活 10g，桂枝 10g，炒白芍 10g，炙甘草 10g。7 剂。

辨治思路：前方加羌活增大祛风胜湿之力，增桂枝温经通脉以散寒，伍芍药甘草汤缓急止痛。

用方 7 剂，病若失。

案 6　背部寒冷

刘某，女，45 岁。2008 年 5 月 4 日初诊。感背脊部冷，时发心悸，诊脉的时候握其手，发现两手不温，再问下肢也冷。背寒以来，经色紫暗，舌质淡嫩，边有齿痕，脉沉细。辨证为元阳、督脉不足，寒凝太阳经脉。用方如下：

制附片 10g，桂枝 10g，葛根 20g，丹参 20g，仙茅 6g，淫羊藿 10g，怀牛膝 15g，熟地黄 20g，山茱萸 15g，怀山药 15g，当归 20g，鹿角胶 25g，炙甘草 10g。5 剂。

辨治思路：足太阳和督脉经循于背上，足太阳与肾经相表里，《奇经八脉考·督脉》说："督脉为阳脉之海，其脉起于肾，下胞中，至于少腹，以下行于腰横骨之中央……在骶骨端与少阴会，并脊里上行。"诸症合参，当为少阴肾经、督脉阳气不足。立法以温补肾督，散太阳经寒邪为主，以

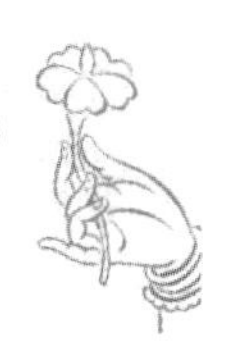

右归丸加味，以右归补肾阳。补督之法当以血肉有情之品为上，故方重用鹿角胶益肾补督，佐仙茅、淫羊藿助鹿角胶温督之力。奇经之治，无论虚实，均以通为用，故加丹参通络，以走太阳之葛根引阳气行于太阳经脉以散寒。

2008年5月10日复诊：患者服药1剂背寒症就明显减轻，5剂后，背寒症愈，只是感到少腹胀，问其经期即将来临，遂持原法，加入温宫散寒之品。更方如下：

制附片10g，艾叶6g，制香附6g，桂枝10g，仙茅6g，淫羊藿10g，熟地黄20g，当归20g，鹿角胶15g，川芎6g，炙甘草10g。5剂。

辨治思路：方仍以温肾补督为大法，只是根据经欲来加入艾叶、制香附温宫散寒，引药入胞宫，其每月经来色黑，实为阳虚寒凝胞宫所致，经前为肝血下注胞宫之时，这时是调经的最好时机，因而方有此更改。

案7　足胫冷

唐某，女，54岁。2010年9月2日初诊。两胫冷入骨，甚则冷痛，病已10年，嗜睡，舌质淡红，苔薄白，脉沉细无力。

制附片10g（先煎），干姜10g，炙甘草10g，细辛3g，鹿角霜15g（先煎），当归20g，熟地黄20g，磁石30g（先煎），怀牛膝15g。7剂。

辨治思路：足胫冷，属足少阴肾；“少阴之为病，脉微细，但欲寐”，患者嗜睡、脉沉细无力，当为少阴阳气不足。故方以温补肾阳为主，以四逆汤加细辛、鹿角霜温补元阳，佐磁石以潜镇。“善补阳者，必于阴中求阳，阳得阴助则生化无穷”，故佐入熟地黄、怀牛膝益肾精，伍当归和血通脉。

2010年9月13日二诊：足胫冷有好转，已不痛，口不干，舌质淡红，苔薄白，脉沉细。

制附片10g（先煎），干姜10g，炙甘草10g，细辛3g，鹿角霜15g（先煎），当归20g，熟地黄30g，磁石30g（先煎），怀牛膝15g，桂枝6g。7剂。

辨治思路：已效，故守上方，加桂枝增强温通经脉。

2010年9月29日三诊：足胫冷好转，畏冷、嗜睡减轻，舌质淡嫩，边有齿痕，脉沉细。

制附片15g（先煎），干姜10g，炙甘草20g，细辛3g，鹿角霜15g（先煎），当归20g，熟地黄30g，磁石30g（先煎），怀牛膝15g，桂枝6g，黄芪30g，防风6g，白术10g。7剂。

辨治思路：已效，但仍畏冷，故守上方，加用玉屏风益气固表。

2010年10月8日四诊：进一步好转，胫冷畏寒几近消失，已不嗜睡。舌质淡红，苔中心剥脱，脉沉细。守上方10剂再进一步巩固。

案8　嗜睡

杨某，女，60岁。2009年2月17日就诊。诉每日上午10时左右思睡，入夜睡后则多梦。气短乏力，畏寒尤以两膝关节尤甚，口干，咽喉干而不适，舌质淡红，苔薄白，脉弦。治以补气温阳，处方：

生黄芪30g，白参5g，淫羊藿10g，仙茅6g，干姜6g，磁石30g（先煎），法半夏10g，夏枯草10g，酸枣仁10g，桔梗10g，熟地黄30g，麦冬15g，玄参15g，炙甘草10g。5剂。

辨治思路：“少阴之为病，脉微细，但欲寐”。患者嗜睡，畏冷，舌质淡红，少阴阳气不足也。唯脉弦与少阴脉不符，此当活看，老人常因血管硬化，故多弦脉，不可单以脉定论。少阴阳虚，虚阳上越，症现口干、咽干。然上午10时为经气流注足太阴脾经之时，此时发病，当考虑少阴

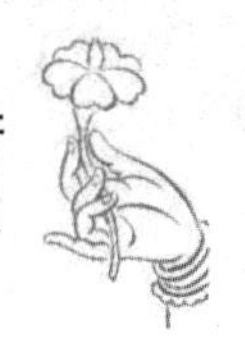

阳虚的同时，夹有脾气虚弱。故治以温补少阴、补益脾气为基本原则。方用四逆汤（淫羊藿、仙茅、干姜、炙甘草，将附片改为淫羊藿、仙茅，因附片与方中半夏反，药肆不予药）合熟地黄温扶少阴阳气，伍磁石即可重镇安神，又可潜所补之阳以归肾宅；用参、芪补中焦健脾胃之气；佐法半夏、夏枯草交通阴阳以安神，酸枣仁宁心，桔梗利咽，玄参引浮游之火以归肾，麦冬甘寒以反佐，防过用辛温以伤阴。

2009年2月24日二诊：思睡、多梦、口干、咽部不适症除，气短乏力好转。畏寒减轻，但两膝仍冷，舌脉同前。

淫羊藿10g，仙茅6g，干姜6g，磁石30g（先煎），鹿角霜30g（先煎），怀牛膝15g，当归10g，桂枝6g，炙甘草10。5剂。

辨治思路：用温补阳气法嗜睡祛，仍畏冷，阳气未能尽复，以膝冷为主，故方以淫羊藿、仙茅、干姜、鹿角霜温补少阴阳气，以磁石以潜镇，怀牛膝、当归、桂枝温通经脉。

案9　左桡神经损伤

张某，男，50岁，郴州市人。3个月前因建筑房屋从高处跌落，左臂部及足部着地，当时诊断为左足距骨骨折，左手背部外伤，左桡神经损伤。

2009年4月4日初诊：患者左手腕下垂3月，手掌不能平伸、背伸，手指活动不遂，握物无力，手掌背部第4、5掌骨之间有一肿块大约3cm×4cm，质硬、色黑，上有小创口未收。左手温度明显低于右手，感畏冷。舌质淡胖，边有齿痕，脉沉细。

制附片6g，桂枝10g，黄芪30g，当归15g，淫羊藿10g，丹参20g，活血藤15g，赤芍10g，炙甘草10g。7剂。

辨治思路：脾主四肢，虽系外伤所致，症为手不能屈、伸，患侧肢冷于对侧，当辨证为脾之气阳不足。故方取黄芪桂枝五物汤意，以黄芪、桂枝益气温阳，辅以附片、淫羊藿增强温阳之功用，佐入当归、丹参、活血藤、赤芍活血以通脉。

2009年4月11日复诊：手腕已能自行屈伸，患者仍冷，但较前好转。前方继服15剂。

辨治思路：古人云“效不更方”，故守方再进。患者为我学生之姨父，其左桡神经损伤3月无恢复之迹象，西医断为不可能再恢复。后求中医，未想共服22剂，活动与常人无异。

案10　频发室性早搏

张某，女，54岁。2008年8月5日初诊。频发室性早搏2个月，经西医药治疗无明显改善，经人介绍求诊，刻下症见心悸，气短，提气不上，周身畏冷，舌质淡红，苔薄白，脉沉细。断为心肾阳衰，宗气亏虚。治以温补心肾，升补宗气。处方：

制附片6g，桂枝10g，白参10g，黄芪30g，升麻3g，柴胡5g，桔梗6g，炙甘草30g，丹参20g，葛根20g。

7剂后复诊，无明显不适，复查心电图已为正常心电图，仍以上方7剂巩固。

辨治思路：心悸，周身畏冷，舌质淡红，苔薄白，脉沉细，心肾气阳虚也；气短，提气不上，肺气亏不能司呼吸也，心悸、气短心气亦亏，乃心肺气皆亏，当责之宗气虚。故治以附片、桂枝辛温通补心肾之阳；升陷汤升补宗气，佐葛根升提中焦清阳以助上焦宗气形成；伍丹参活血通心脉。方证相符，故其效如桴鼓。

案11　慢性咽炎

某女，35岁。10余年前产后受凉，遂发咽部不适，其后反复发作。每次均用西药抗生素，但疗效很不理想，常拖得很久才缓解，只要一受凉，咽部干涩不适就发作，平时极易感冒，舌质淡红，苔薄白，脉沉细无力。咽部无明显充血，有大量滤泡增生。治从温潜法：

制附片 10g，细辛 3g，磁石 30g（先煎），生黄芪 20g，防风 10g，白术 15g，桔梗 20g，玄参 15g，诃子 10g，蝉蜕 6g，生甘草 6g。6 剂。

二诊：说服药后出现喉中有凉气外冒，3 日后此症状消失，咽部不适感亦消失。效不更方，继进 5 剂。随访已久，症未再发。

辨治思路：产后体弱，寒邪客足少阴肾经，足少阴肾经“循喉咙，挟舌本”，是故病发咽部，治当温散少阴寒邪。予制附片、细辛散少阴寒邪；加磁石潜阳归宅；用玄参引浮游之火下行；配桔梗、诃子、蝉蜕消肿利咽；佐玉屏风益气固表。

案 12　双下肢畏冷案

陈女，56 岁，长沙市一医院医师。2008 年 8 月 7 日初诊。双下肢后侧及臀部、腰部冷痛 2 年，中西医并治、内服外用兼治 2 年未见明显效果。虽在炎炎夏日，常需以棉被包裹下肢，尤其是在工作的空调房。平素易口腔溃疡。舌质淡胖，苔白腻，脉沉细。治从肾与膀胱经入手，采用温潜法：

制附片 6g，桂枝 10g，鹿角霜 15g，怀牛膝 15g，生黄芪 30g，防风 6g，磁石 30g，生姜 3 片，大枣 10 枚。7 剂。

辨治思路：“腰为肾之府”，足太阳膀胱经循行经过腰、臀部双下肢后侧，由此双下肢后侧及臀部、腰部冷痛，舌质淡胖，苔白腻，脉沉细当考虑肾与膀胱经阳气亏虚，不能卫外；平素易口腔溃疡乃浮阳之火上浮之征，故在温通之中佐以潜镇。方以制附片、桂枝、鹿角霜、磁石温潜肾阳，佐芪、防以益卫固表，生姜、大枣调和营卫，怀牛膝引药下行。

2008 年 8 月 14 日二诊：服上方，病已去十分之七，可睡凉席，唯空调直吹时下肢畏风。

上方附片改 10g，加白术 10g，白芍 10g。7 剂。

辨治思路：已效，将上方加大附片剂量增强温阳力度，配白术、白芍，即合用桂枝汤、玉屏风散，意在增强调营卫、固表作用。

案 13　双下肢水肿 10 年案

张某，男，60 余岁，吉林大学退休老教授。双下肢水肿 10 年，慕名来长沙求诊。曾在哈尔滨医科大学就诊，诊断为“下肢静脉瓣关闭不全”。通过问诊，曾患有 1 型糖尿病，每日皮下注射诺和灵 R30 共 30 个单位。

2008 年 12 月 10 日初诊：双腿两膝以下肿胀尤甚，纳可，寐安，二便调，畏冷，双下肢摸上去很凉，舌质淡胖，边有齿痕，脉沉细。

制附片 10g（先煎），桂枝 10g，白术 10g，云茯苓 30g，生姜皮 10g，大腹皮 10g，生黄芪 30g，薏苡仁 30g，陈皮 10g，砂仁 4g（后下），桔梗 10g。5 剂。

患者住长沙亲戚家中，未想服药的第 3 天给我打来电话，说水肿已消大半。5 剂毕复诊，下肢水肿尽消，遂以原方巩固，服 15 剂畏冷症除，双下肢摸上去皮温正常。遂带药 5 剂飞返吉林。近期，其亲戚带人找我就诊，问老教授情况如何，他说几天前来过电话，说回家 3 个多月双下肢水肿未发。其后随诊所知，近两年入冬偶有水肿再发，服上方依旧可消除。

辨治思路：尽管“消渴”病机为“阴虚燥热”，但仍应按辨证施治。依据两膝以下肿胀，畏冷，双下肢摸上去很凉，舌质淡胖，边有齿痕，脉沉细。断为肾阳不足，水湿内停。肿之治，“其标在肺，其治在脾，其根在肾”，故以真武汤温阳化气利水，佐生黄芪、薏苡仁健脾祛湿，桔梗宣肺以“提壶揭盖”。水液之代谢，有赖气机之疏通，故加陈皮、砂仁理气，盖“气行则水行”也。

按西医的诊断“下肢静脉瓣关闭不全”，属器质性疾病，中药何以能数剂解除十年之痛苦?！若非亲手诊治，吾亦不信其疗效也！抑或西医诊断有误?

案14 阵发性心动过速

刘某，男，45岁。病案号55121。因反复阵发性心悸6年，再发加重伴气促、下肢水肿3个月入院。患者6年前开始出现阵发性心悸，曾在长沙各大医院门诊、住院治疗，诊为“冠心病”，病情不稳定。3个月前开始出现胸闷，动则气短，并有下肢水肿，经西医治疗无效，求中西医结合治疗来我科住院。入院后，经使用西药美托洛尔、阿司匹林、欣康、ATP等口服，极化液、丹参粉针800mg/日静滴，中药以瓜蒌薤白半夏汤加益气养心安神药口服，病情半月无明显缓解，心悸日发数次。24小时动态心电图：阵发性窦性心动过速，日发5次，均为活动时发生，最快心率150次，持续20分钟。心脏彩超：各心腔值正常，EF61%，FS32.4%。

2008年10月4日会诊：患者诉心悸每因劳累而发，近期尤为严重，稍动即心悸，徒步上楼，一气最多两层，必休息方可。感提气不上(气短)，呼吸费力。不咳，夜寐欠安，夜尿频，腰酸痛，性欲冷淡已久，扪之四肢不温，双下肢胫前及足部凹陷性水肿，舌质淡红，苔薄白，脉沉细。辨证为宗气亏虚，肾阳不足，水湿内停。分层而治，先升补上焦之宗气，后补下焦之肾阳。用方如下：

生黄芪30g，参须15g，升麻3g，柴胡5g，桔梗6g，知母6g，砂仁6g（后下），酸枣仁10g，柏子仁10g，炙甘草30g，当归10g。5剂。

辨治思路：根据患者的症状综合分析，元阳不足为其病机之一。腰酸痛，性欲冷淡已久，扪之四肢不温，双下肢胫前及足部凹陷性水肿为其佐证。元气为五脏之根本，元气不足，则上焦心肺之气亦不足，故有心悸、气短，动则加剧，古人所言“劳则耗气”，劳则症状加重，气虚无疑，此其病机之二。

如何入手治疗？笔者经验，凡治病，当分层而治，各个击破，如若眉毛胡子一把抓，药力分散，不能直取病机关键，取效必不易。对于上有心肺之气虚者，下有肾阳不足，水湿停留之患者而心功能又不太差的心脏病患者，当先抓其主要矛盾。患者以心悸为主证，其他症状为次证，当先固上焦心肺之气，后补下焦肾元虚弱，此所为“急则治其标”也。

心悸动则发作，心气虚无疑；短气，劳则加重，肺气虚肯定。心肺气虚，当求之于宗气，“宗气贯心脉以司呼吸”也。先以升陷汤加减，方以升陷汤固宗气，加酸枣仁、柏子仁养心安神；大剂炙甘草伍当归取炙甘草汤之意，《伤寒论》说“心动悸，脉结代，炙甘草汤主之”。用古人方，重在取方之意，视病情而定，可全方使用，亦可取其方意，用其主药，诚“医不可无方，但亦不必执方”之谓。

10 月 9 日患者心悸发作次数大为减少，气短明显改善，夜寐明显改善，仍腰酸痛，夜尿频，扪之四肢不温，双下肢胫前及足部凹陷性水肿，舌质淡红，苔薄白，脉沉细。上焦宗气已固，转手治下焦肾阳亏虚之证，阳虚气不化水，水湿内停，以真武汤为最合法。

制附片 6g，桂枝 10g，白术 10g，白芍 6g，茯苓 20g，黄芪 50g，党参 10g，龙齿 30g，益智仁 10g，山药 10g。

辨治思路：心悸大为缓解，说明上焦宗气已固，转手治下焦肾阳亏虚之证、水湿内停，故取方真武汤。夜尿频，肾阳虚不能固摄，佐入缩泉丸方意；伍黄芪、党参、龙齿益心肺之气以安神。

10 月 13 日患者胫前水肿明显消退，心悸仅发作 1 次，夜尿次数减少，效不更方，上方加淫羊藿、巴戟天温补元阳。

辨治思路：淫羊藿、巴戟天，此 2 味为治阳痿、性欲冷淡之要药。用药较前更进一步。

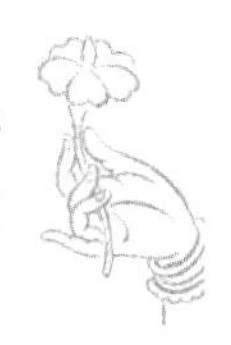

10月17日患者心悸未再发作，下肢水肿消，夜间不再起床小便，唯四肢不温尚未完全改善，上方附片改为10g。

10月19日四肢已转温暖，心悸也未再发作，病情稳定，出院转门诊诊治。

案15　闻声则悸

某男，64岁。住院号56150。2007年11月11日初诊。患者因反复胸闷5年，再发加重伴咳嗽3天入院，诊为冠心病、肺部感染，经系统治疗胸闷气促、咳嗽好转。但出现怕声，一听到别人大声说话，就感心悸恐惧不安，夜寐不安，多梦，畏冷、夜尿频，每夜起床4～5次，四肢欠温，舌质胖淡，苔薄白，脉沉细。

制附片6g，桂枝6g，黄芪20g，太子参20g，远志6g，石菖蒲10g，生龙骨30g（先煎），生牡蛎30g（先煎），炙甘草10g，大枣10枚。

3剂后主症若失，夜尿减少，畏寒减轻，继用前方5剂巩固。

辨治思路："肾开窍于耳""心寄窍于耳"，患者闻声则悸，兼见夜寐不安，多梦，畏冷，夜尿频，四肢欠温，舌质胖淡，脉沉细，故辨证为心肾阳气亏虚。故方以桂、附通补心肾之阳，芪、参、炙甘草补益心气，远志、石菖蒲宁心益智，生龙骨、生牡蛎重镇安神，药证合拍，故取效甚捷。

案16　冠心病心力衰竭并外感

周某，男，77岁。住院号54227。这患者即在《步入中医之门》第11讲讲座中说到过的，经中药抢救转危为安的病例，此次心衰再次加重来院治疗。西医还是予以硝普钠、倍他乐克、欣康、ACEI、螺内酯、地高辛、氢氯噻嗪、间断呋塞米静滴等常规治疗，入院已15天病情并未明显缓解。2009年7月24日受寒出现头晕、四肢酸楚、鼻塞流涕、发热38℃，口干、汗出。查体：扁桃体Ⅰ度肿大，颈静脉充盈，双下肢重度水肿。舌质淡红、苔薄白、脉浮数。25 日医予疏风解表，并予头孢替唑钠抗炎、麝香注射液退热，5 日而热不退。

2009 年 10 月 29 日会诊，患者发热依旧未退，时见面部浮肿、汗出、恶风，每日下午先恶寒再发热，口干，纳差，小便少，胸闷气促，头晕，四肢不温，双下肢重度水肿，舌质淡胖，边有齿痕，脉沉细结代。病当属素体少阴阳气亏虚，邪从外袭，在太阳未解，内传少阳。治以柴胡加桂汤加减，佐入附子汤意温阳利水，西药治疗不变。

柴胡 10g，黄芩 10g，防风 10g，桂枝 10g，制附片 10g，白术 10g，白参 10g，茯苓 10g，炙甘草 10g。2 剂。

辨治思路：汗出、恶风，为太阳中风表证未除，每日下午定时寒热往来、口干，为邪入少阳。时见面部浮肿、小便少、四肢不温、双下肢重度水肿，舌质淡胖，边有齿痕，脉沉细结代，为素体阳亏，水湿内停。故方在用附子汤温阳利水的同时，佐以防风、桂枝辛温散表，柴胡、黄芩和解少阳。

10 月 31 日复诊：热退，表证已解，水肿有消退。双下肢水肿仍重，纳差。舌质淡胖，边有齿痕，脉沉细结代。诊为脾肾阳虚，水湿内停。转手温补肾阳、健脾利水。

制附子 15g（先煎），干姜 10g，红参 10g，生黄芪 30g，茯苓 30g，白术 15g，薏苡仁 30g，桂枝 10g，炙甘草 10g。5 剂。

辨治思路：表证既解，专当治里，证为脾肾阳虚，水湿内停。故方以四逆汤加桂枝温补少阴，化气行水。红参、生黄芪、茯苓、白术、薏苡仁健脾渗湿以利水，陈皮理气疏壅，“气行则水行”也。

服上方小便大增，随之水肿迅速消退，纳增，四肢温，病情缓解，续服5剂，病情稳定，予带方出院。

案17　扩张型心肌病并重度心力衰竭

徐某，男，52岁。益阳市南县人。患扩张型心肌病7年，曾每年多次住院治疗，至2009年7月2日来我这儿就诊前，单2009年上半年就住院4次。来诊的时候，患者极度绝望，当时是面色黧黑，面肿，肢体高度浮肿，下肢肿得像柱子一样，按之铁硬，皮色紫暗，丧失了生活自理能力。经过在我处中药治疗，水肿很快消退，心功能明显改善，生活得以自理。到此次就诊期间有11个月未曾住院治疗。2010年6月3日，患者因感寒出现肺部感染，病情迅速加重，再次出现重度心力衰竭。来诊前在益阳市某医院住院治疗1个月无进展，至7月9日遂与我电话联系，建议其转我院接受中西医结合治疗。

入院时症见：胸闷气促，动则加重，不能平卧，彻夜不眠，心中烦热，口干，全身满布红色痱疹，瘙痒，四肢不温，双下肢水肿。舌质暗，苔白滑，脉沉细结代无力。

巩膜黄染，颈静脉充盈，心率108次/分，律不齐，心音强弱不等，二尖瓣区可闻及4/6级收缩期吹风样杂音。双中下肺可闻及湿性啰音，肝肋下2指，腹膨软，双下肢凹陷性水肿。心脏超声显示：LV 93mm，LA 51mm，RV 25mm，RA 56mm，EF 23.4%。B超提示肝淤血。可以说心衰很重。

入院时住院医师用的西药是硝普钠、缬沙坦、呋塞米、螺内酯、地高辛等。处理基本与西医院无出左右，只是硝普钠静滴西医院用的是50mg，每日2次，改成了每日3次。中药以真武汤加减，用方如下：

制附片10g，白术10g，茯苓10g，白芍10g，葶苈子10g，生姜3片，大枣10个。

7月11日查房：服前方，小便量有所增加，下肢水肿较前有所减轻。

但其他方面无明显好转，仍胸闷气促，动则加重，不能平卧。烦躁益甚，畏热，袒胸露乳（病室有中央空调，其他患者都盖有薄毯，唯他只穿一短裤），诉心中烦热难忍，不能入睡，舌质暗而干红，但四肢扪之仍冷如冰铁，脉沉细结代无力。辨证为阴阳两虚，水湿内停。方用全真一气汤加减：

制附片 10g，白参 10g，麦冬 10g，五味子 10g，怀牛膝 10g，熟地黄 20g，大腹皮 10g，猪苓 10g，车前子 10g，生黄芪 50g，云苓皮 30g。每日 1 剂。

辨证思路：四肢扪之仍冷如冰铁，脉沉细无力，为典型的阳虚症状。烦躁益甚，诉心中烦热难忍，不能入睡畏热，袒胸露乳，加之舌干无苔，存在阴虚无疑。综合分析，就是阴阳两虚、水湿内停了。故方选全真一气汤温补脾肾之阳以益阴，加大腹皮、猪苓、云苓皮增强利水消肿作用。

7 月 17 日二诊：服上方后，燥热心烦即明显好转，胸闷气促、呼吸困难亦明显缓解，心中烦热除，不再畏热，小便量增，下肢水肿消失。仍守上方，每日 1 剂。

7 月 21 日三诊：呼吸困难基本缓解，颈静脉不充盈，双肺湿性啰音消失，下肢不水肿，舌质暗，苔白滑，脉沉细。心衰基本控制，全身满布红色痱疹消失，予带药出院，回当地治疗。

案 18　扩张型心肌病并重度心力衰竭

周某，女，湘乡市某记者母亲，患扩张型心肌病 7 年。因心力衰竭反复住院，初诊前因心力衰竭在湘乡市某医院住院 2 月，病情缓解不理想，其子在网上查到我的扩张型心肌病治疗案例，遂让其母出院，来长沙求诊。2010 年 9 月 7 日初诊，症见面部浮肿，面色晦暗，喘息，气促，不能平卧，心悸心慌，动则感心中气欲脱，冷汗不止，腹大腹胀，下肢水肿，口干，胸中烦热，喜冷饮，手足不温，舌质淡嫩，苔薄黄，脉沉细无力。

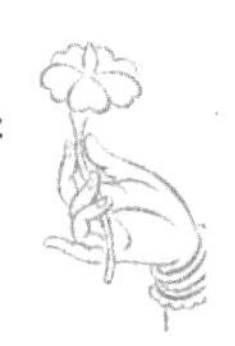

查颈静脉充盈，心率98次/分，律不齐，心音强弱不等，二尖瓣区可闻及4/6级收缩期吹风样杂音。双中下肺可闻及湿性啰音，腹膨软，移动性浊音（+），双下肢凹陷性水肿。

2010年8月31日心脏超声显示：LV 72mm，LA 52mm，RV 27mm，EF 29%，FS 13.9%（湘乡市人民医院：2010008310028）。

辨证为阴阳两亏，宗气大亏，水湿内停，予全真一气汤合升陷汤加减：

白参5g，麦冬10g，五味子10g，制附片6g，怀牛膝15g，生黄芪30g，升麻3g，柴胡5g，桔梗10g，云茯苓30g，生姜皮10g，大腹皮10g。5剂。

另以吴茱萸100g，打粉分次陈醋调外敷涌泉，每日1次。引火下行。

西医口服药守原医嘱。

辨治思路："久病穷必及肾"，患者面部浮肿，色晦暗，喘息、气促，不能平卧，心悸心慌，冷汗不止，腹大腹胀，下肢水肿，手足不温，舌质淡嫩，脉沉细无力，可明确患者存在明显的元阳不足，不能化气行水，水湿内停，以致现水饮之邪凌心射肺之病机；口干、胸中烦热，喜冷饮，苔薄黄提示患者在阳虚的同时，存在真阴不足，如此则为阴阳两亏，水湿内停，故方用全真一气汤阴阳双补，加云茯苓、生姜皮、大腹皮利水渗湿。心悸、气短、动则感心中气欲脱，上焦心肺气虚之明征，当升补宗气，合用升陷汤。

2010年9月20日复诊：诉服上方5剂，尿显增，水肿即见消除，冷汗止，气促、心悸明显减轻，病情明显缓解，2年来第1次可自我料理生活，又自行购药7剂。刻下症见：面肿明显减轻，腹胀减，下肢水肿明显消退，舌质淡红，苔薄白，脉沉细，效不更方。上方加汉防己10克以增强利水消肿。7剂。

2010年10月14日三诊：诉服上方病情向愈，又自购7剂。刻下症见与初诊判若两人，面部、腹部、下肢水肿尽消，面色红润，无明显心悸、

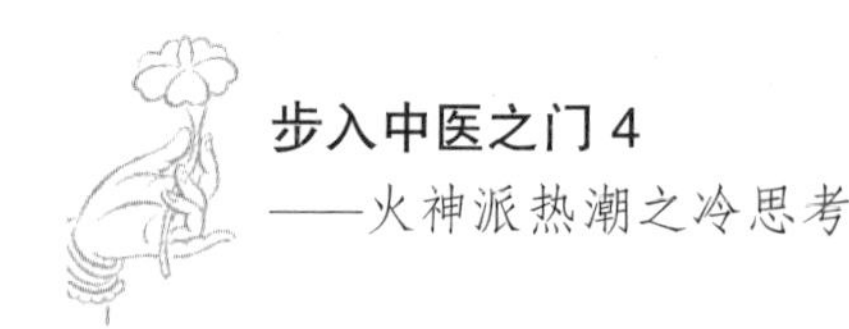

气促。舌质淡红，苔薄白，脉较前有力。复查：心脏超声显示LV 69mm，LA 44mm，RV 34mm，RA 20mm，EF 31.2%，FS 15.1%。效不更方，遂守上方2日1剂。

2011年1月30日与其子在网上见，问及其母病情，言非常稳定，每日还能打点麻将。

案19　周身畏寒

吴某，男，20岁。2009年7月16日初诊。周身畏寒3个月，虽在炎夏，仍厚衣，见风则寒噤，四肢冰凉，食辛辣则易口腔溃疡、牙龈肿痛，纳差，多汗，乏力，舌质淡嫩，边有齿痕，脉沉细。

制附片6g，桂枝10g，磁石30g，鹿角霜30g，白芍10g，炙甘草10g，煅龙骨30g，煅牡蛎30g，黄芪50g，防风6g，白术10g。7剂。

诊治思路：患者周身畏寒3个月，虽在炎夏，仍厚衣，见风则寒噤，四肢冰凉，汗多，舌质淡嫩，边有齿痕，脉沉细，典型的一派阳气亏虚，卫外不固。初学中医者，常被“食辛辣则易口腔溃疡、牙龈肿痛”所障眼，不敢断定为阴寒内盛之证，其实“口腔溃疡、牙龈肿痛”仍系下焦阳气亏虚，使辛辣之品引动的浮游之火上炎所致。治当温其阳，潜其火则已。方用制附片、鹿角霜温肾中之阳，玉屏风散益气固表，桂枝、白芍调和营卫（桂枝汤意，症有汗出、恶风），煅龙骨、煅牡蛎收敛止汗，磁石配附片乃祝味菊之潜镇法，其对阳虚浮游之火上炎尤为有效。

2009年7月24日复诊：畏寒、畏风大减，四肢转温，纳食大增，汗止，乏力好转。上方改附片为10g，再进。

后因他病就诊，言服上方病愈未再发，是录其案。

案20　神经性头痛

余某，男，48岁，长沙市人。2016年10月15日初诊。诉头顶疼痛

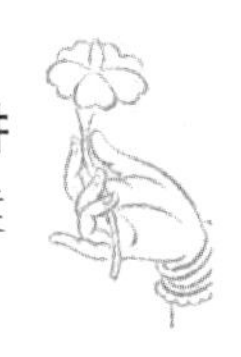

20 余年，曾在湘雅等省会大医院做过多次检查，未发现器质性病变。每发头痛，伴有欲呕感，因发作频繁，现每日需服“头痛粉”8～10 包，苦不堪言!畏风，只要一吹风，头痛即立发，口苦，大便时干，劳则疲乏，舌质淡红，苔黄腻，脉沉细。处方：

吴茱萸 6g，藁本 10g，白芷 10g，柴胡 10g，黄芩 10g，白芍 30g，川芎 30g，白僵蚕 10g，蜈蚣 1 条（研末吞），全蝎 5g（研末吞）。14 剂。

诊治思路：张仲景在《伤寒杂病论》中将头痛进行六经分治，有太阳头痛、阳明头痛、少阳头痛、厥阴头痛等。患者头痛具体部位在巅顶，而可达巅顶的经脉主要有三条。其一为足太阳膀胱经，《灵枢·经脉》云：“膀胱足太阳之脉，起于目内眦，上额，交巅，从巅入脑络，还出别下项……”从原文可知，太阳头痛部位除巅顶外，还可有脑后疼痛。《伤寒论》云：“太阳之为病，脉浮，头项强痛而恶寒。”太阳为六经藩篱，主一身之表，故头痛常伴有恶寒发热等表证。其二当为督脉，《素问·骨空论》云：“督脉者……贯脊属肾……上额交巅，上入络脑……”督脉为阳脉之海，总督一身之阳，故督脉头痛常伴怕冷、四肢不温等阳虚症状。其三是足厥阴肝经，《灵枢·经脉》云：“肝足厥阴之脉……夹胃……循喉咙之后……连目系，上出额，与督脉会于巅……”《伤寒论》中列举了治疗厥阴头痛的方药：“干呕吐涎沫，头痛者，吴茱萸汤主之。”可知厥阴头痛长伴有干呕、吐涎沫。

观其症状，患者头痛发作时伴有欲呕感，畏风，感风则发，由此可见，当为厥阴头痛。证属寒邪侵袭，凝滞肝脉，阴寒之邪循经上逆，而发巅顶头痛。厥阴肝经夹胃上行，肝寒横逆犯胃，胃失和降，故欲呕；寒袭肝经，阳气被遏，脏腑机能衰退，故出现疲乏；阴寒凝滞，冷积内结，腑气不通，故见大便时干。治以仲景之吴茱萸汤加减，方中吴茱萸辛苦性热，上可温胃散寒，下可温暖肝肾，又能降逆止呕。辛温之生姜能散寒止呕，乃呕家之圣药。两者配伍，温降并行，《医方论》云：“吴茱萸辛烈善降，得姜之温通，用以破除阴气有余矣。”甘平之大枣，与吴茱萸、生姜合用，使清阳得升，浊阴得降。“巅顶痛，非藁本不能除。”用藁本辛温，入厥阴肝经而散寒止痛。患者病程长，寒凝日久必血行不畅，丹溪说“头痛必用川芎”，可见该药为治疗头痛必用之品，故重用之以行气活血止痛。叶天士说：“新病气结在经，久病血伤入络。”用虫类药蜈蚣、全蝎、僵蚕搜风剔络，化瘀止痛。黄芩合柴胡取小柴胡汤之意，患者症见口苦，乃小柴胡汤七大主症之一，所谓“有柴胡证，但见一证便是，不必悉具”。

2016 年 10 月 25 日复诊：头痛缓解，天气不冷则不发作，脱肛，便秘，舌质淡红，苔薄白，脉沉细。

上方加白参 10g，防风 10g，制附片 10g，锁阳 20g。14 剂。

诊治思路：患者症状缓解，效不更方，继用前方。脱肛，气虚不能升举，加用甘温之白参，温中补虚；“高巅之上，唯风可到”，加用防风引诸药达病所；更加附片增强温阳散寒之力；锁阳甘温，用之以润肠通便。

案 21　甲状腺功能减退

苗某，女，76 岁，陕西人。2017 年 2 月 28 日初诊。半年来，周身畏冷，尤以脊背为甚，四肢不温，纳可，大便正常，夜尿频，舌质淡红，苔薄白，脉沉细。甲状腺功能：TSH（促甲状腺激素） 15.41mlU/L，T_4 5.10ug/dl。诊断为甲状腺功能减退症。

制附片 6g（先煎），桂枝 6g，干姜 6g，鹿角胶 10g（烊化），熟地黄 15g，山茱萸 10g，山药 10g，菟丝子 10g，当归 10g，益智仁 20g，乌药 6g。7 剂。

诊治思路：患者症见周身畏冷、四肢不温，“阳虚生外寒”，可见患者属阳虚，而患者脊背畏冷尤甚，《灵枢·经脉》云：“肾足少阴之脉……

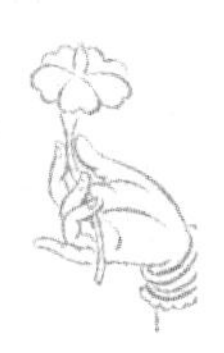

贯脊属肾……”“督脉者，起于少腹……行于后背正中，上至风府……”且督脉两络于肾，知患者当属肾督阳气亏虚。肾阳为一身阳气之本，“五脏之阳气，非此不能发”，它能推动和激发脏腑经络的各种功能，温煦全身脏腑形体官窍。若肾阳虚衰，则阳气不振，不能温煦肌表而畏寒肢冷。肾主封藏，司二便，阳虚而膀胱不固，则见小便频。故治宜温补肾阳，填精益髓。方选右归丸加减，方中附子、桂枝、干姜温壮元阳；鹿角胶、菟丝子温肾阳，益精血；熟地黄、山茱萸、山药滋阴益肾，填精补髓。配方讲究阴阳互济，正如《景岳全书·新方八略》所说：“善补阳者，必于阴中求阳，则阳得阴助而生化无穷；善补阴者，必于阳中求阴，则阴得阳升而泉源不竭。”益智仁、乌药合山药组成缩泉丸，患者小便频，用以温肾祛寒缩尿。

2017年3月9日二诊：小便频、灼热，喜温饮，背冷汗出，恶风，舌质淡嫩，苔薄白，脉沉细。尿常规：潜血（+++），红细胞633/ul，白细胞（+++） 8401/ul，蛋白（+++）。

制附片10g（先煎），干姜6g，炙甘草10g，萹蓄10g，瞿麦10g，淡竹叶10g，通草10g，凤尾草15g，鱼腥草15g，川牛膝15g，滑石30g。7剂。

诊治思路：患者仍背冷，且喜温饮，淡嫩舌，薄白苔，可知患者仍以肾阳虚为本，故选用大辛大热之四逆汤温肾阳散寒。但患者症又见小便灼热，且小便常规见白细胞（+++），说明又感湿毒之邪，发为膀胱湿热，故加萹蓄、瞿麦、淡竹叶、通草、川牛膝、鱼腥草、凤尾草、滑石清热泻火，利尿通淋。

2017年3月23日三诊：背冷、汗出好转，已无小便灼热，仍小便频，恶风，大便正常。舌质淡红，苔薄白，脉沉细弦。尿常规正常。

制附片 15g（先煎），干姜 10g，炙甘草 10g，鹿角霜 15g（先煎），菟丝子 10g，当归 10g，白参 10g，茯苓 30g，白术 10g，生姜 3 片。7 剂。

诊治思路：患者已无小便灼热，膀胱湿热已除，故去清热利尿通淋之品。但肾督阳虚仍存，故续用右归饮加减温补元阳。方中制附片、鹿角霜、干姜温肾阳，佐当归、菟丝子益肾精，此乃阴中求阳之配伍。《伤寒论》304 条说：“少阴病，得之一二日，口中和，其背恶寒者，当灸之，附子汤主之。”方中白参，茯苓、白术、生姜合附子取附子汤之意，用以温肾助阳。

2017 年 4 月 6 日四诊：脊背冷明显改善，唯有上背冷，汗出好转，口中和，喜温饮，二便正常。舌质淡红，苔薄白，脉沉细。

制附片 15g（先煎），炙甘草 10g，鹿角霜 15g（先煎），茯苓 15g，白术 10g，白芍 10g，白参 15g，桂枝 10g。14 剂。

诊治思路：患者症状明显改善，效不更方，继用附子汤温肾助阳，增加鹿角霜温督之功。

案 22　冠心病入冬心悸

王某，女，66 岁。2015 年 11 月 26 日首诊。入冬则心悸，提气不上反复发作 3 年，静息、运动后均发，持续数秒，发作频率不高，平素肢体活动无障碍，畏寒，手足冰冷，喜温饮，大便日行 2～3 次，黏滞。舌质淡红，苔薄白，脉沉细。静息心电图：大致正常。

黄芪 30g，白参 10g，升麻 5g，柴胡 5g，桔梗 10g，制附片 6g，当归 15g，桂枝 10g，细辛 3g，炙甘草 10g，茯苓 30g。7 剂。

诊治思路：《灵枢·邪客》记载：**“宗气积于胸中，出于喉咙，以贯心脉而行呼吸焉。**”《医学衷中参西录》阐发“胸中大气，一名宗气，《内经》谓其积于心中，以贯心脉而行呼吸。盖心肺均在膈上，原在大气包举之内，是以心血之循环，肺气之呼吸，皆大气主之”。患者提气不上，心悸时发，脉沉细，显然是宗气下陷，不能贯心脉而司呼吸之象，故用升陷汤益气升陷。

入冬则心悸加重，手足冰冷，畏寒，喜温饮皆是心肾阳虚、寒凝血脉之象。肾阳亏虚，不能暖脾，以致脾虚不能运化水湿，故见大便次数多而黏滞。

其治疗当分四个方面，一是升补宗气，以升陷汤去知母加人参；二是温补心肾之阳，药以制附片配桂枝；三是温通经脉，方以当归四逆汤；四是健脾祛湿，药以参、芪配茯苓。

2015年12月3日二诊：患者诉心悸、提气不上较前明显好转，四末转温。头晕，畏寒，喜温饮，纳可，大便日3～4次，双手指晨僵，稍痛。舌质淡红，苔薄白，脉沉有力。

白参10g，黄芪30g，白术10g，升麻5g，柴胡5g，陈皮10g，当归15g，桂枝10g，细辛3g，炙甘草10g，白芍15g，石菖蒲10g，远志10g，龙骨30g，茯神10g。10剂。

辨证思路：患者症状好转，前方治疗有效，仍以升陷汤合当归四逆汤补气升陷，温经散寒，寐差，合用安神定志丸以宁心安神定惊悸。

案23　头冷痛50年

甘某，女，75岁。本院某职工之公婆。2017年3月8日初诊。50年前产后，因缺人照理，生产后就自行洗衣做饭，感受风寒湿之邪，出现头冷痛，50年来反复发作，极为痛苦。近2月头部冷痛加重，不能吹风，必以厚帽捂头方可，兼膝关节疼痛，屈伸不力，手麻，畏冷，四肢不温，舌质淡红，苔薄白，脉沉细。

制附片10g（先煎），白术10g，茯苓30g，藁本10g，补骨脂10g，杜仲 10g，怀牛膝 15g，当归 10g，桂枝 10g，白芍 10g，炙甘草 10g，生姜 3 片，大枣 10 枚。7 剂。

诊治思路：患者头部冷痛 50 年，系产后发病，产后气血亏虚，卫外不固，可推知为外感寒湿之邪乘虚内侵，客于肌肤腠理，经久不治，留滞经络。《景岳全书》主张“凡诊头痛者，当先审久暂，次辨表里”，认为“盖暂痛者，必因邪气，久病者，必兼元气”。头冷痛，不能吹风，必以厚帽捂头方可，畏冷，四肢不温，为典型的肾阳亏虚，寒凝经脉之证，肾阳为一身阳气之本，“五脏之阳气，非此不能发”，“腰为肾之府，膝为肾之用”，患者肾阳不足，寒湿入络，经气不畅，故见膝关节疼痛、手麻。

故方用白术附子汤加减，温阳通经，散寒祛湿止痛。方中附子温经散寒，白术、茯苓健脾祛湿。桂枝、白芍、生姜、大枣、炙甘草组成桂枝汤，如《金匮要略论注》所云“桂枝汤，外证得之，解肌和营卫；内证得之，化气调阴阳”，调和营卫、温阳通经。当归甘温，用以散寒活血通经，藁本散寒祛湿止痛，“久病必穷于肾”，用补骨脂、杜仲、怀牛膝温阳补肾，强筋健骨。

藁本，味辛性温，入膀胱经，《本草求真》云其：“入膀胱，兼入奇督。”张元素说：“藁本，乃太阳经风药，其气雄壮，寒气郁于本经头痛必用之药，巅顶痛，非此不能治。”且该品辛香，善于走窜，能祛风胜湿，散寒止痛，对于风寒湿为患之头痛、关节疼痛疗效卓越!余对于寒凝头痛、关节冷痛，每与大剂量川芎合用。

2017 年 3 月 5 日二诊：头痛好转，膝关节疼痛不能蹲下，手指冷，舌质淡红，苔薄白，脉沉细。

制附片 10g（先煎），白术 10g，桂枝 10g，白芍 10g，茯苓 30g，干姜 6g，补骨脂 10g，骨碎补 10g，杜仲 10g，续断 10g，藁本 10g，白僵蚕

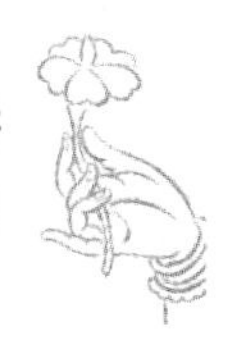

10g，全蝎3g（研末吞服），蜈蚣1条（研末吞服），炙甘草10g。7剂。

诊治思路：患者症状有所缓解，故仍用上方。然患者仍觉冷，加用辛温之干姜以温阳散寒。患者头痛50年之久，风寒湿邪必深入骨髓，客于骨骱，非仅仅草木之品能以获功，必以虫类之品搜风剔痰方能有效，白僵蚕、全蝎、蜈蚣共同组成三虫散，该方最擅止痛。

朱良春先生擅用虫类药治疗疑难病症，常在辨治原则下，参用虫类药，以增强涤痰、化瘀、蠲痹、通络、息风、定惊等功效，值得学习和运用。如用全蝎、蜈蚣、壁虎（守宫）治疗癌肿，如大黄䗪虫丸治肝脾大，血瘀重症用水蛭、虻虫、土鳖虫、穿山甲，肝风内动昏迷、抽搐用白僵蚕、地龙、蜈蚣、全蝎等息风定惊，风疹、痒疹用蝉蜕、蛇蜕等，关节疼痛用麝香、露蜂房，治阳痿用蜘蛛、蜂房、蜈蚣，肾阳虚衰之阳痿、遗尿或小便失禁用桑螵蛸、海马等，值得研究。

2017年3月23日三诊：头冷痛除，无须戴帽，诸关节疼痛减轻，舌质淡红，苔薄白，脉沉细。

上方去白芍。14剂。

诊治思路：效不更方。白芍偏凉，与患者病机相悖，关节疼痛已减轻，故去之。

2017年4月6日四诊：唯膝内眼疼痛，活动尚利，舌质淡红，苔薄白，脉沉细。

制附片10g（先煎），桂枝10g，熟地黄15g，山茱萸10g，补骨脂10g，骨碎补10g，杜仲10g，藁本10g，茯苓30g，白术10g，干姜6g，川芎20g，炙甘草10g。14剂。

诊治思路：患者目前唯有膝内眼疼痛，上症大减，用右归丸温补肾阳、干姜苓术汤温阳散寒祛湿，以治其本，巩固疗效。久病入络，用川芎活血

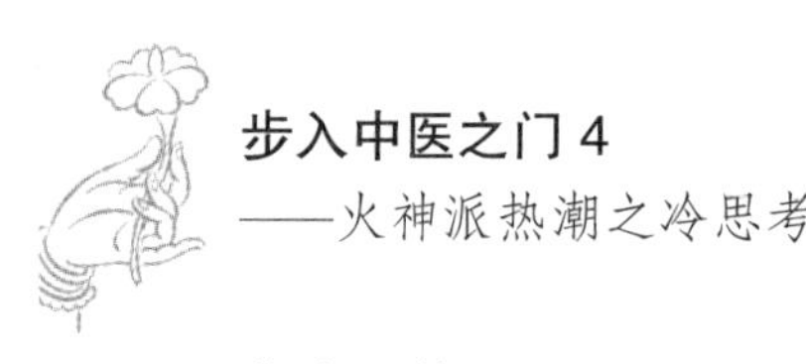

化瘀通络。

案 24　风湿性关节炎、间质性肺炎、慢性结肠炎

黄某，女，66 岁。2016 年 8 月 18 日初诊。患者诉双膝关节疼痛肿胀 20 余年，再发加重 20 余天。20 余天前双膝关节肿胀疼痛再发，视前医近 2 年余所处之方皆为清热利湿、活血通络之方，但风湿性关节炎的症状不但未缓解，反而肿胀疼痛加重，并出现畏冷、腹泻、气促等症状。现症见：双膝关节多处可见暗红色肿块，扪之大者如拳，小者如鸡卵，按之痛，触之皮肤冰冷如铁，喜以热敷，双下肢畏冷偶有痉挛感，感气短，纳差，2 年来便溏，4～5 次/天，咳嗽，痰白稀，夜寐可，舌质淡红，苔薄白，脉沉细。既往有高血压病病史，血压 150/90mmHg。西医诊断：风湿性关节炎，间质性肺炎，慢性结肠炎。

鹿角胶 10g，熟地黄 15g，淫羊藿 10g，仙茅 6g，白芥子 10g，桂枝 10g，生牡蛎 30g，黄芪 30g，白参 10g，扁豆 10g，陈皮 10g，防风 10g，白芍 20g，全蝎 3g（研末吞），蜈蚣 1 条（研末吞），炙甘草 10g。7 剂。

诊治思路：患者有风湿性关节炎病史 20 余年，每次发病，关节多出现红色肿块。视前医近 2 年处方，见其关节红肿胀痛明显，多予四妙散、三痹汤等以清热利湿通络等治疗，病情未能好转，反而服药后出现长期便溏、咳嗽、气短之象。

经云："风寒湿三气杂至合而为痹……寒气甚者为痛痹。"患者久患痹证，本属寒湿之邪留滞经络，法当温散，然而患者却久服寒凉之药，损伤脾胃阳气，脾失健运，故出现纳差、便溏；脾虚水湿不得运化，聚而为痰，上蓄于肺，故见咳嗽、咯痰；脾不升精气于肺与清气合而为宗气，宗气下陷，故见气短；双下肢畏冷，喜热敷，舌质淡红，苔薄白，脉沉细皆是一派虚寒；关节虽红肿胀痛，但触之冷如铁，是寒凝血瘀痰阻之征，所谓"寒极似热"也。故其治疗，当温阳散寒，化痰通滞，前贤有云："有是证，用是方”，方用阳和汤加减。

方用阳和汤加减，药用鹿角胶、熟地黄能温肾补督，周身阳气皆根于肾也，加用质润不燥之仙茅、淫羊藿温补肾阳，散寒除湿；以麻黄配牡蛎通阳散结，因患者有高血压病病史，且目前患者血压控制不佳，麻黄有升压之作用，故改用桂枝温通经脉，散寒止痛；白芥子消痰散结；寒凝则拘挛，患者双下肢痉挛，故合用芍药甘草汤缓急止痛；患者久服寒凉之剂，损伤脾气，故用大剂生黄芪、白参，佐以扁豆健脾益气；湿阻则气滞，故用陈皮理气和胃；风能胜湿，故佐防风祛风除湿；久病入络，以全蝎、蜈蚣相伍，既搜风通络，又消肿散结，可谓相得益彰。

2016年8月25日二诊：服前方后关节肿块尽消，双下肢畏冷、痉挛好转。大便次数明显减少，1～2次/日，成形。因食冷饮出现咳嗽加重，咳白色泡沫痰，纳可，肺部听诊：双肺呼吸音增粗。舌质淡红，苔薄白，脉沉细。上方合用苓甘五味姜辛汤加减。

鹿角胶10g，白芥子10g，熟地黄15g，桂枝10g，生牡蛎30g，黄芪30g，白参10g，扁豆10g，陈皮10g，防风10g，淫羊藿10g，仙茅6g，全蝎3g（研末吞），蜈蚣1条（研末吞），白芍20g，炙甘草10g，干姜6g，细辛3g，五味子10g，茯苓30g。7剂。

诊治思路：服前方后，诸症显减，药已对证。故方仍以上方温阳散寒，除湿通络。患者食冷饮后出现咳嗽加重，咳痰，咳白色泡沫痰。经云：“**五脏六腑皆令人咳，非独肺也……其寒饮食入胃，从肺脉上至于肺，则肺寒，肺寒则外内合，邪因而客之，则为肺咳**。”此乃寒饮束肺之象，故合用苓甘五味姜辛汤温肺化饮止咳。

2016年9月1日三诊：服前方双膝关节暗红肿块、疼痛、畏冷均消。现症见：咳嗽、痰多，白色泡沫涎痰，胸闷心悸，气促头晕，背冷（侧卧时尤甚），双侧昆仑穴畏冷尤甚。纳可，夜尿 2～3 次/晚，大便可，夜寐可。舌淡红，苔薄白，脉沉细。方以四逆汤合苓甘五味姜辛汤合玉屏风散加减。

制附片 15g（先煎），干姜 10g，茯苓 30g，五味子 10g，白术 10g，细辛 3g，黄芪 30g，防风 10g，桔梗 10g，陈皮 10g，白参 10g，炙甘草 10g。10 剂。

诊治思路：服上方后双膝关节暗红肿块、疼痛、畏冷均消，说明方药对证。畏寒，背冷，脉沉细，背脊为肾督之脉所分布，为人体阳中之阳，提示患者肾督阳气亏虚；且“**肾足少阴之脉……其直者，从肾上贯肝、膈，注肺中……其支者，从肺出，络心……**”，肾阳亏虚，虚寒沿经脉上犯于肺，肺寒不得布津，故咳嗽痰多，白色泡沫痰，肺气不宣则胸闷气促，虚寒沿经脉上犯于心，心失温养则心悸。治当以温肾散寒，温肺阳化痰饮，故方以四逆汤合苓甘五味姜辛汤加减。

昆仑穴属于足太阳膀胱经，足太阳膀胱经簇摄营卫，为一身之藩篱。患者双侧昆仑穴畏冷尤甚，说明太阳阳气亏虚，太阳主一身之表，故合用玉屏风散益气固表。

2016 年 9 月 13 日四诊：服上方双膝无疼痛，咳嗽稍有好转，遇寒加重，夜间仰卧、侧卧背不得温暖则咳嗽加重，痰多，咳白色泡沫痰，胸闷，心悸，气促，畏冷，纳食可，二便可、夜寐安。舌质淡红，苔薄白，脉沉细。方以四逆汤合苓甘五味姜辛汤加减。

制附片 10g（先煎），干姜 10g，茯苓 30g，白术 10g，五味子 10g，细辛 3g，鹿角霜 15g，桂枝 10g，炙甘草 10g，露蜂房 10g，当归 10g，丹参 15g。14 剂。

诊治思路：咳嗽稍有好转，遇寒加重，夜间仰卧、侧卧背不得温暖咳

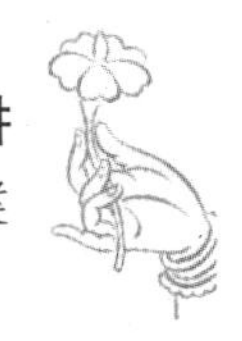

亦加重，说明肾督阳气大亏，故方以四逆汤辛温大热温肾督阳气，散阴霾之邪。阳虚不能温化阴液，聚津为痰，以致寒饮上蓄于肺，故仍合苓甘五味姜辛汤温肺化饮。鹿角霜走肾督、桂枝入太阳，方中使用二味，意在温散背部寒邪。加用露蜂房，取自朱良春老先生的用药经验，朱老认为其能疗带下清稀，阳痿久咳。《本草述》言露蜂房："治积痰久嗽。"前贤有云："久咳必活血。"《神农本草经》言当归："主咳逆上气。"且患者陈寒痼冷之疾，寒凝则血脉不畅，丹参配合当归以辛温活血，温通肺脉。

2016年9月27日五诊：咳嗽，咳白色泡沫痰，夜甚，畏寒，背冷，侧卧背寒则咳，二便调。舌淡红，苔薄白，脉沉细。

制附片10g（先煎），干姜10g，茯苓30g，鹿角霜15g，细辛3g，炙甘草10g，五味子10g，桂枝10g，前胡10g，桔梗10g，当归10g，怀牛膝15g。14剂。

诊治思路：前方附、桂、姜、苓、术、草相伍有温阳健脾，渗湿厚土之功，服之患者久泻之疾得以痊愈，更加反证出患者久服寒凉损伤脾胃之病机。仍以前方温阳化饮，佐前胡配合桔梗，一升一降，化痰止咳；配怀牛膝纳气归肾，且有祛风渗湿之功。

2016年10月11日六诊：患者仍有咳嗽明显好转，但仍咳少量白色泡沫痰，气促，口干，大便干结，小便可。舌质淡红，苔薄白，脉沉细。方选苓桂术甘汤合苓甘五味姜辛汤加减：

茯苓30g，桂枝10g，白术10g，五味子10g，干姜10g，炙甘草10g，细辛3g，玄参6g，鹿角胶10g，紫河车10g。14剂。

诊治思路：病虽系阳虚寒饮伏肺，水饮之邪在内不化所致。然久用附子、干姜辛温刚燥之品，出现口干、大便干结，考虑大辛大温之品易耗伤阴液，鹿角胶温养且能益阴，大补肾阳而不伤阴液，故去附、姜，易之以鹿角胶。《本经逢原》曰："紫河车禀受精血结孕之余液，得母之气血居多，故能峻补营血，用以治骨蒸羸瘦，喘嗽虚劳之疾，是补之以味也。"以紫河车温补肾气，纳气止咳，仍以苓桂术甘汤合苓甘五味姜辛汤温阳化饮，口干加用玄参引浮游之火下行，升提肾水上行。

2017 年 3 月 7 日十六诊：以前方随证加减 4 个月，患者诉咳嗽除，双膝关节天冷时感轻微疼痛，纳可，便溏。舌质淡红，苔薄白，脉沉细。方以右归丸合四神丸合失笑散加减：

制附片 6g，桂枝 6g，熟地黄 15g，当归 10g，菟丝子 15g，补骨脂 10g，五味子 10g，肉豆蔻 10g，吴茱萸 5g，玄参 10g，蒲黄 10g，五灵脂 10g，炙甘草 10g。14 剂。

诊治思路：间质性肺炎最为难治，虽耗时日久，但终得收功，实属不易。患者双膝关节时有冷痛，大便溏泄，其病机仍在肾阳亏虚，不能温煦经脉和脾阳，故方用右归丸加减温补元阳，合用四神丸温补脾肾以止泻。寒凝则血瘀，久病亦入络，合失笑散活血通络以止痛。

案 25　阳虚咳嗽

万某，女，56 岁。湖南怀化人。2016 年 2 月 23 日初诊。患者自诉平素动则汗出，恶风，极易感冒，一个月前受寒感冒后出现咳嗽，咳白黏痰，当地医院予以抗炎、化痰止咳（头孢甲肟、橘红止咳糖浆）等对症治疗后，咳嗽咳痰较前减轻，但已 1 月余不得痊愈。现症见：咽痒即咳，无痰，咳嗽日轻夜重，受寒后加重，汗出，无胸闷，食纳可，寐安，二便可，喜温饮，舌质淡红，苔薄白，脉沉细。

制附片 6g，干姜 6g，炙甘草 10g，云茯苓 30g，细辛 3g，五味子 10g，前胡 10g，桔梗 10g，黄芪 30g，白术 10g，防风 10g。10 剂。

诊治思路：中医治病注重体质，清代吴德汉的《医理辑要・锦囊觉后

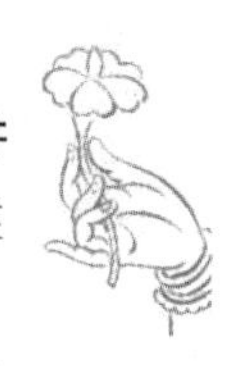

篇》言："要知易风为病者，表气素虚；易寒为病者，阳气素弱。"患者平素喜汗出，极易罹患感冒之疾，故知其表气素虚；入夜咳甚，受寒加重，阳虚亦存。综合分析，患者病机的核心在于元阳不足，元阳不足在上则阳虚不运，肺不布津，寒饮伏肺，故咳嗽咳痰，饮得温则化，故喜温饮。饮为阴邪，入夜阴重，故见入夜咳甚，遇寒加重。在外则卫阳不足，体表失于固摄及温煦，表现为恶风，汗出，极易感冒。

"病痰饮者，当以温药和之。"这是仲景治痰饮的基本原则。主方选用苓甘五味姜辛汤温肺化饮，方中干姜、细辛、五味子三药均性温入肺，干姜、细辛温肺化痰，五味子收敛肺气，三药联用，散中有收，收中有散，彼此协同，互相制约，体现了"温药和之"之义。咳嗽的病机在于肺失宣降，药用前胡降气止咳，桔梗宣肺祛痰，两者一升一降，能恢复肺气宣发肃降。患者表虚汗多，故合用玉屏风散益气固卫敛汗。妙在一味附子，外能扶卫阳固表，内能补元阳散寒，正如《本草正义》所言："外则达皮毛而除表寒，里则达下元而温痼冷。"

2016年7月19日二诊：因路途遥远，服上方后未及时复诊。诉服上方后，咳嗽痊愈，但仍畏寒，尤以背心部发凉感明显，咽干，手足欠温，二便可，食纳可，舌质淡红，苔薄白，脉沉细。

附子10g，桂枝6g，熟地黄15g，山茱萸15g，山药10g，当归10g，杜仲10g，枸杞10g，鹿角胶10g，菟丝子10g，巴戟天10g，黄精10g，玄参15g。20剂。

诊治思路：患者服上方后咳嗽痊愈，阳虚之病机已属无疑。仍畏寒，手足欠温，且以背心部发凉感明显，按照经络辨证，背为督脉所主，督脉两络于肾，且督脉主阳，今肾督阳虚，不能温煦经脉则背寒。《伤寒论》云："少阴病，得之一二日，口中和，其背恶寒者，当灸之，附子汤主之。"亦说明"背恶寒"系少阴阳气亏虚特征性症状之一，故方用右归丸加减，

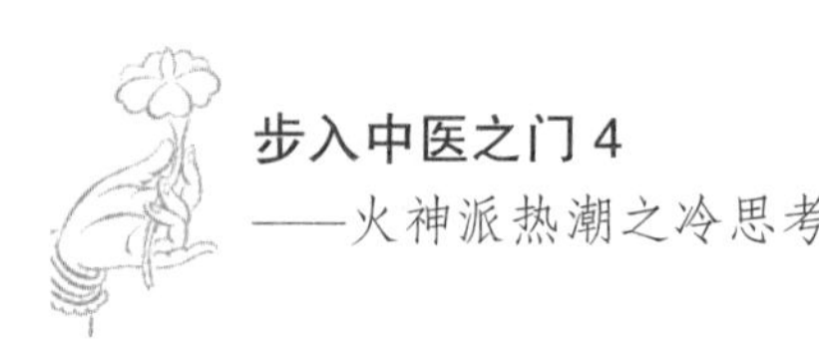

温补肾督之阳。

患者咽干，乃阳气亏虚，虚阳上浮为患，故加用玄参引浮游之火下行。陈士铎在《本草新编》论述道："夫浮游之火，正下焦之火，非上焦之火……下焦之火，非出之于肝木，即出之于肾水。肝、肾之火，皆龙雷之火也，忽然上腾，忽然下降，其浮游无定之状，实予人难以捉摸，非大用玄参，乃水不足济火，其焚林劈木之威，有不可言者矣。"

次年又发咳嗽，病症与前相似，虽路途遥远，有前诊之经验，来长沙求诊，仍以前法而治愈。可见，体质对疾病的变化起着重要的作用。

案 26　类风湿关节炎

廖某，男，43 岁，邵阳武冈人。2016 年 12 月 27 日初诊。患者确诊"类风湿关节炎"半年余，在某西医院住院予以抗风湿药及非甾体抗炎药效果不明显，现症见：双上肢、双膝关节、肩关节肿胀，无红肿，疼痛，遇寒则痛减，疼痛发作时则咽痛咽干，疼痛剧烈，难以忍受，口干喜饮，喜汗出，大便干结，小便可，纳寐可，舌质淡红，稍燥，苔薄黄，脉弦。血压：140/90mmHg，空腹血糖 9.2mmol/L。既往有高血压病、2 型糖尿病病史。

制川乌 6g（先煎），制草乌 6g（先煎），石斛 15g，白术 30g，茯苓 30g，当归 20g，羌活 10g，独活 10g，川芎 10g，细辛 3g，白芍 30g，炙甘草 10g，全蝎 3g（研末吞服），蜈蚣 1 条（研末吞服），鬼箭羽 20g，蚕沙 15g，苍术 10g，玄参 10g。7 剂。

诊治思路：本案患者确诊为类风湿关节炎，既往有消渴病病史，间断服用降血糖药物，血糖控制不佳。中医学认为消渴的病机关键在于阴虚燥热，治疗上以养阴清热为法。患者疼痛发作则咽痛咽干，疼痛遇寒则减，口干喜饮，大便干结，舌质淡红，稍燥，苔薄黄，由此可见患者为阴虚阳盛之体，内有蓄热，感受风寒湿邪而发病。

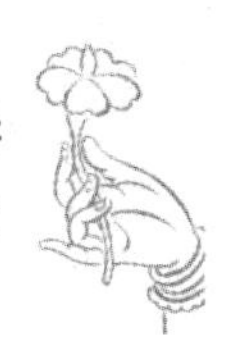

患者疼痛剧烈，《素问·痹论》说：“痛者，寒气多也，有寒故痛也。”寒性凝滞而主痛，故治疗上仍以散寒除湿止痛为主，方选《金匮要略·中风历节病脉证并治》之乌头汤散寒除湿止痛。原方主治脚气疼痛，不可屈伸。因患者血压高，麻黄有升压之弊，且患者喜汗出，不宜用麻黄宣痹止痛。疼痛剧烈，取制川乌、制草乌合用，乃是借鉴朱良春老先生经验，朱老对于寒湿痹重证，则取生川、草乌同用之，朱老对痹证阴虚阳盛之体，配用石斛制约川乌、草乌温燥之性。以芍药甘草汤之意以缓急止痛。细辛辛香走窜，通利九窍，祛风散寒止痛，尤宜于寒痹痛证。白术、茯苓健脾祛湿。羌活、独活祛风胜湿。加用当归、川芎活血止痛，患者大便干结，重用当归润肠通便。全蝎、蜈蚣走窜之力尤甚，通络止痛。患者本有消渴病，加用苍术、鬼箭羽、蚕沙、玄参降血糖。

2017 年 1 月 17 日 二诊：患者诉关节疼痛较前好转，感口苦，口干咽干，畏冷，喜温饮，颈项汗出，大便干结，小便可，纳寐可。舌质淡红，苔薄黄，脉沉弦。

制附片 15g（先煎 45 分钟），石斛 15g，茯苓 30g，白术 10g，羌活 10g，独活 10g，川芎 15g，白僵蚕 10g，蜈蚣 1 条（研末吞服），全蝎 5g（研末吞服），白芍 30g，炙甘草 10g，火麻仁 20g，郁李仁 20g。4 剂。

诊治思路：初诊开方只开 7 剂药，患者就医不便，又自行抓服了 5 剂。关节疼痛虽减轻，考虑川乌、草乌大毒之品，不可久用。患者仍畏冷，喜温饮，改用制附片温经通络。口苦，口干咽干，重用石斛增液养阴。大便仍干结，加用火麻仁、郁李仁润肠通便。

2017 年 2 月 16 日三诊：患者诉关节疼痛较前明显好转，现主要为肩部、肘关节疼痛，发则咽痛，喜温饮，大便偏干，小便调，纳寐可。舌质淡红，苔白腻，脉沉细。

制附片 20g（先煎 60 分钟），干姜 6g，熟地黄 10g，山萸肉 10g，续断 10g，狗脊 10g，杜仲 10g，羌活 10g，独活 10g，川芎 15g，茯苓 30g，白术 10g，鬼箭羽 20g，苍术 10g，蚕沙 10g，郁李仁 20g。20 剂。

诊治思路：患者关节疼痛好转，疼痛发作有一个很有意思的现象，发则咽痛。《灵枢·经脉》：“肾足少阴之脉，起于小指之下，邪走足心，出于然谷之下……贯脊，属肾……循喉咙，挟舌本。”足少阴肾经病变，肾精不能上乘咽喉，故见咽干咽痛。痹证日久，治疗大法当改用温补肾精，少佐祛风除湿。故用熟地黄、山萸肉、杜仲、续断、狗脊温补肾精，加用制附片、干姜温经散寒，川芎、羌活、独活祛风胜湿止痛，白术、茯苓健脾祛湿，鬼箭羽、苍术、蚕沙降糖，郁李仁润肠通便。

案 27　类风湿关节炎

胡某，男，63 岁。2018 年 12 月 27 日初诊。患者确诊为“类风湿关节炎”10 余年，双肩、膝关节疼痛、变天加剧，双手麻木，变天亦加重，夜间口干甚，大便正常，夜尿稍频，脚冷，活动后气短。舌质淡红，苔薄白，脉沉细。

制附片 10g，桂枝 10g，白术 10g，茯苓 15g，炙甘草 10g，熟地黄 15g，山萸肉 10g，菟丝子 10，羌活 10g，独活 10g，姜黄 10g，乌梢蛇 15g。14 剂。

诊治思路：《金匮要略》曰：“风湿相搏，骨节疼烦掣痛，不得屈伸，近之则痛剧，汗出短气，小便不利，恶风不欲去衣，或身微肿者，甘草附子汤主之。”多关节疼痛，变天加重，足冷，乃阳气亏虚、寒湿痹阻，故以甘草附子汤益气温阳散寒、通络止痛，配以大剂茯苓重在除湿，佐以羌活、独活祛风胜湿止痛，此二味，前者擅除上半身之风湿，后者擅攘下半身之寒湿。姜黄配乌梢蛇乃个人习用药对，前者擅于止痛，后者擅于通络。骨痹久治不愈，总由肾气亏虚，复感风寒湿邪所致，治当在驱除外邪的同时，补肾以固本，故在方中加入熟地黄、山萸肉、菟丝子。

2019年3月21日二诊：诸症大为好转，舌质淡红，苔薄白，脉沉细。前方加川芎15g，活血藤15g，鸡血藤15g。

诊治思路：方已有效，再加川芎、活血藤、鸡血藤理气活血，养血通络以增强疗效。

案28　腹泻3年

齐某，男，36岁，四川人。2019年4月30日初诊。诉饮食稍有不慎（包括油腻、辛辣、生冷）即腹泻，时已3年，泻前腹痛，泻后舒畅。口干苦，夜间吐唾常夹灰褐色物，夜尿频。左上臂沿手阳明循行部位生暗红色疹点。舌质淡红、苔薄白，脉沉细。

白参10g，茯苓15g，白术15g，扁豆15g，陈皮10g，防风10g，炒白芍30g，桔梗10g，神曲10g，山楂15g，石榴皮15g，赤石脂10g，炙甘草10g。14剂。

诊治思路：患者稍有饮食不慎即发腹泻，说明脾虚运化无权，湿浊内生，经云："湿盛则濡泻。"且患者病程长达3年，泄泻日久，脾胃更伤。肝属木，为刚脏，易克伐脾土，今脾气亏虚，则肝气乘脾，故见泻前腹痛，泻后痛缓。脾虚不能升清，以致胃浊不能下降，胃气上逆则吐唾常夹灰褐色物。脾气弱，升清无力，加之湿邪下注，故夜尿频。久泻3年，大肠传导失司，大肠经经气不利，气血失和而致血瘀，故左上臂沿手阳明循行部位生暗红色疹点。治宜健脾渗湿，抑木扶土，方用白参、茯苓、白术、扁豆益气健脾，渗湿止泻；痛泻要方抑木扶土，寓疏于补；神曲、山楂健脾胃，助运化；石榴皮、赤石脂收敛止泻。

2019年5月14日二诊：服前方，口苦减，但腹泻、唾液中夹带灰褐色物仍未改善。再问，患者补充说食冷、吹空调即腹痛，舌质淡红、苔薄白，脉沉细。

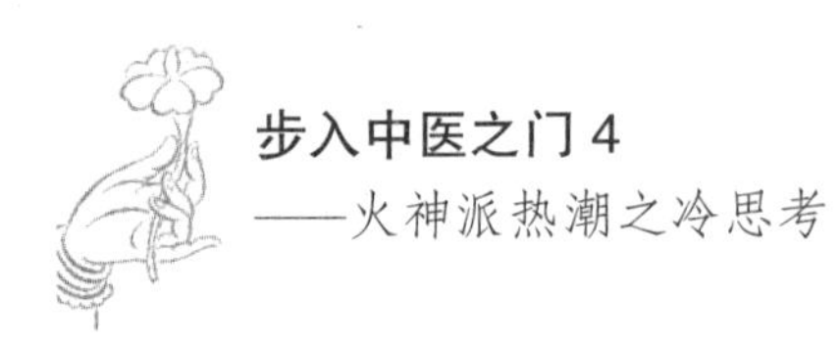

附片10g（先煎），干姜10g，白参10g，茯苓30g，扁豆10g，白术10g，补骨脂10g，肉豆蔻10g，五味子10g，陈皮10g，防风10g，炒白芍20g，山楂30g，神曲10g，赤石脂10g，炙甘草10g。20剂。

诊治思路：前方疗效不佳，详细追问病史，诉其食冷及吹空调即出现腹痛，提示患者脾虚不能健运的同时，存在脾肾阳虚。故在前方的基础上，用附子、干姜温补脾阳，附子辛温大热，温散脾肾阴寒之邪；干姜气足味厚，暖脾胃而散寒。二药伍用，温里散寒之力倍增。前人谓“附子无干姜不温”，即是此意。四神丸主治脾肾阳虚之五更泄泻，与本病病机相契合。方中补骨脂补命火，散寒邪；肉豆蔻温暖脾胃，涩肠止泻；五味子收敛固涩。上三味共奏温肾暖脾，涩肠止泻之功。

2019年6月20日三诊：诉诸症大减，一般情况无腹泻，唯饮冰水腹泻，舌质淡红，苔薄白，脉沉细。病遂向愈，说明治疗已中病机，故守方15剂。

此案一诊无效，失误在问诊不周，遗失阳虚病机。

案29　寒气从肩背下窜腰骶

李某，女，74岁，2020年7月23日初诊。腰背部疼痛，变天加重，双小腿抽筋，平素怕冷，畏寒湿，易感冒，便秘，寐可，纳可，舌质淡红，苔薄白，脉沉细。

制附片10g（先煎），桂枝10g，熟地黄20g，山萸肉10g，菟丝子20g，杜仲10g，怀牛膝15g，白芍10g，当归20g，肉苁蓉20g，羌活10g，独活10g，乳香6g，没药6g，炙甘草10g。1剂。

诊治思路：《灵枢·经脉》：“肾足少阴之脉：起于小指之下……以上踹内，出腘内廉，上股内后廉，贯脊属肾。”因此，可以推论，患者年老，肾气已亏，腰为肾之府，腰背疼痛，变天加重，加之畏冷、畏寒湿，

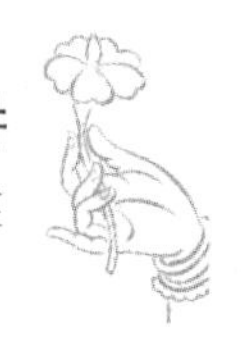

肾阳亏虚、寒湿外侵已明。阳虚不能温煦，虚寒内生，寒主收引，故见小腿抽筋。肾司二便，寒凝大肠不得温润，则便秘。

方以附片、桂枝温补肾气；熟地黄、山萸肉、菟丝子、杜仲益肾强筋健骨；怀牛膝、当归、肉苁蓉温补肾精，润肠通便；羌活、独活辛温散寒祛湿；芍药甘草汤舒筋缓急；乳香、没药活血通络止痛。

2020年8月27日二诊：服上方，腰痛病情明显好转，2天前开始因受寒突感有寒气从肩背部下窜至腰骶部，畏冷，胫冷，便秘干结，寐可，纳可，易感冒，舌质淡红，苔薄白，脉沉细。

花椒6g，制附片10g（先煎），桂枝10g，茯苓30g，干姜6g，白术10g，炙甘草10g，杜仲10g，牛膝15g，续断10g，川芎15g，丹参15g，乳香6g，没药6g。7剂。

2021年元月5日因病就诊，诉服上方后寒性症状，如胫冷、畏寒、腰痛诸症皆除，唯仍时有便秘。

诊治思路：《素问·骨空论》曰："督脉者……与太阳起于目内眦，上额交巅上，入络脑，还出别下项，循肩髆内，侠脊抵腰中，入循膂络肾。"寒气从肩背部下窜至腰骶部，畏冷，胫冷，便秘干结，当为肾督阳气亏虚，不能温通经脉，寒湿客于经络之证。

用椒附散合肾着汤加减，方以椒、附大辛大温之品，直入督脉，散寒燥湿；以肾着汤（茯苓、干姜、白术、炙甘草）散寒祛湿，杜仲、牛膝、续断补肾强筋健骨。寒凝则血瘀，以川芎、丹参、乳香、没药活血通络止痛。

椒附散出自许叔微《本事方》：治肾气上攻，项背不能转侧。大附子（一枚，六钱以上者，炮，去皮脐，末之），上每末二大钱，好川椒二十粒，用白面填满，水一盏半，生姜七片，同煎至七分，去椒入盐，通口空心服。一亲患项筋痛，连及背胛不可转，服诸风药皆不效。予尝忆《千金方》有肾气攻背项强一证，予处此方与之，两服顿瘥。自尔与人皆有验。盖肾气自腰夹脊上至曹谿穴（即风府穴），然后入泥丸宫（百会）。曹谿一穴，非精于搬运者不能透，今逆行至此不得通，用椒以引归经则安矣。肾气上达，椒下达。诗言：椒聊且，贻我握椒。皆是此意也。

椒附散治疗肾气上冲，项背不能转侧，而此例则是寒气从肩背向下窜及尾骶。一上攻，一下窜，正好相返，而均有效，何也？项背腰脊尾骶均在肾督二脉，寒气上攻、下窜，均系肾督阳气亏虚，故均以椒附丸温肾散寒而收功！异病同治，在于病机一致也。

案 30　中风后右侧面肌痉挛肢体畏冷

肖某，男，67 岁。2015 年 3 月 26 日初诊。左侧面肌痉挛，左侧半身畏寒，纳可，喜温饮，舌质干萎，少苔，脉沉细。既往有脑梗死、慢性胃炎病史。

制附片 10g，白参 10g，麦冬 10g，五味子 10g，牛膝 10g，熟地黄 10g，当归 10g，干姜 6g，黄芪 30g，桂枝 10g，白芍 10g，生姜 3 片，大枣 10，炙甘草 10。7 剂。

诊治思路：患者年高，既往有中风（脑梗死）病史，叶天士提出中风“乃身中阳气之变动。肝为风脏，因精血衰少，水不涵木，木少滋荣，故肝阳偏亢，内风时起”的见解。患者舌干萎，少苔，为典型肾精亏虚之证，亦为患者中风之根本。阳根于阴，精亏不能化阳，致肾阳亏虚，阳虚经筋失去温煦而拘挛，故见面肌痉挛，不能温通经脉，则左侧肢体畏冷。

对此阴阳两虚患者，当阴阳双补，以全真一气汤加减。药用人参、附片、干姜温补元阳，熟地黄、当归、牛膝补肾精，麦冬、五味子滋肾阴。偏侧肢体不温，左右阴阳不平衡，以黄芪桂枝五物汤益气温阳通脉，调和左右阴阳。

2015 年 4 月 7 日二诊：面肌痉挛除，左半身畏冷减，感肢体变暖，舌质干萎，少苔，脉沉细。

前方加细辛3g。7剂。

诊治思路：药中病机，痉挛除，肢体变温，仍守前法加细辛进一步温通经脉。

2015年4月15日三诊：头晕、气短、左侧肢体冷感明显减轻，周身仍有轻度畏冷感，大便溏，喜温饮，舌质淡红，苔少，脉沉细。

白参10g，黄芪30g，升麻5g，柴胡5g，白术10g，陈皮10g，茯苓30g，制附片10g，麦冬10g，五味子10g，炙甘草10g。7剂。

诊治思路：患者就诊，初诊往往集中于受困扰的主要症状，次症常常忘记描述。三诊言及头晕、乏力、便溏等中气下陷之症，即属于这种现象，根据辨证，方以补中益气汤健运中州，益气升阳，便溏去当归。仍畏寒加附片温阳气，少苔，阴未全复，仍用麦冬、五味子养阴。

2021年7月2日因他病复诊，阅患者病历，问及疗效如何，患者诉三诊后诸症皆除，遂录此案。

案31　背、头寒冷、失眠

谢某，女，70岁。诉背冷头冷3年余，出门必须戴帽，否则头冷难以仍受，夜间入睡须盖2床被子，后颈总感到有冷风向里钻，四肢不温。大便行2次、腐臭，鼻头生红疹。入夜口干，寐差，醒后难以入睡，舌质淡红，苔薄白，脉沉细。甲状腺功能检查正常。

制附片10g，桂枝10g，熟地黄15g，山萸肉10g，杜仲10g，牛膝10g，菟丝子15g，枸杞子10g，白参10g，白术10g，白芍15g，茯苓15g，神曲10g，山楂30g，玄参10g，炙甘草10g。14剂。

吴茱萸打粉，外敷涌泉穴。

诊治思路："督脉者……至少阴，与巨阳中络者合少阴上股内后廉，贯脊属肾，与太阳起于目内眦，上额交巅，上入络脑，还出别下项，循肩内，挟脊抵腰中，入循膂，络肾……"督脉循行于头、背，与肾足少阴之脉相络属。因此，结合四肢不温、舌脉，当辨证为肾督阳虚，治予右归丸化裁为基本方（制附片、桂枝、熟地黄、山萸肉、杜仲、牛膝、菟丝子、枸杞子）以温补肾督。

《伤寒论》曰："少阴病，得之一二日，口中和，其背恶寒者，当灸之，附子汤主之（附子、茯苓、人参、白术、芍药）。"故合以附子汤温肾阳散寒。

肾督阳亏，元阳不能温煦脾胃消磨水谷，积滞内停，积滞壅而化热，故大便臭，浊热循胃经上冲于鼻，鼻生红疹。故方中加入山楂、神曲健脾消积。

督脉："其少腹直上者，贯脐中央，上贯心入喉……"肾足少阴之脉"其支者，从肺出，络心，注胸中"。经云："阳气者，精则养神，柔则养筋。"心主神志、主脉，今肾督阳虚，虚寒之邪循径入心，心神不得温养，而致失眠；阴寒之邪凝滞心脉，心脉不畅则胸闷。

2021年1月29日二诊：背、头畏冷明显减轻，胸闷缓解，寐安。诉服前方出现腹泻每日2～3次，泻后极其舒畅，仍四肢欠温，舌质淡红，苔薄白，脉沉细。

白参10g，干姜6g，白术g，熟地黄15g，菟丝子10g，巴戟天10g，细辛3g，鹿角霜15g，杜仲10g，桂枝10g，白芍10g，炙甘草10g，生姜3片，大枣10个。7剂。

诊治思路：前方温阳，服则腹泻，泻后舒畅，乃温阳之品振奋了脾阳，温化久积之阴寒积滞，推之外出，排病之征象。继用熟地黄、菟丝子、巴戟天、细辛、鹿角霜、杜仲温补肾督，以理中汤温阳健脾，以桂枝调和营卫。

2021 年 2 月 6 日三诊：腰痛，双下肢乏力，畏冷症除，胸闷未发，大便日行 2 次，溏臭，泻后舒畅，舌质淡红，苔薄白，脉沉细。

仍守前方，继服 14 剂以完功。

案 32　头疼如劈

卢某，男，75 岁。2021 年 3 月 29 日初诊。近日感寒，头顶疼痛如刀劈，周身骨节疼痛，肌肉酸痛，恶寒畏风，汗出。呃逆，欲呕，口干口苦，纳差，胸闷，夜尿 7～8 次，稍疲乏，舌质淡红，苔薄白，脉沉细。

制附片 10g，桂枝 10g，白芍 10g，炙甘草 10g，生姜 3 片，大枣 10 个，细辛 3g，白参 10g，吴茱萸 10g，羌活 10g，独活 10g。3 剂。

诊治思路：巅顶痛，多责之于太阳、督脉、厥阴等经。头痛当先辨外感、内伤，患者病程短、头痛剧烈，符合外感头痛特点。肝经“系目系，上出额，与督脉会于巅”，结合呃逆、欲呕，恶寒，当考虑外寒之邪客于肝脉，凝于巅顶，经脉拘挛，发为巅顶疼痛如刀劈。肝经“挟胃”，肝经寒邪横逆犯胃，以致胃气上逆，故见呃逆欲呕。肝经上贯隔，布胁肋，寒凝肝脉，肝气不畅，故胸闷。《伤寒论》言“巅顶痛，吐涎末，吴茱萸汤主之”。故以吴茱萸汤加细辛，温肝散寒，通络止痛。

《伤寒论》言“太阳病，头痛、发热、汗出、恶风，桂枝汤主之”。患者感寒不仅侵犯肝经，同时也侵犯了太阳膀胱经（上额，交巅，入络脑）。头顶痛，恶风，汗出，正合太阳中风，故合用桂枝汤调和营卫。

肌肉酸痛，说明感寒夹有湿邪，故加羌活、独活祛风胜湿止痛。

患者脉沉细，且年高，感寒后症状尤重，说明患者存在肾阳亏虚，故佐用附子温补元阳。

2021 年 4 月 1 日二诊：头痛、骨节疼痛、肌肉酸痛、恶寒汗出除。仍小便夜间 7～9 次，舌质淡红，苔薄白，脉沉细。遂以右归丸合缩泉丸加减温补肾阳，固脬缩泉。

主要参考文献

[1]郑钦安，原著；唐步祺，阐释．郑钦安医书阐释．成都：巴蜀书社，2006.

[2]祝味菊，讲述；陈苏生，整理．伤寒质难．北京：人民军医出版社，2007.

[3]范文学，徐长卿．范中林六经辨证医案选．北京：学苑出版社，2007.

[4]邢斌．危症疑难病倚附子．上海：上海中医药大学出版社，2006.

[5]吴佩衡，著；吴元生，吴元坤，整理．吴佩衡医案．北京：人民军医出版社，2009.

[6]张存悌．中医火神派探讨．北京：人民卫生出版社，2007.

[7]李可．李可老中医急危重症疑难病经验专辑．太原：山西科学技术出版社，2006.

[8]庄严．姜附剂临证经验谈．北京：学苑出版社，2007.

[9]高辉远．蒲辅周医案．北京：人民卫生出版社，1972.

[10]中国中医研究院编．蒲辅周医疗经验．北京：人民卫生出版社，1976.

[11]招萼华．祝味菊医案经验集．上海：上海科学技术出版社，2007.

[12]杨扶国．杨志一论医集．北京：人民卫生出版社，1981.

[13]聂云台．伤寒解毒疗法．上海：乐中印书社，1949.

[14]萧俊逸．伤寒标准疗法．吉安：萧俊逸诊所，1944.

[15]卢崇汉．扶阳讲记．北京：中国中医药出版社，2006.